人体スペシャル

脳の地図帳

The Atlas of Brain

原 一之

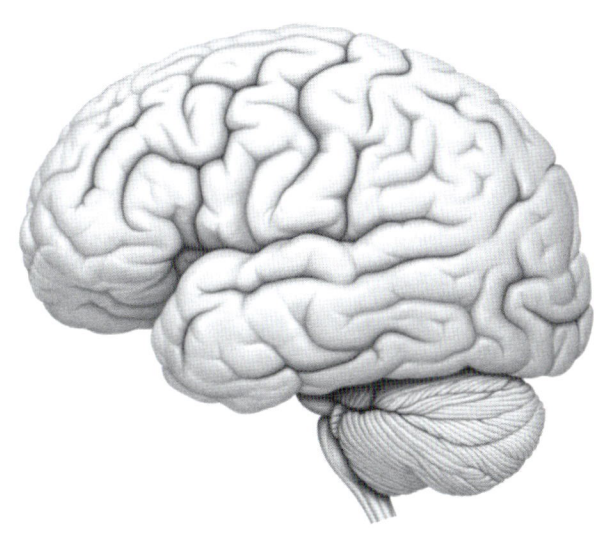

講談社

はじめに

　脳と脊髄（中枢神経系という）は，発生初期には中心の管腔（中心管）とそれを囲む神経の実質だけからなる．そしてその実質は体性神経系（環境に適応する神経系）と内臓神経系（自律神経系ともよび，個体を維持する神経系）との2系統の神経系に区分される．さらに，両系ともに感覚と運動を司る領域に区別される．したがって，神経の実質は合計4本の神経細胞の柱からなる．これは実にスッキリした単純な構造である．

　では，なぜ成体の脳が一見して複雑なのであろうか．その理由を簡単に説明しておこう．脊椎動物は徐々に進化する過程で，その時々の棲息環境に合わせて身体各所の構造を分化・変遷させてきた．これらの構造の変化に対応して，冒頭に述べた単純な脳の基本構造の外側に新生の神経細胞塊が順々に付け加わっていく．さらに，この新生の中枢（核）には必要に応じて他と連絡をとりあう線維群が新生する．その結果，最終的にできあがったヒトの成体の脳，とくにその大半を占める大脳が，巨大で，複雑な構造をみせ，理解するのにむずかしさを感じさせるようになってしまった．

　ここで解剖学を形態学という言葉で置きかえてみると，身体を構成する器官の成り立ち，つまり個体発生や系統発生へと必然的に話がおよぶ．発生学では臓器（器官）の成り立ちを学び，ついでそれらの仕掛け，仕組み，つまり機能も類推しうるようになる．話を元にもどすと，確かに脳は構造が複雑で難解だというのが実感かもしれない．しかもコメディカルでは神経系の講義の時間数が少ないのでなおさらであろう．しかし，発生学を基礎として，脳の原型である脊髄の初期発生から順次複雑に変遷していく脳の構築をできるだけ解きほぐして解説すれば，要所が単純化・簡略化されて，理解しやすくなると思う．それゆえ，本書では上記の観点に立って記述をすすめた．

　本書の執筆を終えるにあたり，随分時間がかかったな，との感が強い．しかし，紆余曲折はあったが，このようなスタイルの本ができたことに感謝したい．本書の出版に長いあいだご尽力いただいた講談社学芸局の明石千恵子氏，金城信政氏をはじめイラストレイター諸氏に深謝したい．

　最後に，発生学的基盤に立って，極力簡略化して，整理して記述したつもりであるが，資料に乏しいことも少なからずで，多少の無理は承知のうえで記述したところがあることも断っておきたい．さらに，この書は実践の場（臨床）で役立てていただければとの願いも込められている．本書を読んでくださる皆様にご賛同いただければ幸いである．

2004年12月

本書を亡き妻に捧げる

原　一之

目 次

　　はじめに ——————————————————————————— *1*
　　総合案内 ——————————————————————————— *4*
　　本書の利用にあたって ————————————————————— *6*

総論

　　　　　進化の過程とヒトの脳 ————————————————————— *8*
　　　　　脳はどのように発達し，分化していくのか ——————————— *10*

下位脳

脊髄	脊髄ができるまで——脊髄の発生	*14*
	脊髄の外形をみる	*16*
	灰白質と白質の役割	*18*
	伝導路の形成	*20*
脳幹	脳幹ができるまで——延髄，橋，中脳の発生	*22*
	脳幹から出入りする10対の脳神経	*24*
	脳幹の外形をみる	*26*
小脳	小脳ができるまで——片葉小節葉，虫部，半球の発生	*30*
	小脳の外形をみる	*32*
	小脳脚と小脳核	*34*

上位脳

間脳	間脳ができるまで——視床脳と視床下部の発生	*38*
	間脳と終脳の癒着	*40*
	間脳の外形をみる	*42*
	視床核の位置と分類	*44*
	視床核と大脳皮質の結びつき	*46*
	視床下部の核と線維連絡	*48*
終脳	終脳（大脳）ができるまで——外形と内部の変化	*52*
	外側からみた終脳	*54*
	終脳の特殊な領域——島	*56*

	腹側からみた終脳	58
	内側からみた終脳	60
	大脳皮質——①古皮質と原皮質	62
	大脳皮質——②新皮質	64
	大脳皮質——③機能の局在	66
	大脳髄質——①交連線維	68
	大脳髄質——②連合線維	70
	大脳髄質——③投射線維	72
	大脳核	74

脳室，髄膜，血管系

脳室	脳室ができるまで——発生と形状の変化	78
	脳室の構成と区分	80
脈絡叢	脈絡叢の形成	82
脳脊髄液	脳脊髄液の流れ	84
髄膜	脳と脊髄の髄膜	86
血管系	脊髄の動脈系——根動脈，脊髄動脈，内・外頸動脈，椎骨動脈	90
	脳底部の動脈系——内頸動脈，脳底動脈，大脳動脈輪	92
	大脳動脈輪の形態	94
	大脳半球表面の動脈分布	96
	小脳の動脈系	98
	脳と脊髄の静脈系	100

図譜でみる脳の内部

脳幹の内部	104
間脳と終脳の内部	116

参考文献	128
さくいん	130

総合案内

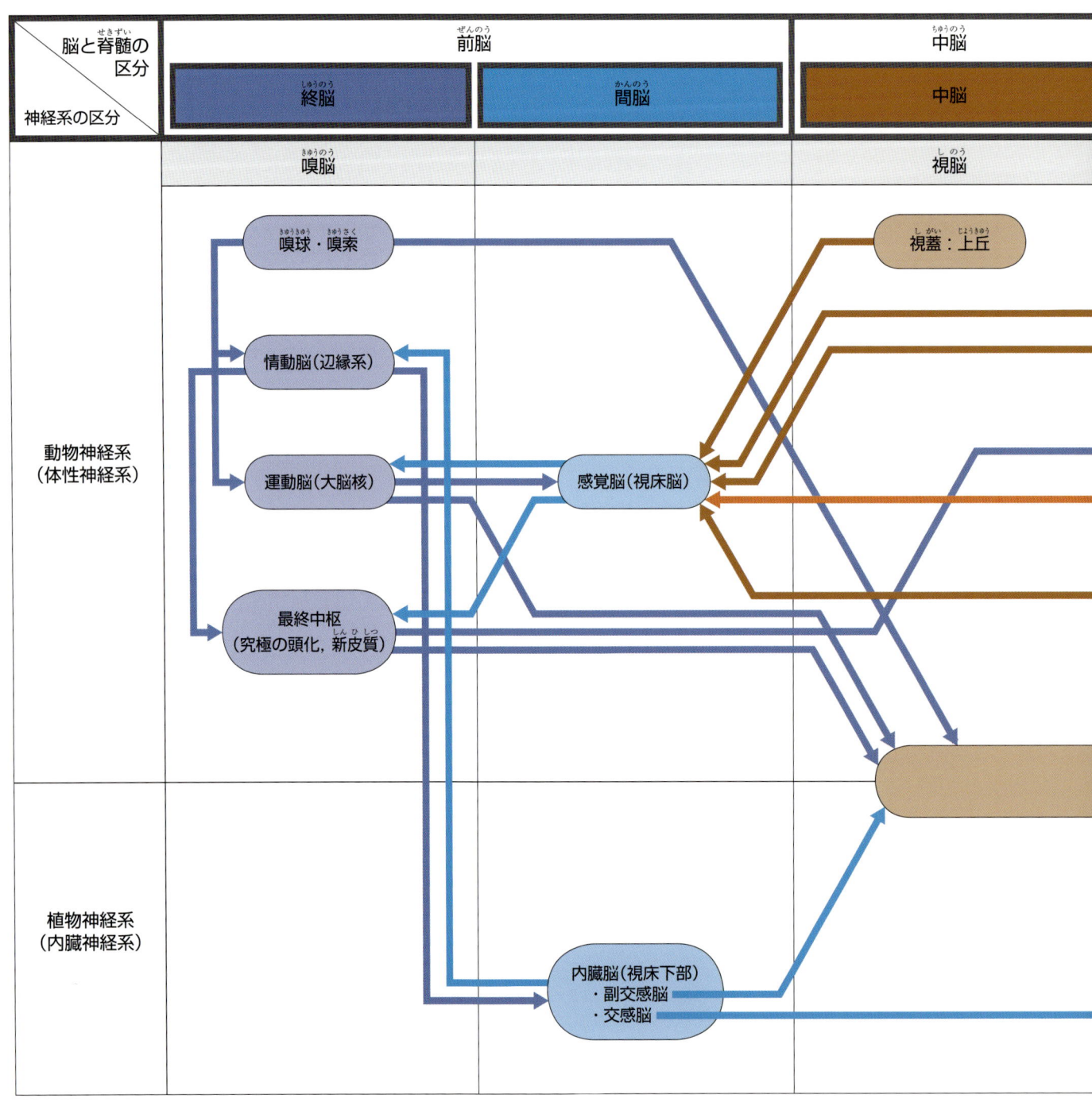

　神経学の診断はきわめて論理的である．ある意味で，数学の計算や問題を解くのとよく似ているといえるであろう．その神経学の診断の基礎となるのが，神経解剖学である．

　脳と脊髄からなる中枢神経系は，種々のはたらきをもつ中枢や脳に区分され，これらの明確な機能を果たす中枢間には相互に連絡する線維路が形成される．特有な機能をもつ中枢と，それが存在する場所，さらにここに出入りする神経線維の経路（これを伝導路とよぶ）は，たとえていえば数学の公式や定理に相当するといってもよいであろう．公式や定理なくして正しい解答は導きだ

せないように，神経解剖学の理解なくして正しい診断はくだせない．これはきわめて大切なことと理解していただけると思う．

　本書では，伝導路について詳しく記載する余裕がないので，必要に応じて諸々に組みいれたが，その中枢（脳）と伝導路が構成される最小限の基本的な骨格を整理して示したのが，上の図である．

　冒頭にあたって，この図に示された内容をどの程度理解していただけるかは疑問であるが，著者としては，この図を脳と脊髄を理解するための基礎，あるいはスタートとしてほしいと思う．

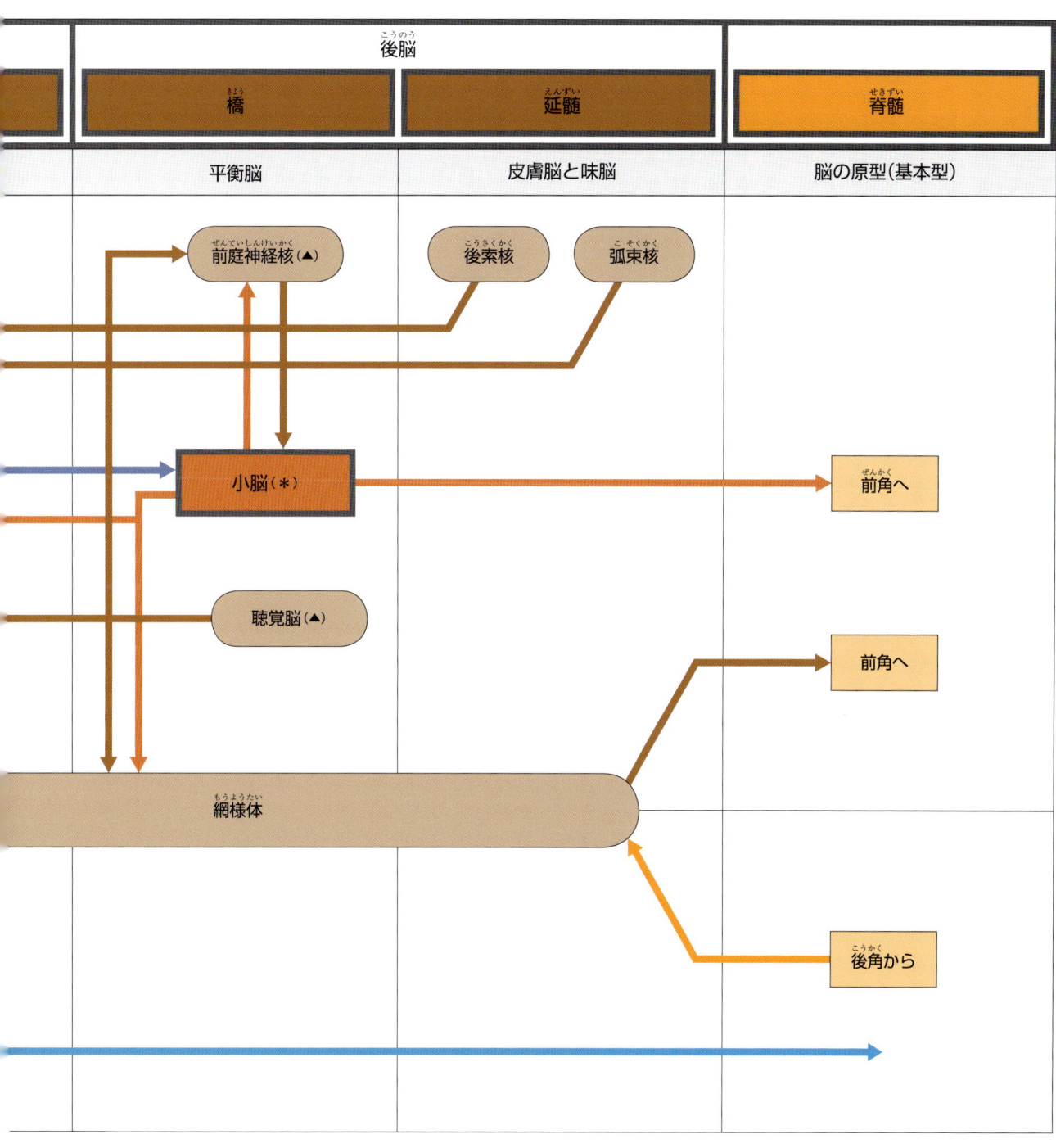

* ①平衡脳の分化
  ②筋覚脳の付加
  ③新小脳の追加（終脳新皮質の連絡から）
▲ 水中の振動覚→空中の振動覚：聴覚の新生付加

本書の利用にあたって

1 切断面の名称

2 頭蓋底の名称

3 上位脳と下位脳

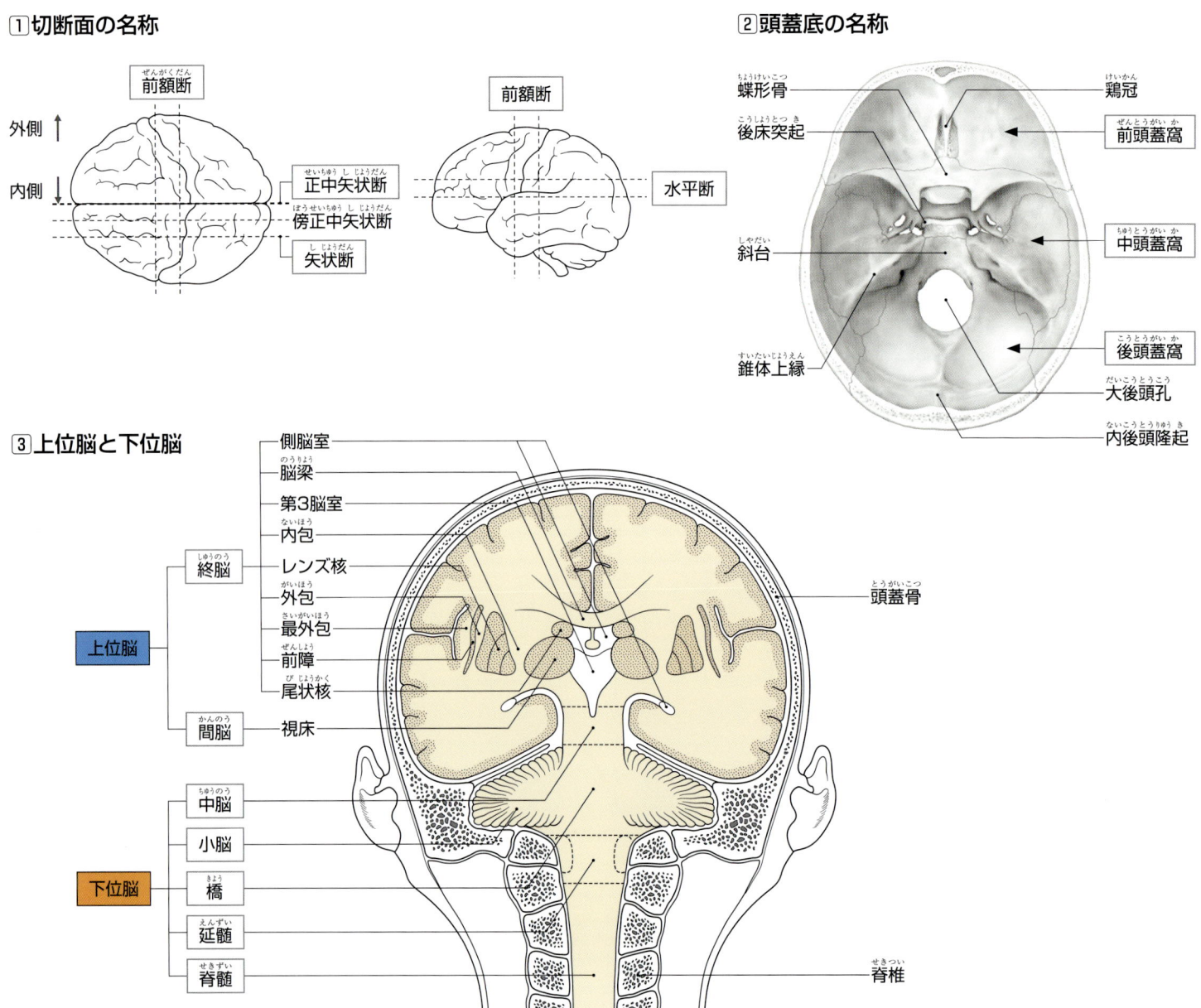

上位脳と下位脳について

脳と脊髄を合わせて中枢神経系とよぶが，脳はさらに終脳(大脳)，間脳，脳幹に区分される．本書では中脳，橋，延髄を合わせて脳幹としてあつかい，終脳と間脳を上位脳，脳幹と脊髄を下位脳とよぶ．以上の区分にしたがって解説するが，以下に示すような機能上，構造上の特徴がそれぞれの脳にみられる．

[上位脳] 系統発生学的にみて，身体構造の分化度の低い動物では，上位脳は未発達である．動物の身体構造が複雑に分化するにつれて，上位脳はその大きさも，機能も増大していく．つまり身体構造が新生し，複雑化するのに応じて，それらすべてを統御するように，より頭側(前方)にある脳，すなわち上位脳，とくに終脳に新たに中枢が生じる．この現象を〈頭化〉とよんでいる．哺乳類，とくに霊長類では，極度の頭化がおこった結果として終脳が巨大化した．

また，初期の段階からみられる基本構造は嗅脳であるが，それもヒトでは退化的であって，上位脳はほぼ新生の中枢機能で占められているといいうる．

[下位脳] 下位脳は上位脳とは対照的で，動物が生きるために本来から有する基本構造を残しており，新生付加する構造は少ない．基本構造とは，たとえば，①体節や鰓弓に対応した脊髄や脳幹の分節性であり，ここから脊髄神経と脳神経(いずれも末梢神経)が出入りしている，②効果器(骨格筋)と直結する運動ニューロンが存在する，③呼吸，循環，意識と覚醒，排尿反射など，生命の維持に不可欠である網様体に代表されるような諸中枢が存在する，などである．

なお，小脳は系統発生学的に変異が大きく，その意味では上位脳に近いが，まず平衡脳として橋の背側に発生する構造なので，下位脳の範疇に入れて解説した．

また，局所的関係をみてみると，厚い丈夫な硬膜である小脳テントに仕切られて，上位脳が前頭蓋窩と中頭蓋窩に納まり，下位脳が後頭蓋窩と脊柱管に納まる．結果からみると，生命維持に不可欠な下位脳が，丈夫で，より厚い骨に包まれるわけで，好ましい形となっている．

総 論

進化の過程とヒトの脳

❶ヒトの終脳（大脳）とタラの脳

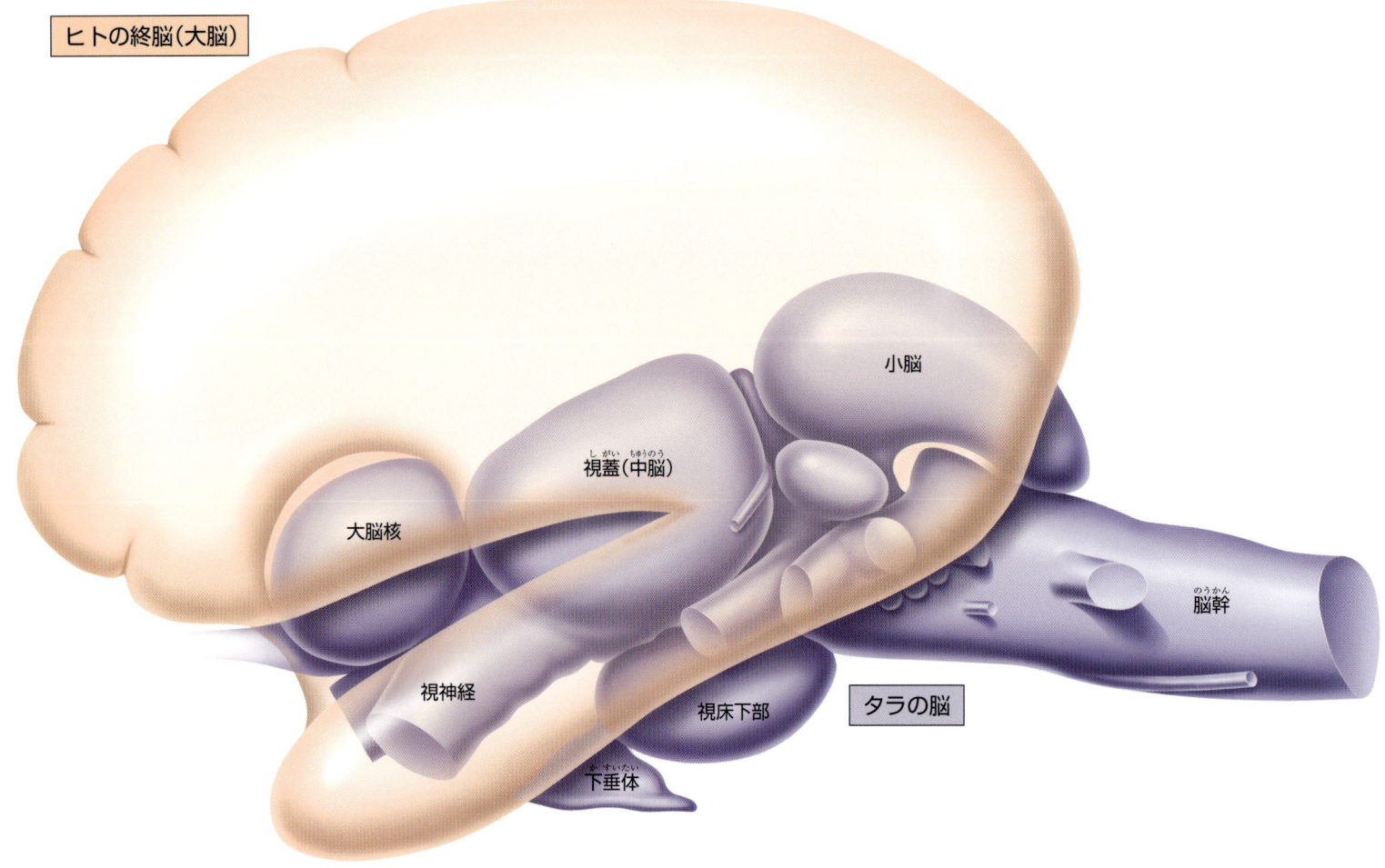

ヒトの終脳（大脳）

大脳核　視蓋(中脳)　小脳　脳幹

視神経　視床下部　下垂体　タラの脳

脳の重さと体重比

動物	コイ	ハト	ネズミ	マッコウクジラ	ウマ	ネコ	サル	ヒト
脳の重さ	0.93g	1.775g	0.376g	8900g	448g	32g	80.5g	1375g
体重比	1:860	1:116	1:36	1:3300	1:534	1:128	1:88	1:41

●ヒトの大脳皮質はなぜ巨大化したか

　図❶は，魚類タラの脳に空想的にヒトの大脳皮質（皮質と髄質を合わせて外套とよぶ）を重ねてみたものである．実際には皮質の比率がもっと大きいであろう．ヒトの大脳皮質がこれほどまでに巨大化したのには，たしかに理由がある．

　それは，全身の膨大な数に分化した感覚器から伝えられる情報を解析して判断し，その指令によってそれぞれの運動器の動きを統御する最終（最高位）の指令機関（中枢）として脳の頭端に発生し，発達したものこそが，ヒトの大脳半球（皮質）だからである．

　このように脳の頭端に最終の指令構造（最高中枢）ができることを〈中枢機能の頭端移動の法則〉もしくはたんに〈頭化〉という．この〈頭化〉が現況にいたるまでには，いくつもの発生学的な変遷をたどる．すなわち中枢神経系は〈脳と脊髄〉からなるが，脊髄が脳の原型（基本型）であり，この脊髄の頭側（吻側）に脳が発生するには，何段階かを経なければならない．まず第1段階は脳幹の発生であり，ついで間脳（感覚脳）と大脳核（運動脳）の発達，最後に大脳皮質の発生と分化がおこる．小脳は大脳皮質の発達と合わせて体積を増すが，小脳が発生する第1段階は平衡脳としてである．

　以上は，脳を理解するうえでの基礎となる事柄である．とくに脳の機能，つまり神経の伝導路の発達を理解するうえのすべての基本がここにある．

●ヒトの脳の形態学的変遷をみきわめる

　図❷の脊椎動物の進化の説明図によっても明らかなように，ヒトを含めてすべての脊椎動物の身体の方向性は，形態学的にも，解剖学的にも，4足歩行（腹ばいの状態）が基本である．哺乳類も

❷脊椎動物の進化の過程からみた脳・脊髄の方向と名称

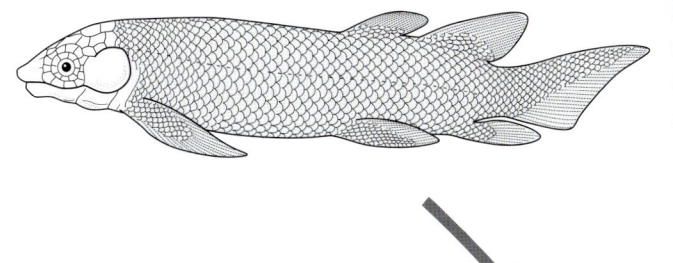

肺魚

系統発生の途上にある硬骨魚．この魚はすでに陸上生活をする準備段階にある．浮袋は肺に変わり，腹側にある前後のヒレは足としての機能をもっており，水底や泥中をはうように歩ける．

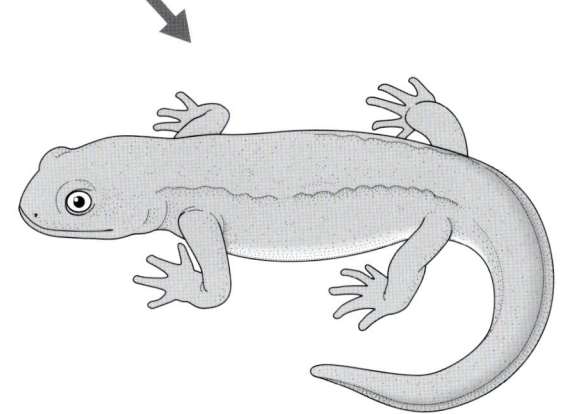

サンショウウオ

両生類として基本的な動物．その分類名が示すように，水中でも空気中でも生きられる．前脚，後脚の4足で歩行する．

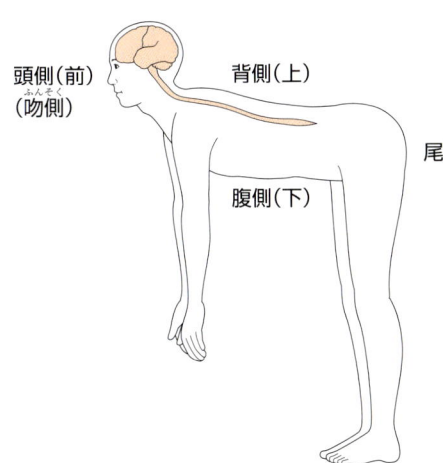

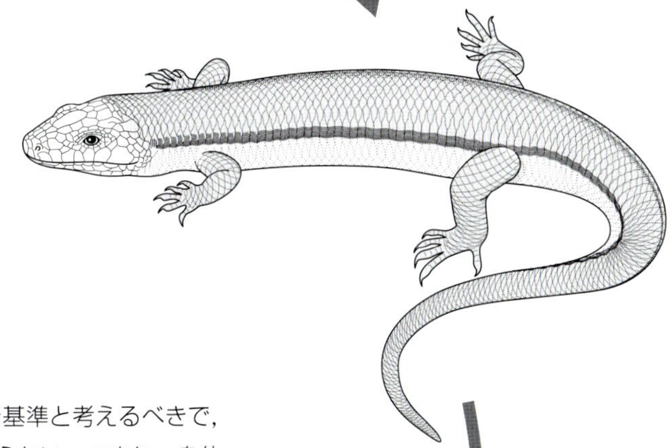

トカゲ

爬虫類として基本的な動物．体形は上記の両生類（サンショウウオ）に似ているが，完全に陸上（空気中）の生活に適応し，4足歩行はきわめて敏捷となる．

脊椎動物の進化の過程をみても，腹ばいの状態を基準と考えるべきで，発達の途中で立ちあがったヒトの状態は基準とならない．つまり，身体の前方は頭側（吻側），後方は尾側，天のほうが背側で，地のほうを腹側とよぶと，すべての脊椎動物に適応されるので形態学的に都合がよい．したがって，脳・脊髄の方向と名称もこれに準ずる．

ヒト

哺乳類の代表としてヒトをあげた．哺乳類も腹ばいでの4足歩行が基本である．ヒトは立ちあがって2足歩行をするが，生まれて1年ほどのあいだは発生学的には〈サルの時代〉で，基本となる4足歩行（はいはい）をしている．

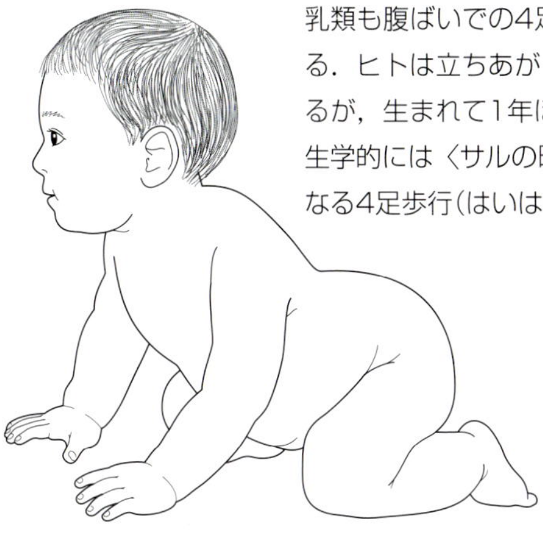

霊長類からは動物によっては2足歩行ができるようになるが，ヒトの脳を含めた身体の構造（器官）を理解するには，脊椎動物のスタートからの歴史（これを系統発生学とも，部分的には比較解剖学ともいう）を理解することがきわめてたいせつである．

最後に，比較解剖学における著者の師，三木成夫の言葉をぜひ紹介しておきたい．それは「姿，形（構造）と仕掛け，仕組み（機能）」という言葉である．ごく簡単に説明すれば，「形態の変遷をみきわめることによって，その器官（構造）のもつ機能（仕組み）が自然にみえてくる」という意味である．

総論——9

脳はどのように発達し，分化していくのか

❶中枢神経系と末梢神経系の区分

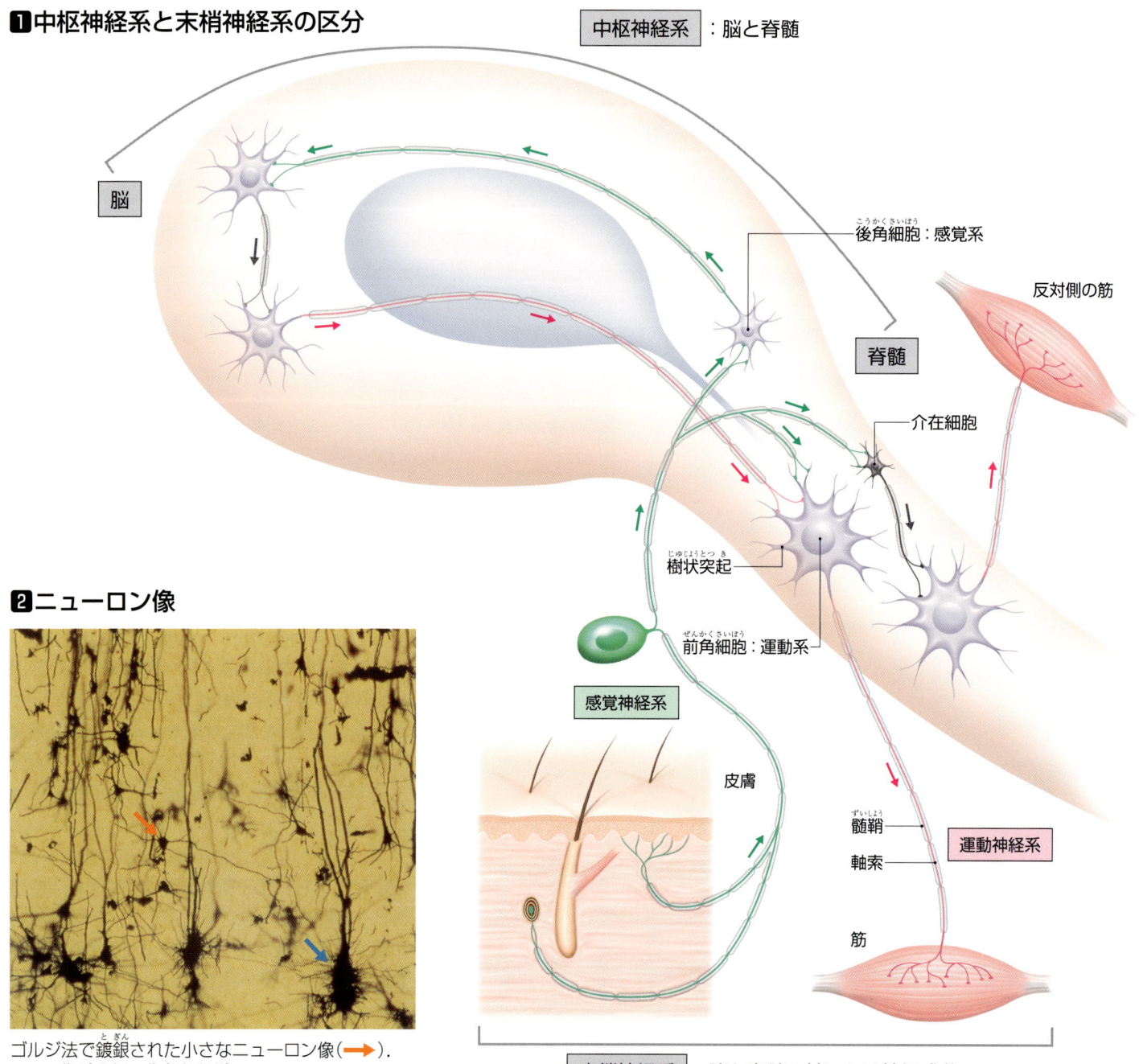

❷ニューロン像

ゴルジ法で鍍銀された小さなニューロン像（→）．
→は大脳皮質の大錐体細胞（ベッツの巨大錐体細胞）．

●**神経系は中枢神経系と末梢神経系からなる**

　ヒトを含め，脊椎動物は脳と脊髄をもち，これを中枢神経系という．また，脳と脊髄の外にあって，嗅覚，視覚，聴覚，味覚，皮膚感覚といった五感や平衡覚を中枢に伝え，さらに中枢からの運動指令を筋に伝える神経系もある．これを中枢神経系に対して末梢神経系とよんでいる（図❶）．

　中枢神経系と末梢神経系の細胞成分としては，神経細胞としてはたらくニューロン（図❷）と，支持細胞としてはたらくニューログリア（神経膠細胞）がある．ニューロンはおもに樹状突起とよばれる突起と細胞体でほかからの情報を受け，軸索とよばれる突起で別のニューロンに情報を伝える．

　ニューログリアには，中枢神経系のなかでは，①星状膠細胞：間隙を埋める成分，②希突起膠細胞：髄鞘をつくる，③上衣細胞：発生初期のニューロンとニューログリアを産生するもととなり（胚芽層），のちに脳表をおおう，などの種類があるが，小膠細胞の役割は確定的ではない．なお，希突起膠細胞という名称は解剖学用語として使用されているが，〈乏突起膠細胞〉あるいは〈稀突起細胞〉という古い名称のほうが「突起に乏しい」という意味が明瞭であろう．

●**動物（体性）神経系と植物（臓性）神経系**

　神経系を機能的に区分すると，前述のように，まず感覚神経（知覚神経）系と運動神経系に分けることができる．しかし，これと

3 終脳(大脳)が完成するまで

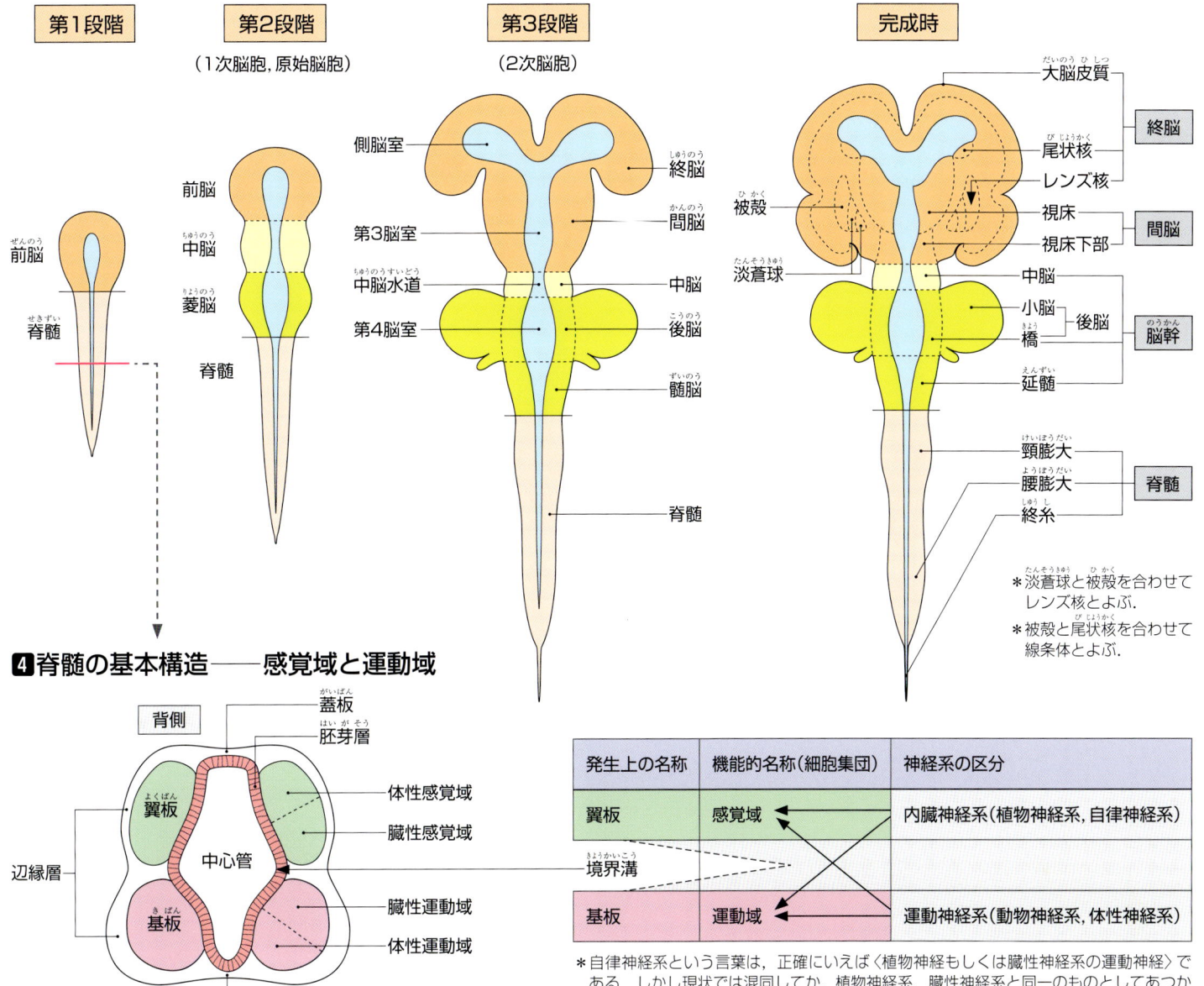

*淡蒼球と被殻を合わせてレンズ核とよぶ．
*被殻と尾状核を合わせて線条体とよぶ．

4 脊髄の基本構造——感覚域と運動域

発生上の名称	機能的名称(細胞集団)	神経系の区分
翼板	感覚域	内臓神経系(植物神経系,自律神経系)
基板	運動域	運動神経系(動物神経系,体性神経系)

＊自律神経系という言葉は，正確にいえば〈植物神経もしくは臓性神経系の運動神経〉である．しかし現状では混同してか，植物神経系，臓性神経系と同一のものとしてあつかう場合が多い．名称の定義は重要なことなので，あえて記しておきたい．

は別の区分のしかたもある．動物の身体を大別してみた場合に，動物本来の感覚を運動へ伝える構造と，その個体を維持するための構造に区別することができるが，前者は体表の感覚器と骨格筋で代表され，後者は内臓で代表されるであろう．身体を動かしたり，移動することは動物本来の機能であるので，これを司る神経系を〈動物神経系〉とよび，他方，個体を維持する内臓系を統御する神経系を前者と対比させて〈植物神経系〉とよんでいる．さらに現状では，動物神経系を〈体性神経系〉といい，また植物神経系を〈内〉の字を省略して〈臓性神経系〉ともいう．

現状で汎用されているほうの名称で統一して示すと，体性神経系も臓性神経系も中枢と末梢に区分され，また運動神経も感覚神経も存在する．そのため中枢神経系の内部の灰白質域は図4のように区分される．

● 原型(脊髄)の外側に新しい構造が加わっていく

系統的発生の進化にともなって，原型の外側に新しい構造が加わってくる．つまり，末梢神経系も同様であるが，中枢神経系のなかは図4のように，背側から腹側に向かって，体性感覚域，臓性感覚域，臓性運動域，体性運動域の4本柱に区分される．感覚域と運動域のあいだはすべて境界溝によって分けられる．この4本柱は，脳がどのように形を変えようとも不変である．

脊髄は基本的なこの4本柱によって構成されている．これが脳の原型である．しかし，延髄より頭側では動物の運動や感覚の発達にともなって，それに対応する脳の領域が新生するので，この4本柱の外側につけ加わるようになる．この付加は脳の頭端にある終脳(大脳)でもっともはげしくおこる(図3)．

このように，脳の各高さにおいて新しい構造と機能が生じるが，最終的には，高次の神経機能の統合は終脳でおこなわれるようになる．これを〈中枢機能の頭端移動の法則〉もしくは〈頭化〉というが，このためにヒトでは終脳が構造的にごく複雑で，巨大化してみえるようになる．

下位脳

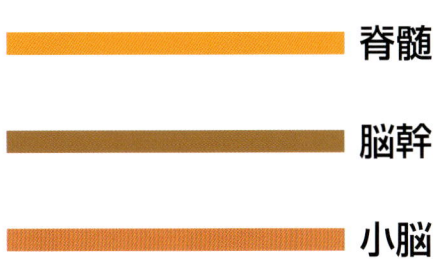

脊髄ができるまで──脊髄の発生

❶外胚葉が変化して神経管ができるまで

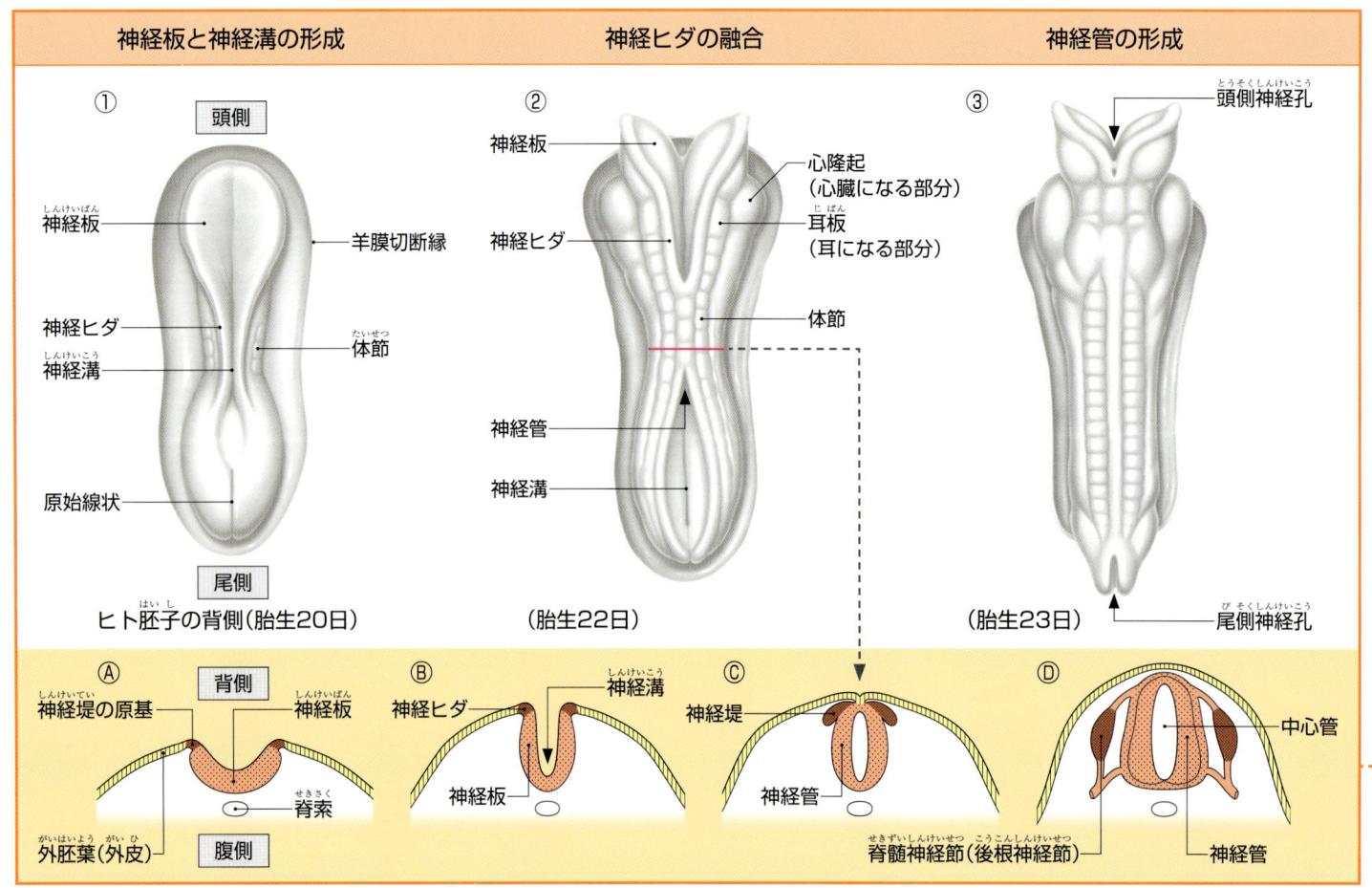

●外胚葉が変化して神経管ができる

図❶の①〜③は球状のヒト胚子(卵)の外表面(背側)を示したもの，Ⓐ〜Ⓓは各発生段階での横断面を示したものである．

①では外胚葉が肥厚，分化して神経板ができ，ついでその中央が縦にくぼんで神経溝とよばれる溝ができる(Ⓐ，Ⓑも参照)．

発生がすすむにつれて，神経溝の左右の神経ヒダが融合して神経管ができる(②，Ⓒ)．この管は神経板のなかほどでまず生じ，ついで頭尾(頭側と尾側)の両方向に管形成がすすんでいく．したがって，おなじ発生段階の胚でも神経板の分化の度合いは異なっている．

なお，左右のヒダが融合して管を形成するときに，外胚葉と神経管の移行部から細胞塊が分離する．これを神経堤(Ⓒ)というが，のちに脊髄神経節(後根神経節)になる(Ⓓ)．また，神経管の頭尾は，頭側神経孔，尾側神経孔として羊膜腔に開いている(③)．

●神経管内部の細胞が灰白質と白質に分かれる

形成された神経管の内部では，図❷に示すように，つぎのような現象がおこっている．

中心管(神経管の内腔)をおおっている胚芽層とよばれる母細胞層から，まず神経細胞が生まれる．これらの細胞群は背側細胞塊と腹側細胞塊に分かれて集合する．その境が境界溝である．腹側の細胞集団を基板といい，これらは運動細胞群である．背側の細胞集団は翼板といい，これらは感覚細胞群である(①)．神経細胞の発生が終わると，胚芽層から神経系を支える(支持組織に相当する)ニューログリア(神経膠細胞)がつくられる．

基板と翼板は神経細胞群であり，細胞体のなかにメラニンをもち灰色にみえるので灰白質という．また，外縁(辺縁層)では神経細胞(ニューロン)を欠いており，神経線維とグリアだけが存在するので白質という(③)．なお中心管の背側に接する白質の部分を蓋板，腹側に接する白質の部分を底板という(①)．

●灰白質に4つの神経機能の分化がおこる

脊髄は脳の原型であるが，その基板は腹側から背側へ向けて体性運動域と臓性運動域の2つの領域に分かれる．また翼板も背側から腹側へ向けて体性感覚域と臓性感覚域の2つの領域に分化する(②)．脊髄から脳までの全域がこの4本の神経機能の柱によって構成されている．

発生が完了した状態の脊髄の内部は，体性運動域は前角，臓性運動域は側角となり，体性感覚域は後角となる(③)．臓性感覚域は把握されてはいないが，少なくとも中間質とよばれる灰白質のなかに内臓の感覚を司る場所があると考えられる(③)．

図❸に成熟した脊髄の一部の高さの外形を示した．

❷神経管が成長して脊髄ができるまで

基板と翼板の分離	基板内と翼板内の機能分化	発生が完了した脊髄

❸成熟した脊髄の外形

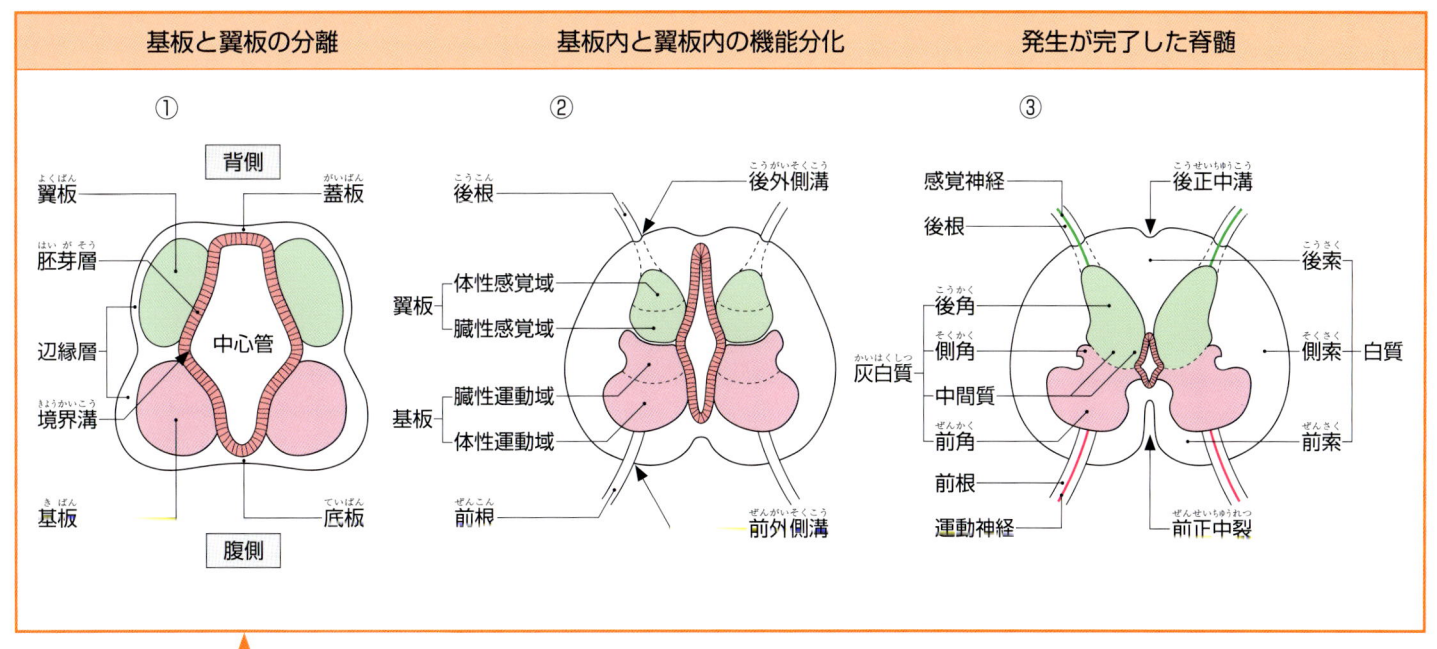

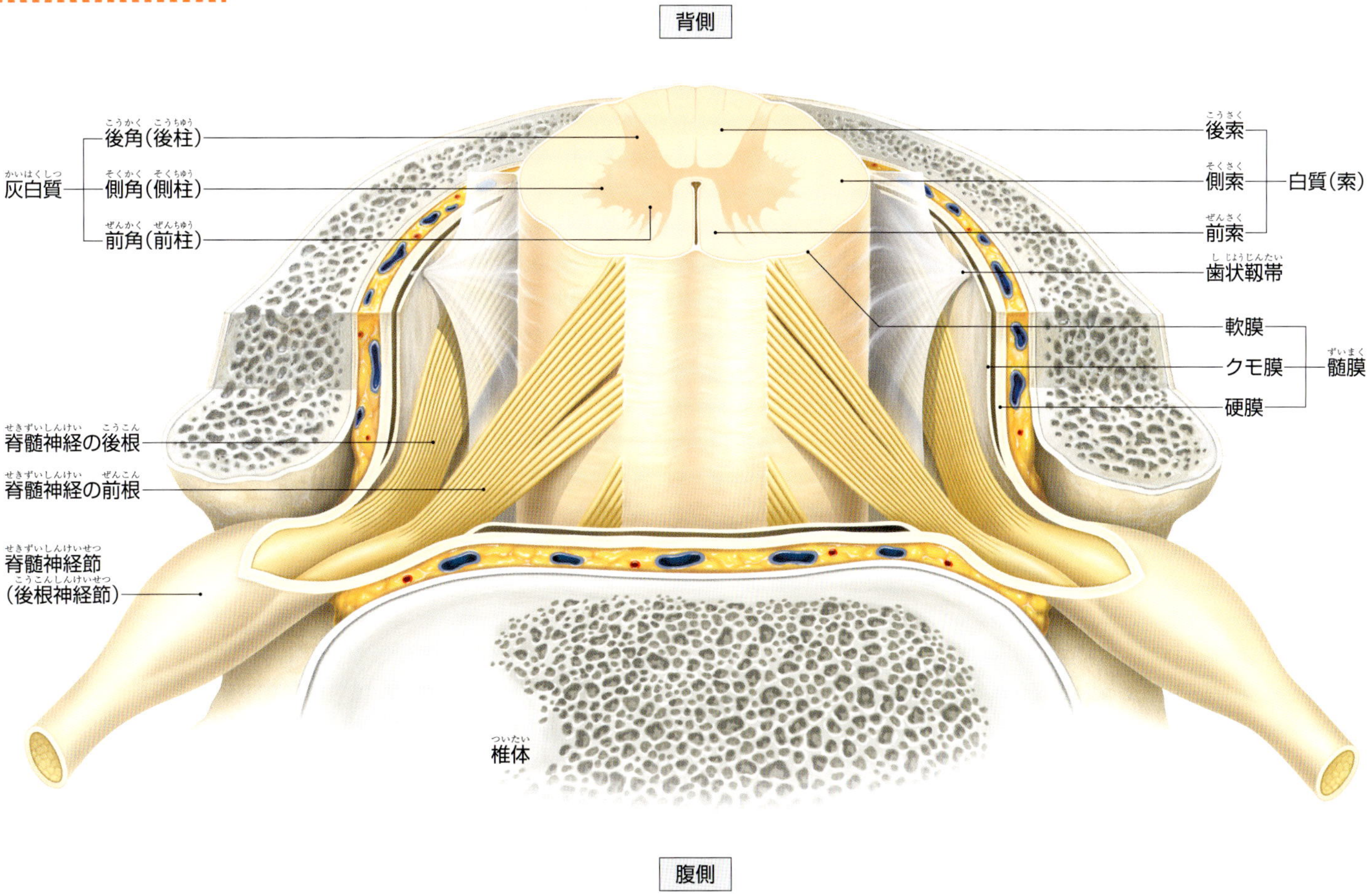

脊髄の外形をみる

❶背側からみた脊髄

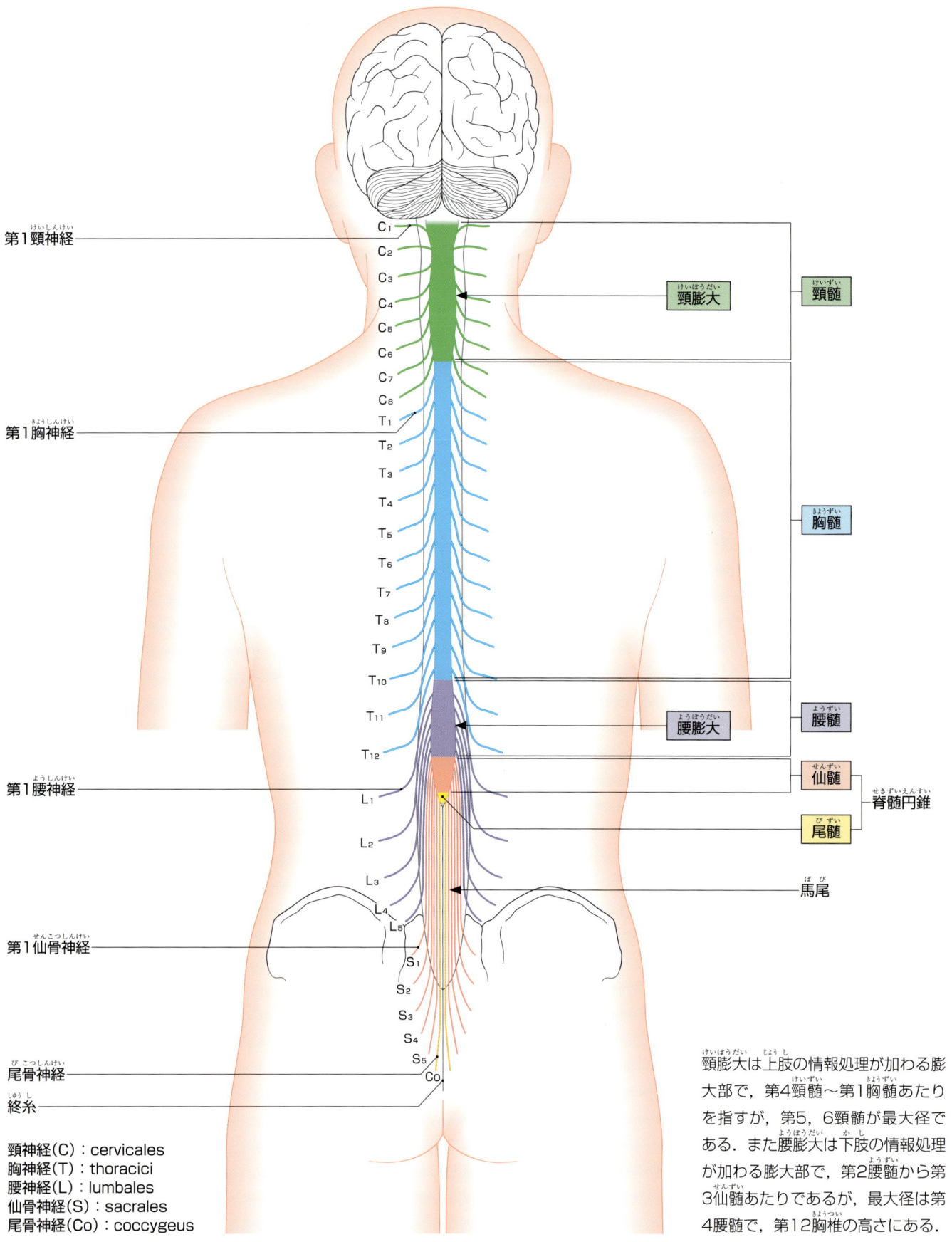

頸神経(C)：cervicales
胸神経(T)：thoracici
腰神経(L)：lumbales
仙骨神経(S)：sacrales
尾骨神経(Co)：coccygeus

頸膨大は上肢の情報処理が加わる膨大部で，第4頸髄〜第1胸髄あたりを指すが，第5，6頸髄が最大径である．また腰膨大は下肢の情報処理が加わる膨大部で，第2腰髄から第3仙髄あたりであるが，最大径は第4腰髄で，第12胸椎の高さにある．

2 側方からみた脊髄

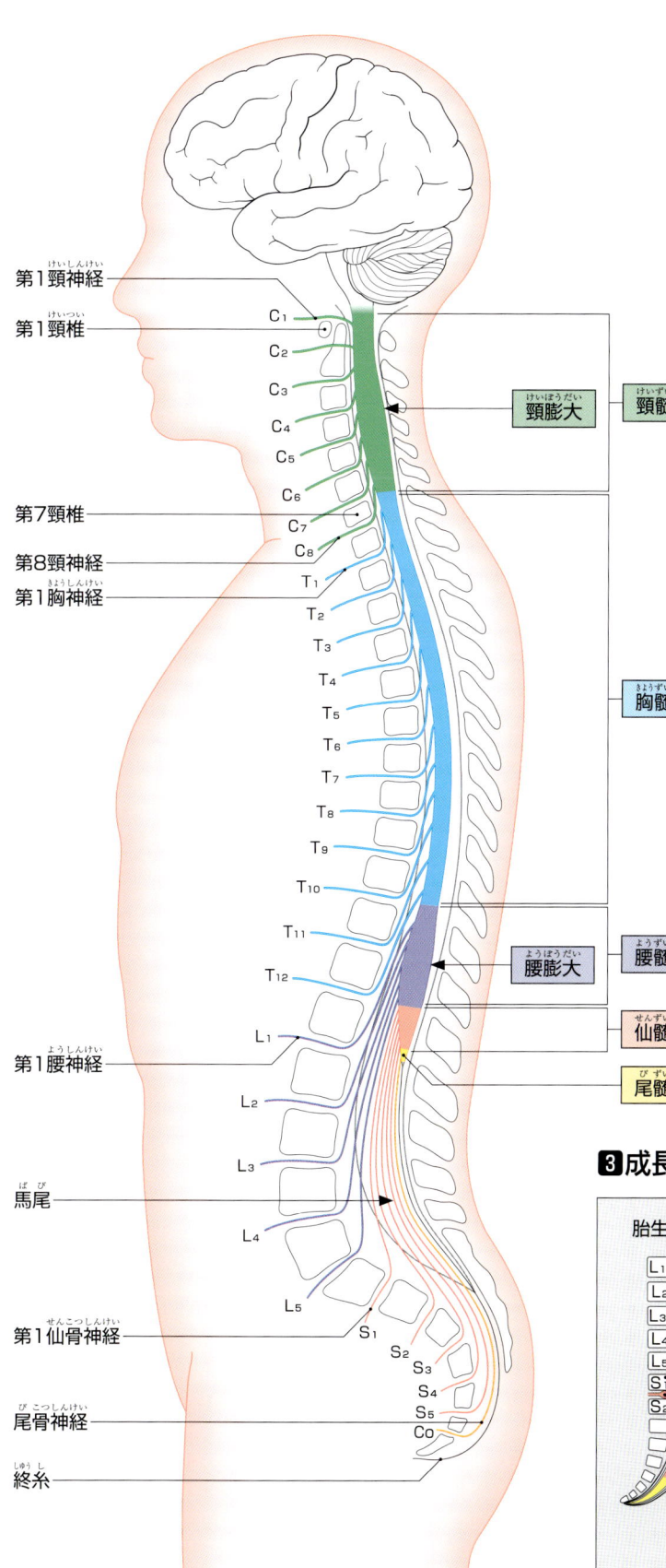

●脊髄は31対の分節から構成されている

成人では，第1頸神経根（C_1）の上端をもって脊髄の上端とする．この付近には，C_1の根と前後して錐体交叉（26ページの図1参照）が前正中裂のなかに認められる．この錐体交叉のたかまりは目立つ存在であり，参考とするには便利であるが，その現れる高さはC_1の根のすぐ頭側にみえる舌下神経（2根ある）のなかほどからC_2までのあいだで，個体差が認められる．

図1，図2に示すように，脊髄には分節があり，頸髄が8対，胸髄が12対，腰髄が5対，仙髄が5対，尾髄が1対で計31対からなる．各分節より出る各神経根は，おもに運動性の前根と感覚を主体とする後根の2根からなる．なお，第1頸神経はごくまれな場合をのぞくと，前根だけからなるのが一般的である．また，頸椎が7個なのに対して頸髄と頸神経が8対からなるのは，頭蓋骨と頸椎上端のあいだから出る線維束を第1とするから，第7頸椎の下端から出る束が8番めとなることによる（図2）．

●情報処理の多い箇所は脊髄も太くなる

上肢と下肢における運動と感覚の機能を統御する脊髄のレベルは，頸髄の下半と腰髄の高さであるが，細やかで複雑な機能を有する四肢を統御するので，ニューロンの数はほかよりもごく多数となる．つまり，体積もほかの高さのところより増し，頸膨大と腰膨大とよばれる隆起部が認められる（図1，図2）．

●成長にともなって脊髄と脊椎は位置がずれる

図3の4つの図が示すように，発生の初期から成体へと成長する経過のなかで，脊髄の成長にくらべて脊柱の成長のほうが著しいので，脊髄の分節と脊椎の分節は徐々にはなれていく．最終的には成体では脊髄（実質）の先端（脊髄円錐）は，第12胸椎〜第3腰椎あたりにできるのが一般的である．この高さも，もちろん個体差があるので，まれにこのレベルからはずれるケースもある．

3 成長にともなう脊髄円錐の位置の変化

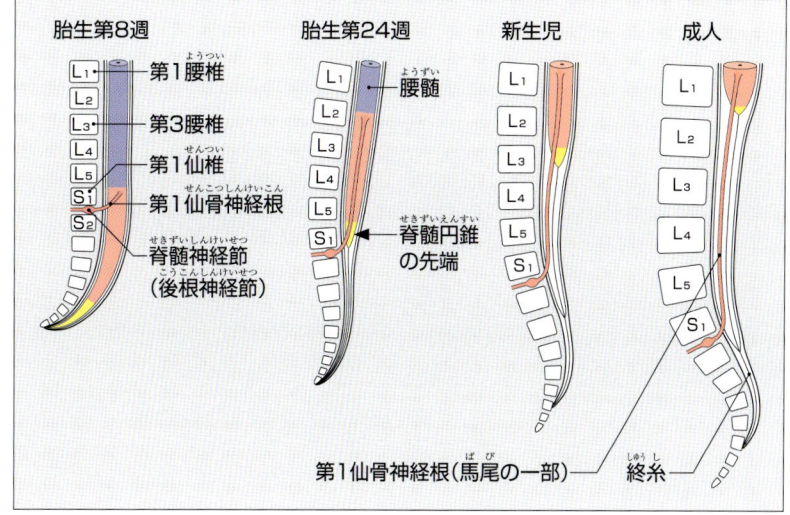

灰白質と白質の役割

　図1に第2頸髄，第8頸髄，第8胸髄，第3腰髄，第3仙髄の輪郭を，おおよその大きさを比例させて示した．内部の灰白質と白質の形状や面積のちがいにも注目してほしい．

● 灰白質の大きさは高さによって異なる

　まず目立つのは，第8頸髄と第3腰髄の灰白質の面積が広いことである．ここは頸膨大と腰膨大に相当しており，上肢と下肢の複雑な情報処理をおこなう．各高さの灰白質，つまり前角はおもに随意筋の運動を，後角は皮膚感覚や筋の伸展感覚を，側角と中間質は内臓の運動と感覚を，それぞれが支配する体節域の高さで統御する．

● 白質は上行性線維と下行性線維の通り道

　白質は中心部の灰白質を包んでいるが，前根と後根に仕切られ腹側から背側に向かって前索，側索，後索に区分される．この白質全域は，軀幹，上肢，下肢からの感覚情報をより上方にある中枢に伝える神経線維の束，つまり上行性線維の束と，大脳皮質のような高位の中枢からの指令を前角細胞を通じて骨格筋（随意筋）に送る神経線維の束，つまり下行性線維の束が通る場である．

　以上はすべて体性神経系であるが，臓性神経系の高位の中枢との線維連絡については，はっきりした存在は証明されていない．ただ，中枢神経系のなかでは，臓性神経系の運動路（自律神経系）である交感神経系が中心灰白質のなかを，また，副交感神経系が網様体のなかを下行すると推定されているにすぎない（50ページ参照）．これらに対応すべき感覚線維束の通路は，まったく不明であるといわざるをえない．

● 体性感覚路（上行路）

　頸髄で観察される体性感覚路を図2の右側に示した．

　このなかでとくに銘記しておいてほしいのは，おおよそ第5胸髄のレベルを境として，薄束が下半身の，楔状束が上半身の皮膚の触圧覚を大脳の感覚領に伝えること，前脊髄視床路と外側脊髄視床路が皮膚の温度感覚，痛覚をおなじ感覚領に伝えること，前脊髄小脳路，後脊髄小脳路と脊髄オリーブ路は筋や腱の感覚を小脳に伝えること，脊髄網様体路はすべての感覚情報を網様体に伝えること，などである．

● 体性運動路（下行路）

　体性感覚路に対する体性運動路を図2の左側に示した．

　錐体路（外側皮質脊髄路と前皮質脊髄路および皮質核路）は体性運動のスタートをきらせる．残りは錐体外路として総称されるが，これらが動物の発達の歴史のなかで古くより存在するたいせつな運動路である（21ページ，72〜73ページ参照）．

　網様体脊髄路は生きる基本的な動きのすべてに関与するもっとも重要な束である．視蓋脊髄路は視覚の反射路である．前庭脊髄路と内側縦束は前庭系，つまり平衡感覚に関与する運動路である．赤核脊髄路とオリーブ脊髄路は小脳などからの情報を脊髄前角に伝える．

1 高さによって異なる脊髄の内部

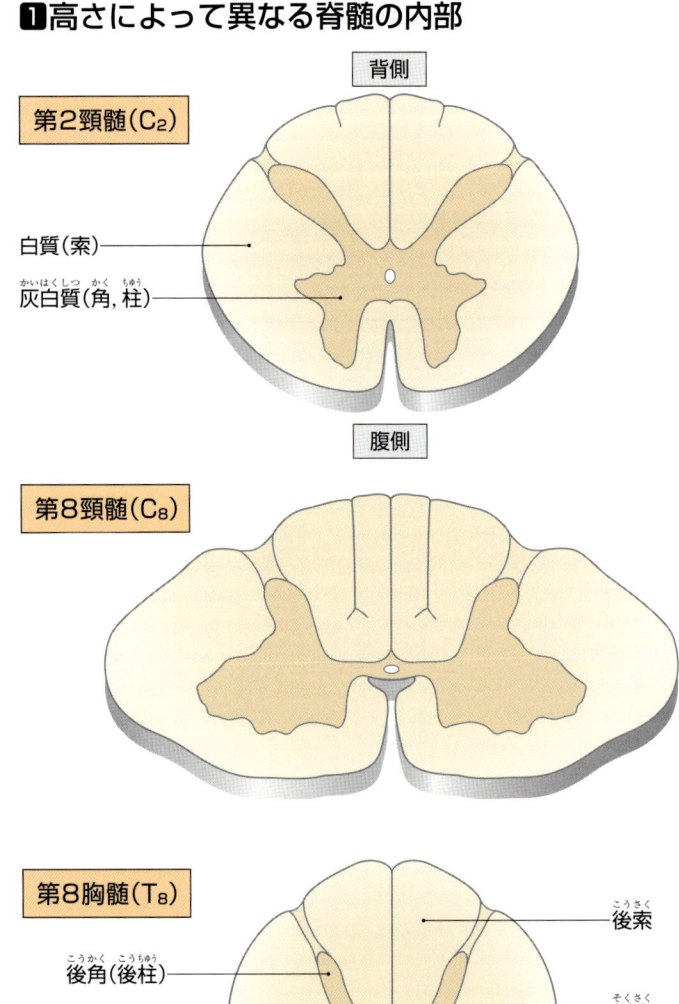

第2頸髄（C_2）

背側／腹側
白質（索）
灰白質（角，柱）

第8頸髄（C_8）

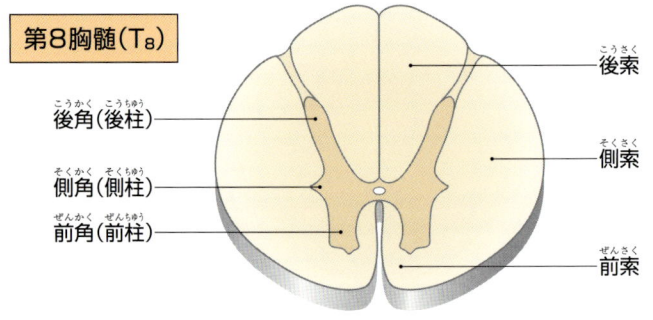

第8胸髄（T_8）

後索／側索／前索
後角（後柱）／側角（側柱）／前角（前柱）

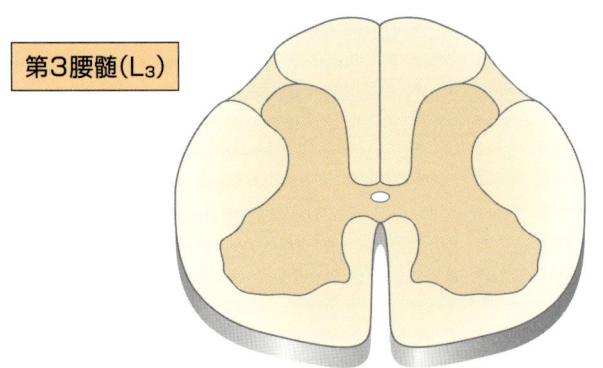

第3腰髄（L_3）

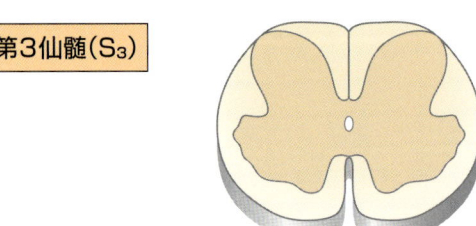

第3仙髄（S_3）

❷体性運動路と体性感覚路(頸髄断面図)

図の左側に体性運動路を，右側に体性感覚路を示した．感覚情報を末梢から脊髄のなかに送りこむ後根は，後外側溝とよばれる溝（くぼみ）から脊髄に入る（→）．また，運動情報を前角から運動効果器に送りだす前根は，前外側溝から脊髄をはなれる（→）．

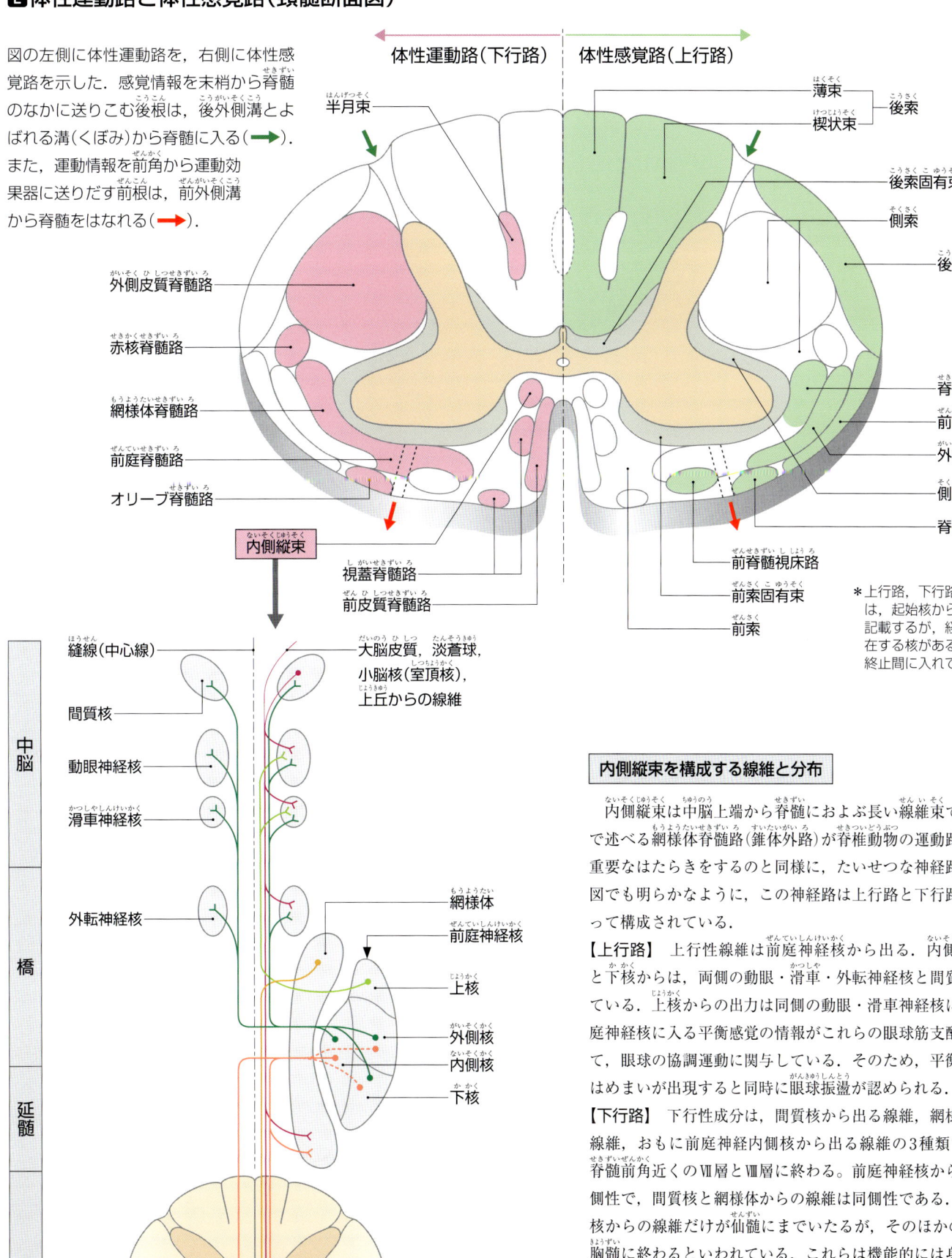

内側縦束を構成する線維と分布

内側縦束は中脳上端から脊髄におよぶ長い線維束であり，次項で述べる網様体脊髄路（錐体外路）が脊椎動物の運動路として古く重要なはたらきをするのと同様に，たいせつな神経路である．左図でも明らかなように，この神経路は上行路と下行路の線維によって構成されている．

【上行路】 上行性線維は前庭神経核から出る．内側核，外側核と下核からは，両側の動眼・滑車・外転神経核と間質核に出力している．上核からの出力は同側の動眼・滑車神経核に終わる．前庭神経核に入る平衡感覚の情報がこれらの眼球筋支配核に送られて，眼球の協調運動に関与している．そのため，平衡覚の障害ではめまいが出現すると同時に眼球振盪が認められる．

【下行路】 下行性成分は，間質核から出る線維，網様体から出る線維，おもに前庭神経内側核から出る線維の3種類で構成され，脊髄前角近くのⅦ層とⅧ層に終わる．前庭神経核からの線維は両側性で，間質核と網様体からの線維は同側性である．また，間質核からの線維だけが仙髄にまでいたるが，そのほかの線維は第2胸髄に終わるといわれている．これらは機能的には身体姿勢の平衡調整をする．

なお，間質核から出る線維束には，大脳皮質や淡蒼球，小脳核（おもに室頂核）のほかに上丘からくる線維も加わるので，平衡の調整には視覚的要素も加わっていることが理解できる．内側縦束は機能的に錐体外路に属するといえるであろう．

伝導路の形成

❶脊髄反射弓のしくみ

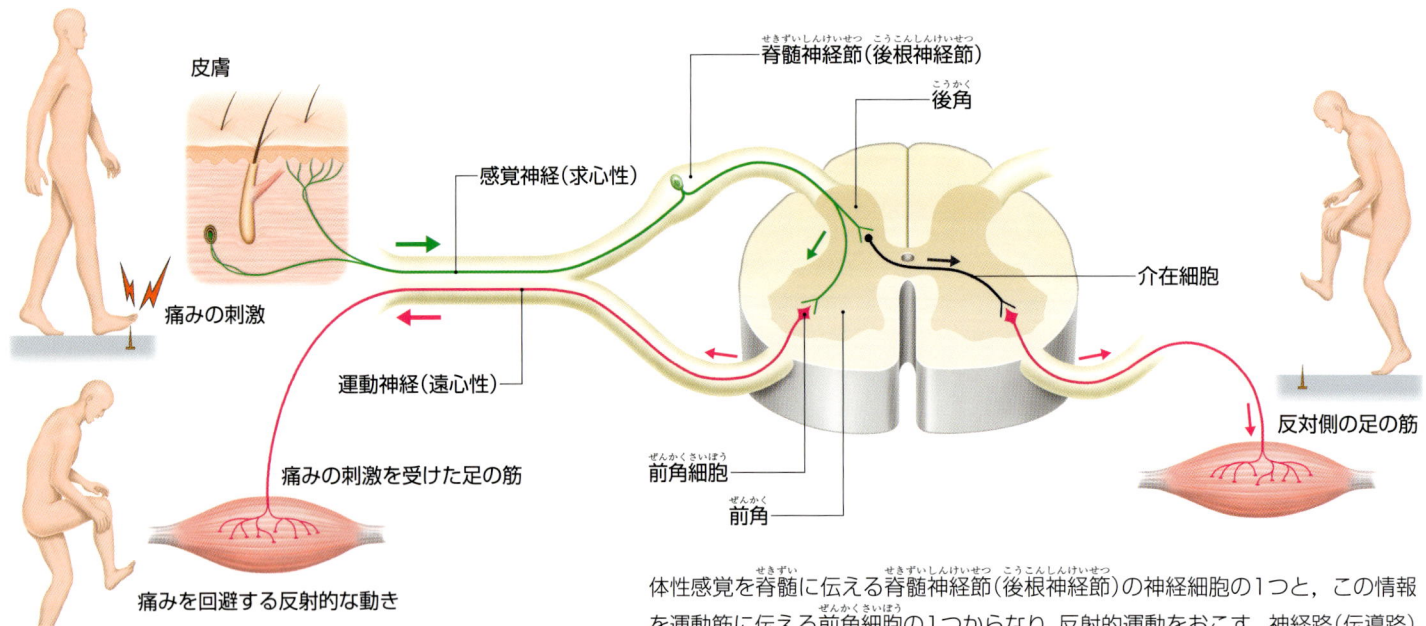

体性感覚を脊髄に伝える脊髄神経節（後根神経節）の神経細胞の1つと，この情報を運動筋に伝える前角細胞の1つからなり，反射的運動をおこす．神経路（伝導路）のもっとも原始的状態と解釈できる．また，反対側への反射的運動は，介在細胞を介して感覚情報を対側の前角細胞に伝える．これも反射弓の一環といえよう．さらにおなじ脊髄のなかでも高さを異にする反射的な動きもあるであろう．

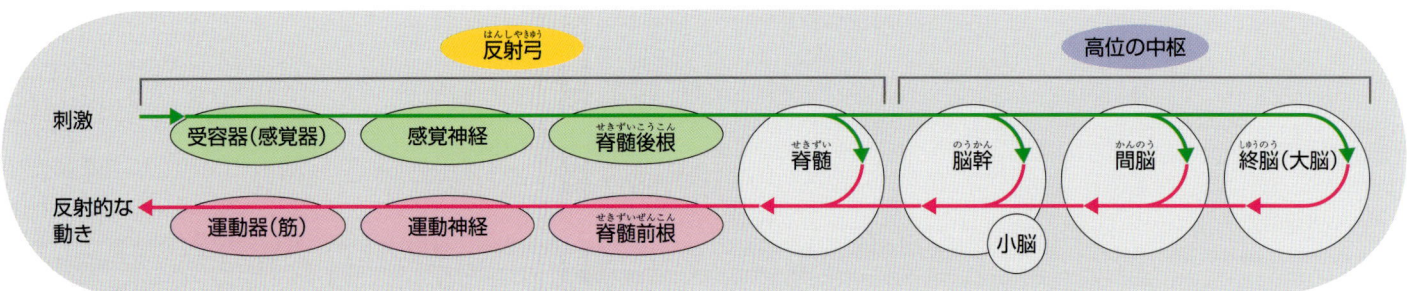

●伝導路とはなにか

これまで線維の〈束〉または〈路〉という表現をしてきたが，これらは〈伝導路〉，〈投射路〉という言葉で置きかえることも可能である．ただし，この名称は，脳と脊髄のなかにおいて，高さが異なる灰白質（中枢）間の連絡をいう場合に用いられる．

また，連合線維（路）とは，たとえば終脳（大脳）のなかでというように，おなじ高さの中枢内でおなじ側の連絡にあたる線維路に対して使い，交連線維（路）とは，交叉線維の束のことであることも記憶にとどめておいてほしい（68〜73ページ参照）．

この項では脊髄の反射弓と伝導路の発達について述べる．

●反射弓はもっとも原始的な伝導路である

図❶に示したように，脊髄神経節（後根神経節）細胞で受けた感覚情報は直接，運動細胞つまり前角細胞に伝えられ，その軸索によっておなじ側の筋を瞬時に動かすことができる．この動作が反射であり，この経路を脊髄の反射弓とよぶ．また，この感覚情報は介在細胞にも同時に伝えられ，そこから反対側の前角細胞に情報が伝えられ，それによって反対側の筋も反射に関連した動きをおこす．これも反射運動のうちに入れるべきであろう．

以上の形態と機能はもっとも原始的な伝導路であり，高度な伝導路を形成するスタートということもできる．

●脳の発達・分化につれて伝導路も長くなる

連鎖の長い感覚系と運動系の伝導路ができるには理由がある．動物の身体が発達・分化していくことは，おなじように脳も段階を追って発達・分化していくことを意味する．つまり脊髄だけでは機能できなくなり，まず脳幹をより高位の中枢として，そこを指令センターとするようになる．さらに終脳，間脳と小脳の発達によって，最終的には終脳か小脳をもっとも高位の中枢とするようになる．

このように，感覚系も運動系も，進化の各段階でできた中枢を乗りつぎながら，終脳もしくは小脳にいたるまでの経路ができるので，感覚系も運動系も長い伝導路の系ができあがることになるのである（図❷）．

❷伝導路が複雑化していく道すじ
（首から下の温度感覚と痛覚の例）

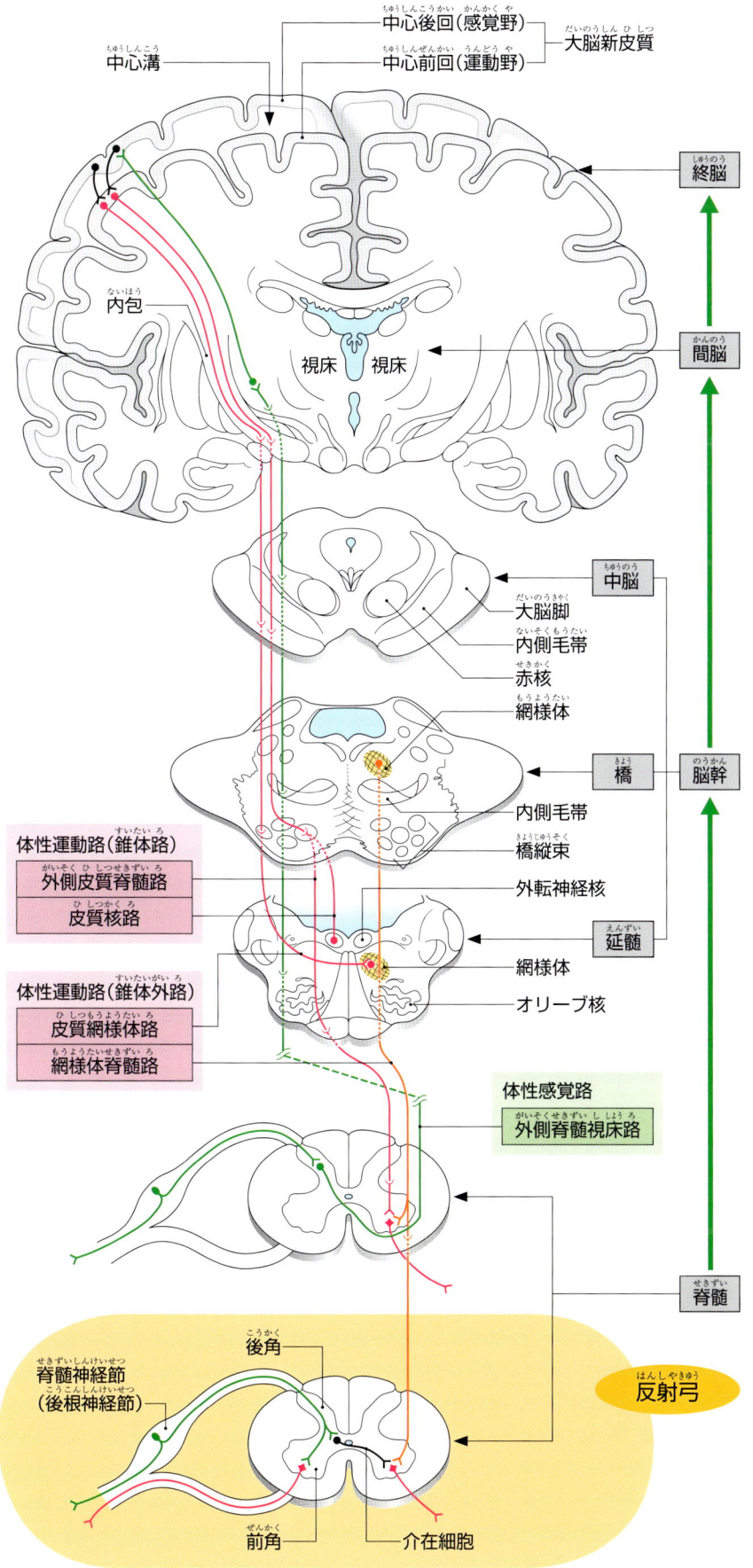

【反射弓から伝導路の完成まで】 左の図は，もっとも下段に示した反射弓から最終段階にまで完成した伝導路の一側を示したものである．体性伝導路の最終の中枢（最高位の中枢）は終脳（大脳）か小脳であるので，皮膚感覚の一部（首から下の温度感覚と痛覚）を中心後回にまで伝える経路と，最高位の中枢で判断された感覚情報の一部を運動系に伝えるまでの経路を例示した．

【体性感覚路は中継点をつくりながら上行する】 はじめに体性感覚路（上行性伝導路）について解説する．動物の神経機能の発達段階を伝導路の観点から区分してみる．すなわち，脊椎動物の系統発生上の発達段階にしたがうと，まず脳幹レベルまで，ついで間脳まで，最終的には終脳にまで，感覚情報はそれぞれの区切りで中継されつつ上行する．最高位の中枢が最終的に終脳に完成するからである．したがってニューロンの連鎖は3ヵ所である．このように，高次の中枢機能がより頭方に移動していくことを〈中枢機能の頭端移動の法則〉とよんでいる．

動物は高等になるにつれて，その構造も高度で複雑になり，それに対応して統御する神経の機能も高度となる．より高次の機能をもった脳が中枢神経の頭端につくられ，さらに高次の脳がまたその頭端に形成されていく．以上のような経過で，体性感覚路は発達の区切りにしたがって中継点をつくって頭方へと長くなる．

【体性運動路は錐体路と錐体外路からなる】 つぎに体性運動路（下行性伝導路）をみてみたい．図示してあるのは2種類の運動路である．ひとつは錐体路で，終脳の中心前回にある大錐体細胞（ベッツBetzの巨大錐体細胞）より出た軸索は長い経路を走って，直接，脊髄の前角細胞にコンタクトする（外側皮質脊髄路）．錐体路は，大脳新皮質の発生とともに哺乳類になってはじめて現れた運動路である．その機能は単純で，骨格筋の運動開始の引き金役をすることである．

もうひとつは錐体外路で，網様体から前角細胞にコンタクトする網様体脊髄路である．動物の身体の構造が未発達で，それを統御する神経機能も発達していない段階から，網様体は動物の運動や個体維持にもっとも重要な役割を果たしてきた脳幹の細胞群（中枢）で，この機能はヒトでもおなじである．動物の構造が高等で複雑になり，それに対応して脳により高度の中枢が新生すると，ここからも網様体へ連絡をとるようになる．大脳皮質や小脳もそうであり，また五感（嗅覚，視覚，聴覚，味覚や皮膚感覚）や平衡覚の中枢もそうである．その機能は錐体路とは異なって，脳の全域と全感覚に対応して細やかで，繊細で，微妙な統合された運動をコントロールする基幹となっている．なお，脳の全域とは，新生した中枢機能も含まれていることは上記のとおりである．

表現を変えれば，網様体は錐体路以外の運動路（錐体外路）の中心となっているといえ，かつ，体性運動路の中心をなすのが錐体外路であるといいきれる．

脳幹ができるまで──延髄, 橋, 中脳の発生

1 脊髄と脳幹の基本構造のちがい(発生初期)

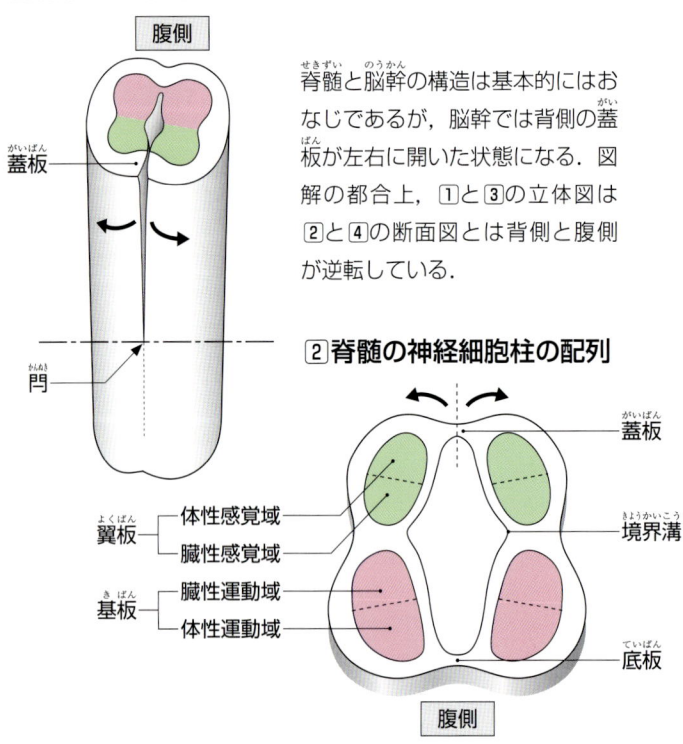

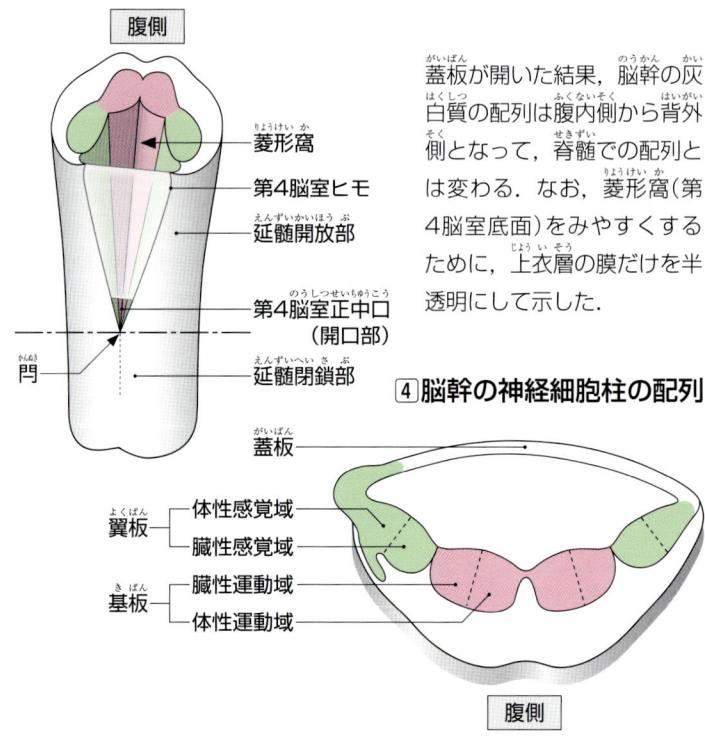

脳幹とは延髄, 橋, 中脳を合わせた名称である. 本来, これに間脳を加えて終脳を支える脳の幹としてあつかったが, 現在は間脳を切りはなして独立させることが多い.

●脳幹では神経細胞柱の位置関係が変化する

発生初期の脳幹は脊髄の形状に似ているが, 脊髄では蓋板が閉じているのに対し, 脳幹では蓋板が図1-③のように開くようになる. したがって, 内部の4種の神経細胞柱の配列も, 脊髄では〈背腹の配置〉であったものが(図1-②), 脳幹では〈腹内側から背外側の配置〉に変わる(図1-④). ただし4種の神経細胞柱の配列の順序は不変で, 腹内側から体性運動, 臓性運動, 臓性感覚, もっとも背外側の体性感覚, の順に並ぶ(図1-④).

●基板と翼板の変化は延髄, 橋, 中脳ごとに異なる

図2-①は発生初期の脳幹を背側からみたものである. 小脳の発達前であるので, 中心管の拡大した腔所である第4脳室の底面(菱形窩)を構成する構造がよくみえる.

図2-②のA図は発生の開始時の基板と翼板の基本に近い形で, B図の段階になると中脳(B図-①), 橋(B図-②), 延髄(B図-③)はそれぞれに特徴的な外形や内部構造を基板, 翼板から発展させはじめる. C図の段階では各高さで, おもに翼板からの細胞の移動がおこり, 最終的にはD図, すなわち発生終了時における中脳, 橋, 延髄の特徴的な外形と, 内部の灰白質(柱)と白質(線維束)の配置をとるようになる.

●基本構造は被蓋に, 新生構造はその外側に生じる

ここで注意してみてほしいことは, B図からC図の段階に移ったときに, 中脳(C図-①)では上丘が, 橋(C図-②)では小脳と蝸牛神経核, 橋核が, 延髄(C図-③)では蝸牛神経核とオリーブ核が, それぞれの脳幹の高さの基本構造の辺縁に生じることである.

この点に注目してD図をみてほしい. 中脳, 橋, 延髄ともに, 点線で囲まれた領域と, その外側の辺縁の領域とに区分されるのが理解できると思う. そのうちの点線内の領域が基本構造であって, ここを脳幹の被蓋とよんでいる.

この被蓋は, 系統発生, つまり脊椎動物がもっとも下等な段階から哺乳類のように高度に発達した段階にいたるまでのあいだの, いずれの段階の脊椎動物にもそなわっている構造を統御するために4種の基本的な神経細胞柱が存在する領域といえる. もっと端的にいえば, この領域は脊髄とおなじ構成といいうる.

一方, 脊椎動物が無顎類(円口類, ヤツメウナギ)から硬骨魚類や軟骨魚類, 両生類, 爬虫類, 哺乳類へと発達していく段階で, 水中生活から空気中の生活へと適応するために, 肺の新生, 鰓の退化とともに顎や耳をはじめとする種々の器官への変遷, 心臓の分化, ヒレの四肢への変化など, 身体の構造に大きな変化が生じる. これに対応して脳幹でも神経反射が新しく発生し, その中枢(核)が基本構造(被蓋)の外側, すなわち辺縁の領域に新生するようになる.

脳幹と脊髄をくらべたときの大きな相違は, 脳幹では被蓋とよばれる基本構造(脊髄はこの構造だけ)の外側(辺縁)に, 新しく付加した神経機能の核が生じることである.

❷延髄, 橋, 中脳の外形と内部構造が完成するまで

１発生初期の脳幹（背側からみる）

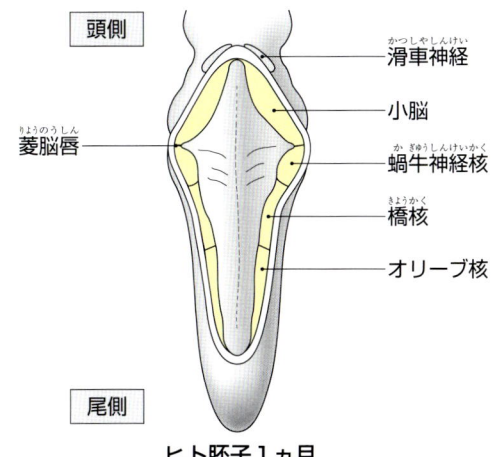

発生初期の菱形窩（第4脳室底面）がみえるように, 膜状の蓋板を除去した状態の図. 黄色で示してあるのは, 活発な細胞増殖によって翼板背側が外方へふくらんだ菱脳唇とよばれる領域である. 図から引きだした名称は, この場所からそれぞれの構造が発生することを示している.

２分化の過程

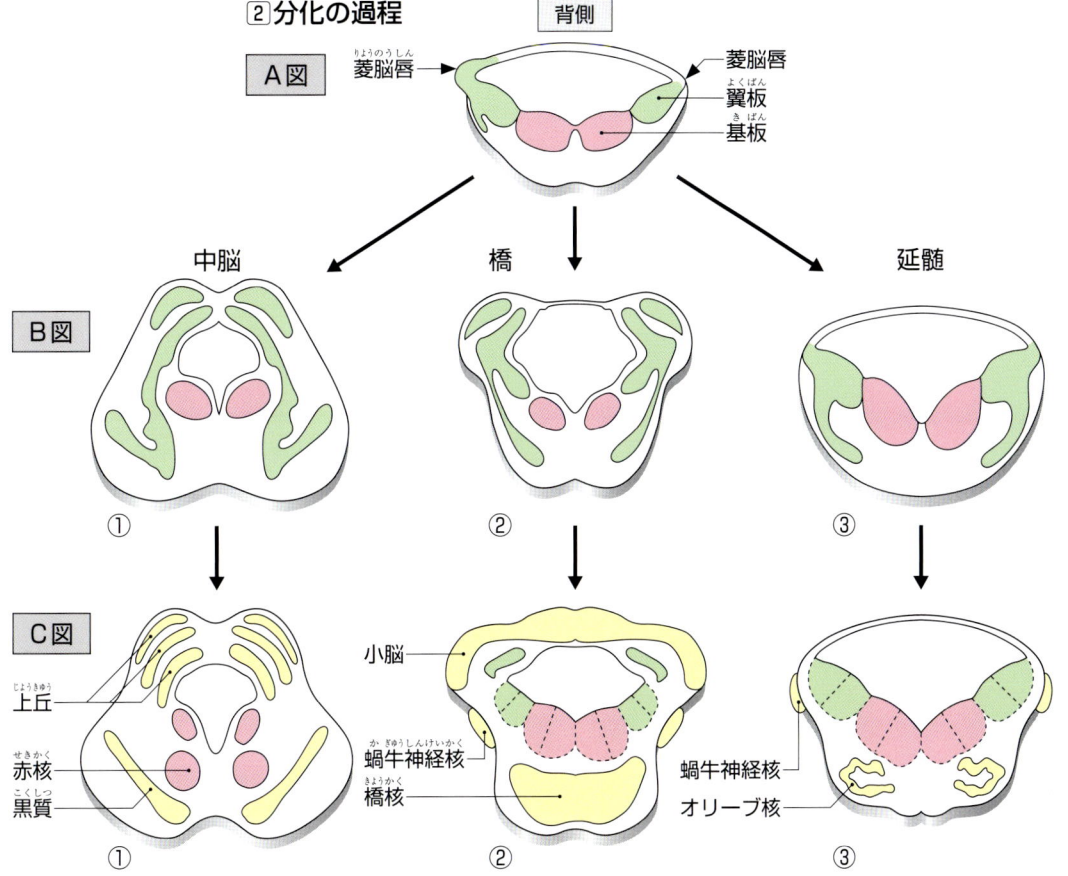

A図：発生のごく初期段階にある脳幹の, 基板と翼板の基本的な横断面の図. 基板からできる基本的灰白質をピンク色で, 翼板からできる基本的灰白質を黄緑色で示した.

B図：翼板の神経細胞塊からは新生の構造をつくるための移動がはじまる. これによって脳幹の高さごとに独特の形状が形成されはじめる. 中脳, 橋, 延髄をその代表的な高さで分けて示した.

C図：脳幹の各高さが基本的に完成に近い状態にある図. 翼板の移動によってできる新生の灰白質を黄色で示した. なお, 中脳の腹側に示した黒質の由来については議論があり, 発生学的見地からは基板に由来する説が強い. とりあえず黄色で示したが, この核の機能をも考慮に入れると, 著者は基板由来の基本的灰白質と考えたい.

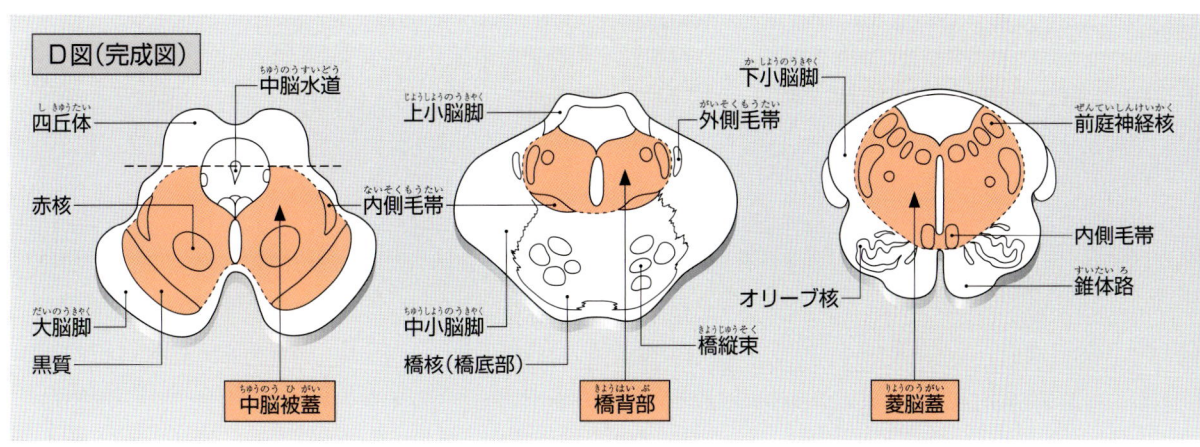

完全にできあがった状態の脳幹の各高さの輪郭と内部の構造. 一部白質も示した. できあがった脳幹の基本構造, すなわち古い構造は被蓋とよばれる（橋では橋背部, 延髄では菱脳蓋）. これをオレンジ色で示した.

脳幹から出入りする10対の脳神経

❶鰓弓性器官と鰓弓神経（サメ）

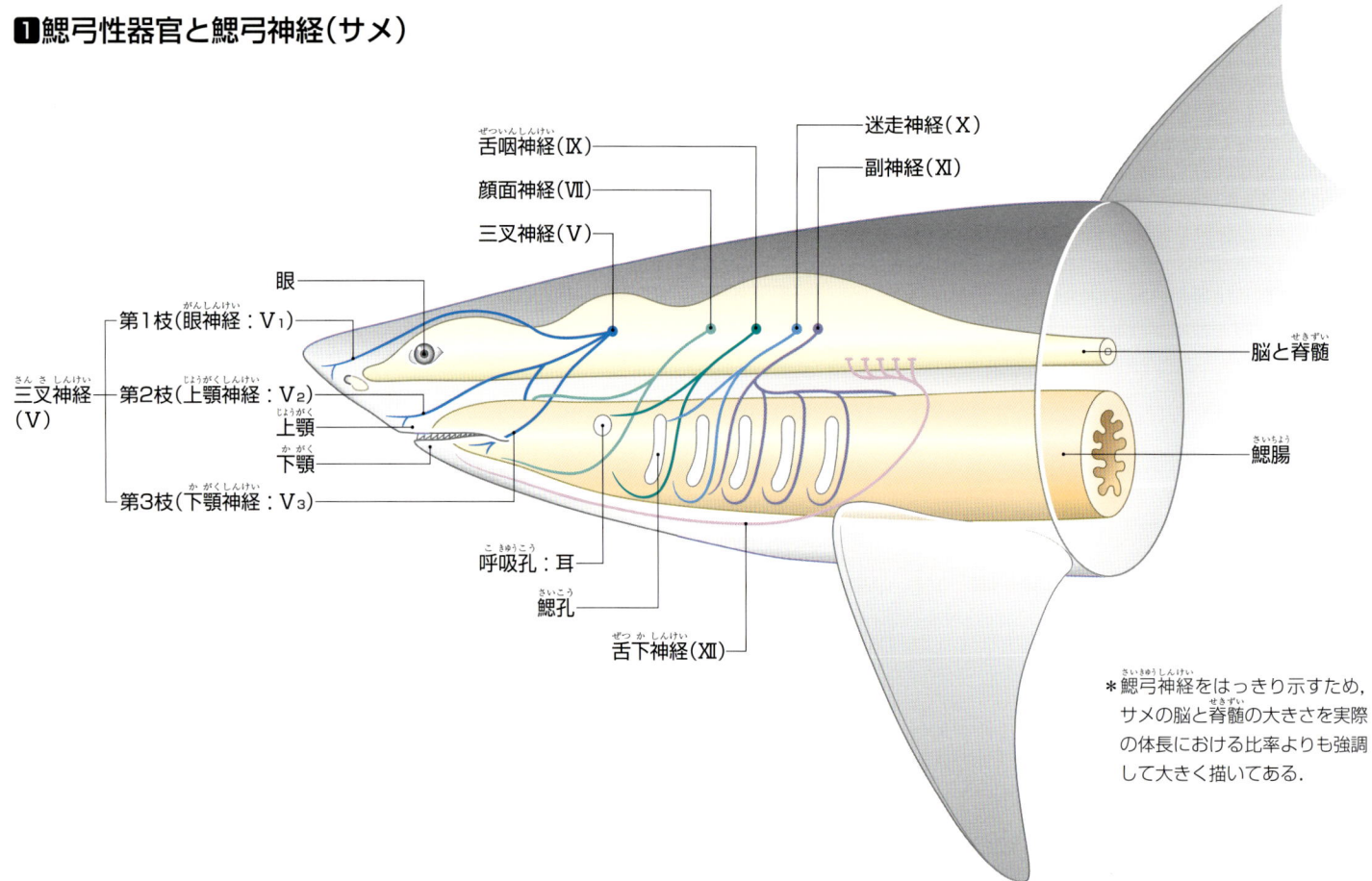

* 鰓弓神経をはっきり示すため，サメの脳と脊髄の大きさを実際の体長における比率よりも強調して大きく描いてある．

図❶は軟骨魚類の頭頸域の概略を示したものである．鰓弓神経系の作用を理解しやすいように，図には脳と脊髄，眼，鰓（図では鰓孔），鰓腸と頸部を示した．もちろん，体表は皮膚におおわれている．鰓を構成する構造は，鰓弓骨格，周囲の軟部組織，筋と，外側部が体表に，内側部が鰓腸に開く鰓孔である．これらの構造が鰓弓神経によって統御されている．

ヒトでは鰓の構造は思いもつかないような種々の形態に変遷をとげて残る．しかし，たとえ形は変わっても神経支配は本来の関係のまま残る．第1番めの鰓からできた構造は三叉神経（Ⅴ），2番めは顔面神経（Ⅶ），3番めは舌咽神経（Ⅸ），4番めは迷走神経（Ⅹ），5番め以降は（迷走神経の）"副"神経（Ⅺ）の支配を受ける．神経支配と機能の関係は29ページの表❹を参照されたい．

なお，鰓弓性ではないので赤色で描いた舌下神経（Ⅻ）を参考までに併記しておいた．この神経の支配を受けるのは頸部の直筋の系統から変化した舌筋である．

●鰓弓神経系とはなにか

脳幹域でもうひとつたいせつなことは，脊椎動物は水中生活をしていた時期に鰓弓性器官とよばれる鰓とこれに付随する構造を有しており，これらを統御する鰓弓神経という神経系が存在することである（図❶）．

鰓の内部には鰓腸とよばれる呼吸器と消化器が共有する管がある．つまり鰓腸は，呼吸器として鰓でガス交換するときの水の通路でもあると同時に，食物の通路でもある．

脊椎動物が陸上生活をするようになると，鰓弓性器官は種々の器官に形を変えて残る．一例を示すと，顎，耳，甲状腺などができる．外形では鰓が消失して頸ができる．鰓と鰓腸をつなぐ途中の管が残存して病的変化を出すことがある（側頸嚢胞とよばれる）．鰓腸は呼吸器と消化器の共通の通路である咽頭，喉頭として残り，その後，消化管の食道と呼吸器の気管に分かれる．

以上のように鰓弓性器官は変遷をとげるが，これらを変わらずに統御するのは鰓弓神経であり，この神経系の中枢（核）はすべて脳幹域に存在する．鰓弓神経系の支配は皮膚，鰓を構成する骨格や筋，さらに鰓腸とよばれる〈気道と消化管〉におよぶなど，複雑であることも銘記しておいてほしい（29ページの表❹参照）．

●脳神経はどこから出入りするか

嗅神経と視神経をのぞく10対の脳神経（末梢神経）が出入りする場と溝との関係についても，ぜひふれておきたい（図❷，図❸）．両者のあいだにはつぎのような原則がある．

まず，体性運動線維は脊髄，脳幹域ともに前外側溝から末梢へ出ていき，体性感覚線維は後外側溝から脊髄あるいは脳幹へ入る．鰓弓神経系の場合は，臓性神経系（運動要素と感覚要素）と体性感覚線維がいっしょになって，前外側溝と後外側溝のあいだの溝ではない中間域を出入りする．ただし，脳幹域では新生付加した諸核が基本構造（被蓋）の外側に付着するので，溝と末梢神経線維の関係はこのため影響を受ける．

❷脳神経の名称と位置（ヒト）

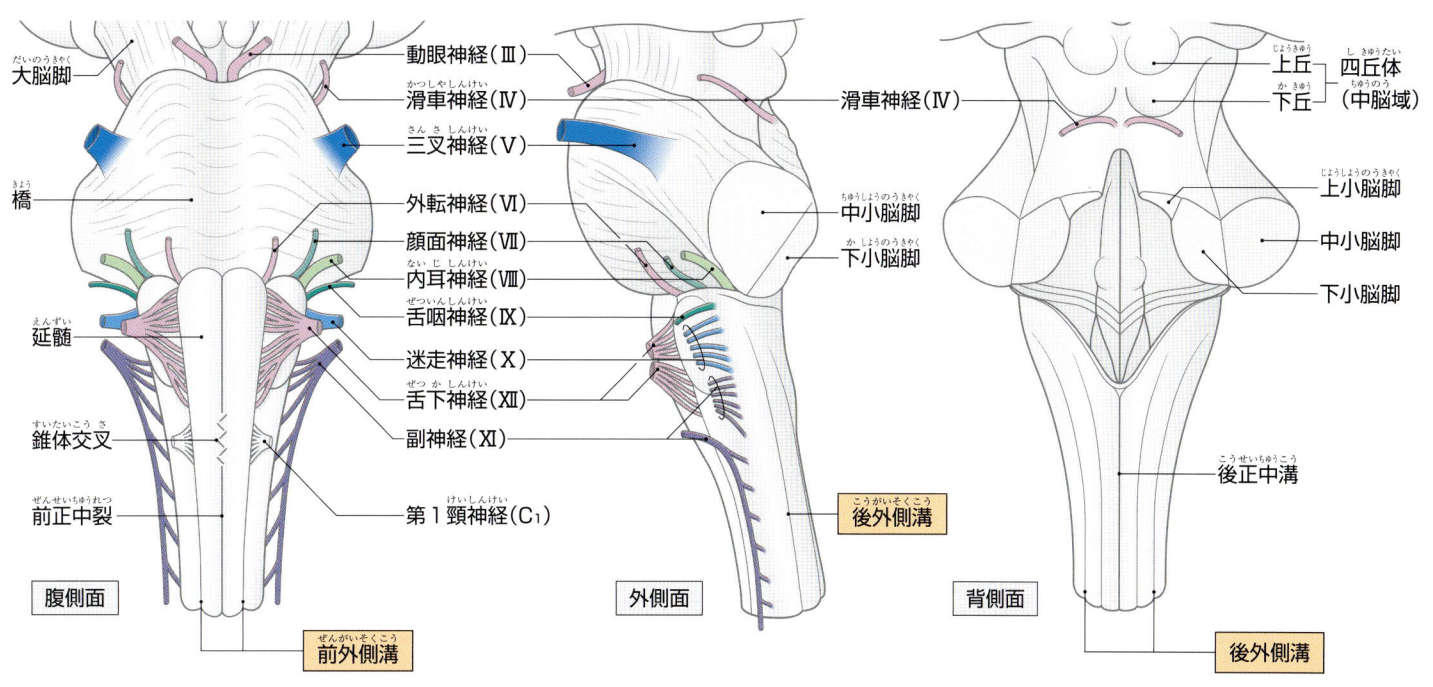

❸脳神経の出入りと溝との関係

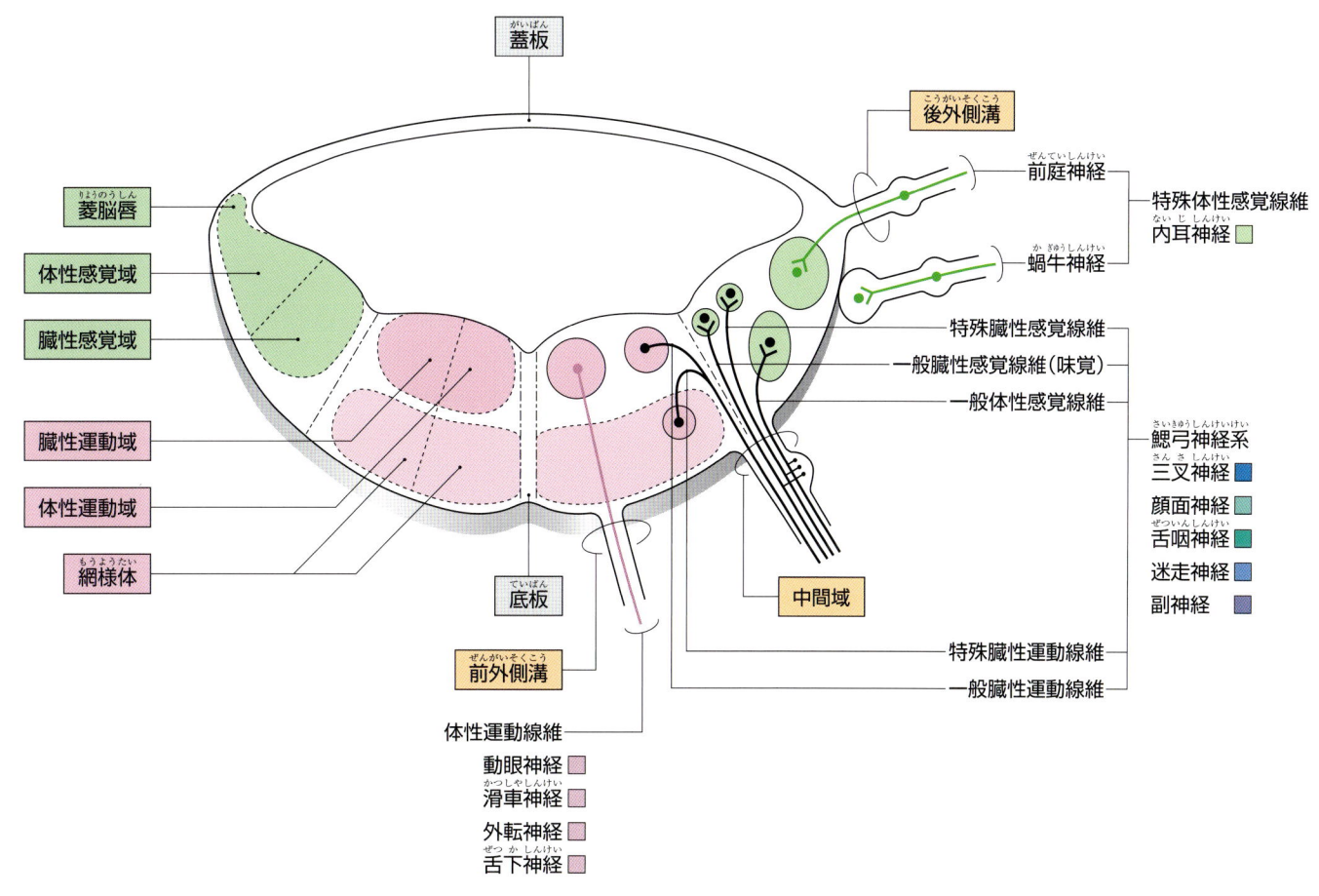

下位脳-脳幹——25

脳幹の外形をみる

1 腹側からみた脳幹

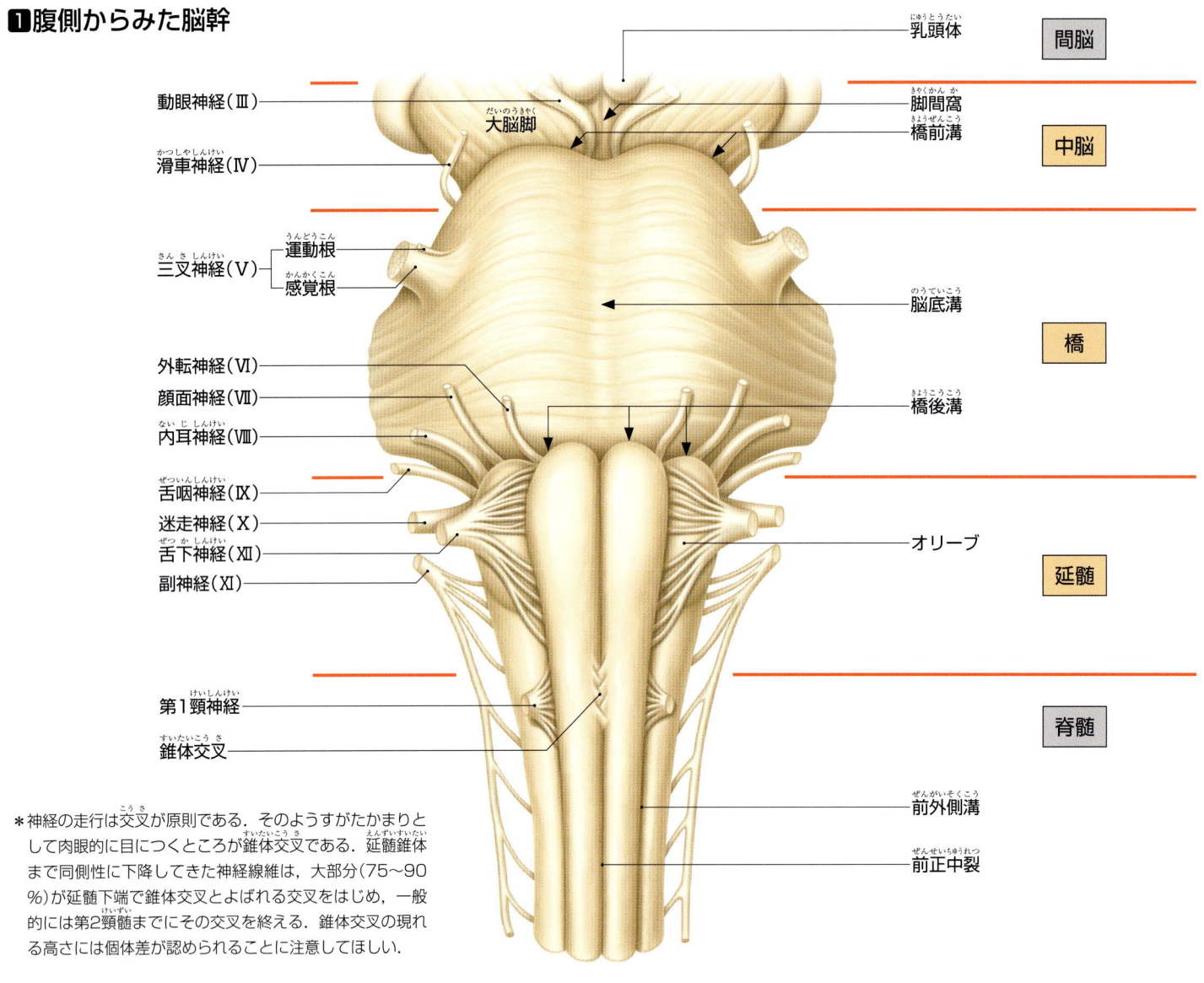

＊神経の走行は交叉が原則である．そのようすがたかまりとして肉眼的に目につくところが錐体交叉である．延髄錐体まで同側性に下降してきた神経線維は，大部分（75〜90％）が延髄下端で錐体交叉とよばれる交叉をはじめ，一般的には第2頸髄までにその交叉を終える．錐体交叉の現れる高さには個体差が認められることに注意してほしい．

● 腹側からみる

図 1 は完成した脳幹を腹側から示している．脳幹から出入りする各脳神経の作用等に関する詳細は29ページの表 4 に示したので，これも合わせて参照しながら本文を読んでほしい．なお，延髄と脊髄の境界をなす指標は，「脊髄の外形をみる」で述べたように（17ページ参照）第1頸神経根の上端で，それをもって脊髄の上端とする．

【延髄】 正中面をみるとほぼ脊髄から延髄上端までつづいている1本の深い溝がある．この溝が前正中裂である．この溝のやや背外側には，脊髄の高さでは頸神経の前根が出る前外側溝がみえる．延髄では，第1頸神経根のすぐ頭側から2束の根に分かれて舌下神経（XII）が出ている．この神経はかつて脊髄であった上端の2分節が延髄にとりこまれた姿を示している．また，橋と延髄の境界域からは外転神経（VI）の根が出る．この前外側溝から出る神経は体性運動性の神経である（25ページの図 3 参照）．

つぎに背外側位をみると，頸神経根の出る高さから頭側に向かって，副神経（XI），迷走神経（X），舌咽神経（IX）の根が順次連続して出ており，舌咽神経根が延髄のもっとも上端近くから出る．これらの根は延髄の背腹の中間に位置する溝のないところから出ている．この神経根列のすぐ頭側では橋の尾端から顔面神経（VII）の根が出ている．以上のような神経根の出かたが鰓弓神経系の特徴である（25ページの図 3 参照）．

【橋】 橋の高さになると，被蓋の領域には入らない橋核を入れる大きなふくらみが腹側面をおおう．頭端を橋前溝といい，尾端を橋後溝とよぶ．肉眼的にはこの両溝のあいだが橋である．

脊髄から延髄までつづいていた後外側溝は橋の尾端に近づくと消失するが，この延長線上の橋の尾端では内耳神経（VIII：前庭神経と蝸牛神経からなる）の根が入る（運動線維は遠心性であるので〈出る〉と記したが，内耳神経は求心性の感覚線維であるので〈入る〉と記す）．この根の入るすぐ内側では顔面神経根が出ている．溝との関係をあえて対応させて説明したのは，内耳神経が体性感覚性であることを思い出してほしいからである．

❷外側からみた脳幹

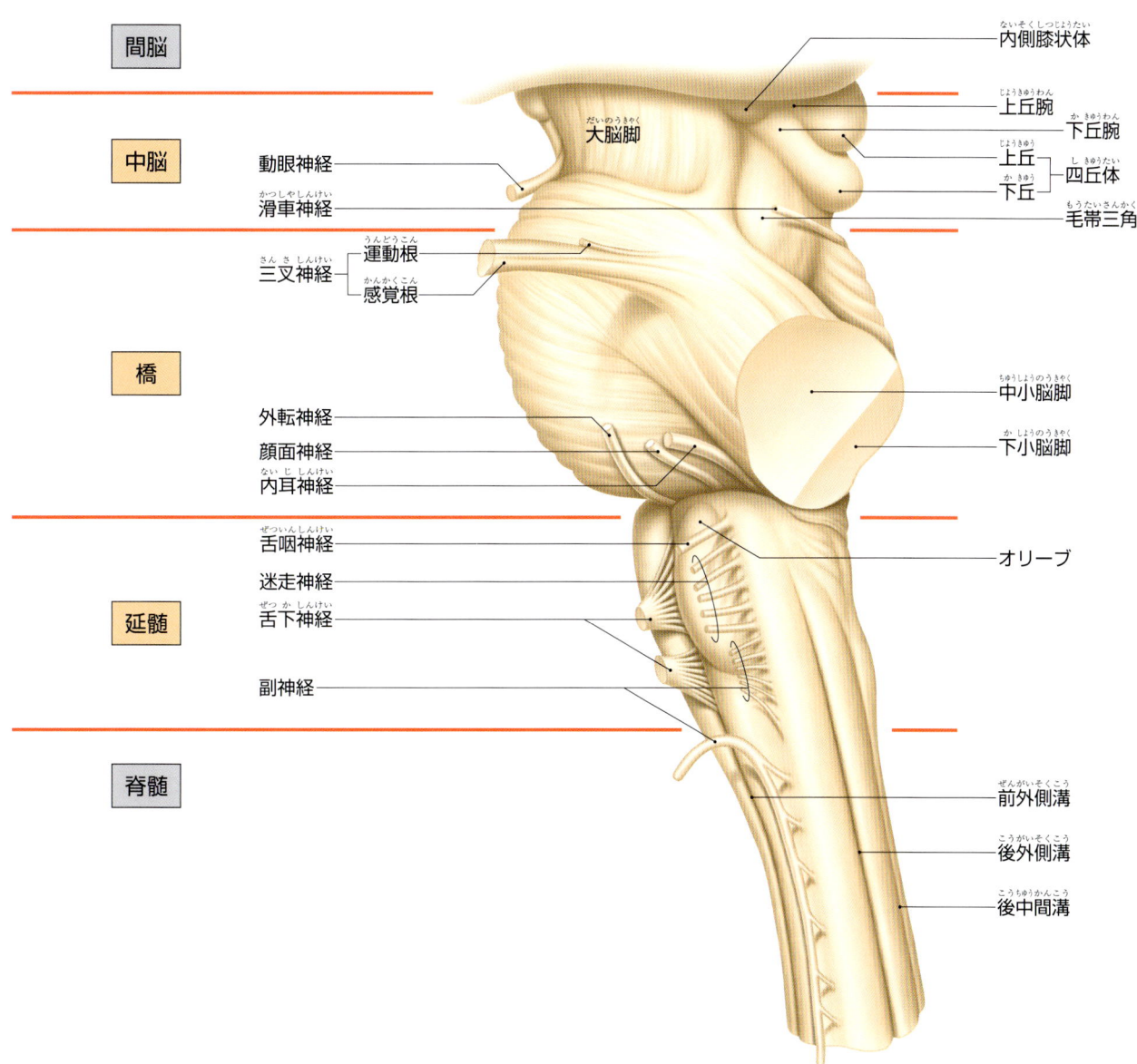

橋の腹側面の正中部分には脳底溝とよばれるくぼみがある．延髄域では対をなして走行する椎骨動脈が，橋の高さでは左右が合体し，脳底動脈とよばれる単管となってこのくぼみに入る．脳底動脈は中脳域ではふたたび対をなすのがふつうである．

橋の腹外側面には，中小脳脚のやや頭側に三叉神経（Ⅴ：太い感覚根と細い運動根からなる）の根がある．この根の位置は橋被蓋の腹側面に付加した巨大な橋核の塊のために修飾されるが，本来は鰓弓神経系の配列の線上にあるべきである．つまり，この三叉神経が鰓弓神経のうちでもっとも頭側に位置する根である．

【中脳】 中脳の腹側面をみると，橋との境は橋核のつくるふくらみが肉眼的指標とされるが，中脳の頭端としては明確な仕切りはない．ただ乳頭体が間脳の尾端にあり，これが目立つ構造であるので参考になる．中脳から出る脳神経としては，乳頭体の尾方にある動眼神経（Ⅲ）がまず目につく．この神経は，中脳被蓋の腹外側に付加した左右の大脳脚のあいだにできた脚間窩とよばれる比較的大きなくぼみのなかにみられる．

なお，脳幹のいずれの高さを，どの方向からみても，新生付加した構造によって包まれているので，基本構造部分である被蓋はみることができない．

● 外側からみる

中脳域では大脳半球を，また橋および延髄上部では上，中，下の3束の小脳脚を切りはなさないかぎり，脳幹の外側域はみえない（図❷）．脳幹の種々の構造の位置関係は，この3束の小脳脚を切りはなすことで明瞭に理解される．

【橋と延髄】 橋と延髄の高さでは，橋後溝付近の内耳神経，顔面神経と舌咽神経，迷走神経とのあいだの配置の具合が明らかになる．延髄では，前外側溝から出る外転神経（橋から出る）および舌下神経のラインと，その背側で溝のないところから出る顔面神経（橋から出る），舌咽神経，迷走神経，副神経の出る鰓弓神経系との位置関係が明らかになる．

【中脳】 中脳域では上丘と上丘腕，下丘と下丘腕から内側膝状体，（外側）毛帯三角，大脳脚の外形が明らかになる．

❸ 背側からみた脳幹

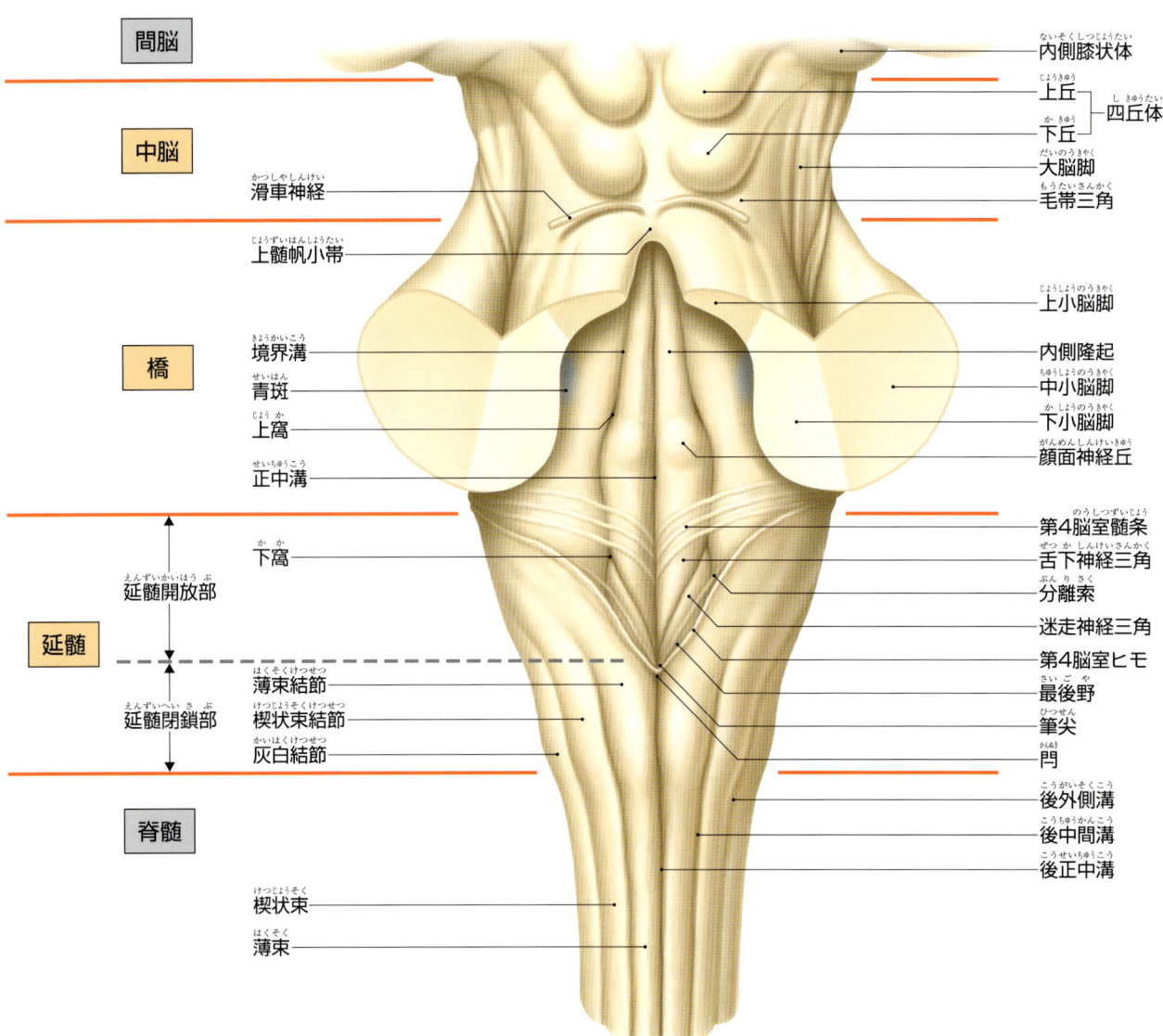

●背側からみる

大脳半球と小脳が切りはなされているという条件下で，脳幹の種々の重要な構造が観察できる（図❸）．

【延髄閉鎖部】 延髄閉鎖部の背側をみると，後正中溝と後中間溝のあいだのたかまりが薄束結節，後中間溝と後外側溝のあいだのたかまりが楔状束結節で，下半身と上半身から上行してくる触覚（体性感覚）を中継する薄束核と楔状束核をなかに入れる．後外側溝の腹側は灰白結節とよばれるふくらみで，なかに三叉神経脊髄路核が入る（顔面の温度感覚と痛覚，すなわち体性感覚を司る）．

【橋と延髄開放部】 背側域では橋と延髄開放部で形成される菱形窩がある．菱形の底面であるのでこのようによばれる．ここは第4脳室の底面でもある．菱形窩は正中溝によって左右に分けられる．この溝の位置は脊髄における中心管の底，つまり底板に接する部分に相当する．

もう1本きわめてたいせつな溝がある．それは境界溝で，脊髄から中脳上端まで存在する．この溝が運動域と感覚域を分けることを忘れてはならない（11ページ，14～15ページ参照）．これら両溝のあいだには，頭側では内側隆起のたかまりがあり，それに接して尾方では顔面神経丘のさらに高い丘につづく．顔面神経核から出た根線維は外転神経核（眼球の外側直筋につく体性運動核）の周囲を腹内側から背側に向かってとりかこんで顔面神経丘をつくり，ここでまわって腹外側方向に走行を変えている．顔面神経丘の頭側の高さで境界溝には小さなくぼみがみられる．これを上窩という．上窩のやや頭側の外側には青みをおびた小域があり，青斑とよばれる．このなかにはメラニン色素を多くもつニューロンがあるので，外からは青みをおびてみえる．上窩に対して，尾方で迷走神経三角の頭側に下窩が認められる．

さらに尾方では，第4脳室髄条とよばれる内側より外側に横走

❹ 脳神経の神経支配と機能

脳神経（末梢神経）	中枢（核）のある高さ（位置）	神経の出入りする位置	体性運動要素		臓性運動要素	臓性感覚要素		体性感覚要素	
			一般	特殊	一般	一般	特殊	一般	特殊
I 嗅神経	終脳	嗅脳							嗅覚．嗅脳がある
II 視神経	間脳	間脳							視覚．視覚反対，視覚脳がある
III 動眼神経	（間脳）中脳	中脳	眼筋（上・下直筋，内側直筋，下斜筋）上眼瞼挙筋		対光反射（縮瞳）の副交感神経支配				
IV 滑車神経	中脳	中脳	眼筋（上斜筋）						
V 三叉神経	中脳～頸髄	橋		咬筋群 鼓膜張筋				顔面の皮膚感覚	
VI 外転神経	橋	橋	眼筋（外側直筋）						
VII 顔面神経	橋	橋		顔面表情筋 アブミ骨筋	唾液腺（舌下腺と顎下腺）涙腺		味覚（舌の前2/3）	耳後部と外耳道の皮膚感覚	
VIII 内耳神経	橋・延髄	橋					聴覚（新生付加）		平衡覚．平衡脳（小脳の片葉小節葉）が発達
IX 舌咽神経	延髄	延髄		咽頭・喉頭筋群（疑核より嚥下と発声を支配）	唾液腺（耳下腺）		味覚（舌の後1/3）	耳後部の皮膚感覚	
X 迷走神経	延髄	延髄			内臓筋の副交感神経支配	内臓の感覚	味覚（咽頭まで）	耳後部と外耳の皮膚感覚	
XI 副神経	延髄・頸髄	延髄・頸髄		僧帽筋，胸鎖乳突筋（疑核と副神経脊髄核）					
XII 舌下神経	延髄	延髄	舌筋の運動						
脊髄神経	脊髄	脊髄	体性筋の運動		胸・腹部内臓筋の交感神経支配（C_7～L_3），骨盤内臓の副交感神経支配（S_2～S_4）	内臓の感覚		首より尾側の体性感覚（皮膚，関節）など	

する白質の束があり，その尾側には舌下神経核（舌筋の運動を支配する体性運動核）をなかに入れる舌下神経三角がある．ここは延髄開放部の高さであるが，舌下神経三角の外側に接して境界溝を裂くような形で迷走神経三角がある．このなかには迷走神経背側核（副交感神経核）が入る．これら両三角の合わさった先端部はペン先のような形になることから，筆尖とよばれる．迷走神経三角の外側の尾方部分は分離索とよばれる索で他と境される．

脳幹（延髄）外側と第4脳室の底部を境するのは第4脳室ヒモとよばれる薄い膜状構造で，この上衣層の膜状構造に血管を巻きこんで第4脳室脈絡叢をつくる．なお分離索と第4脳室ヒモのあいだで，延髄開放部と閉鎖部の移行部付近にだけ最後野とよばれる小さな場所がある．ここは多くの血管とニューログリアと少数のニューロンで構成され，化学受容体があり嘔吐の中枢といわれている．また，後正中溝の頭端と第4脳室ヒモのあいだには，内部に横走する線維を含む白質の小さな薄板があって閂という．閂の薄板は筆尖を背側からおおう位置関係にある．

【中脳】 まず目立つのは，中脳の上端を形成する上丘と下丘からなる四丘体である．この四丘体は爬虫類までは上丘，すなわち視蓋（視覚の脳：哺乳類では視覚系の反射中枢）だけが発達しているので二丘体とよばれる．四丘体の尾側からは滑車神経（IV）の根が出ている．この神経は眼球筋のうち上斜筋を支配する（体性運動性）ので，本来は腹側の前外側溝の位置から出るべき神経であるが，様変わりをして背側から出る．

なお，脳幹の内部構造については，105～115ページに示した「脳幹の内部」の図譜，および22～23ページなどを照合されたい．そのなかから，基本構造（被蓋）とその外側に付加された新生構造，および運動系と感覚系の別など，脳幹に特有な内部のようすを把握してほしい．

小脳ができるまで──片葉小節葉，虫部，半球の発生

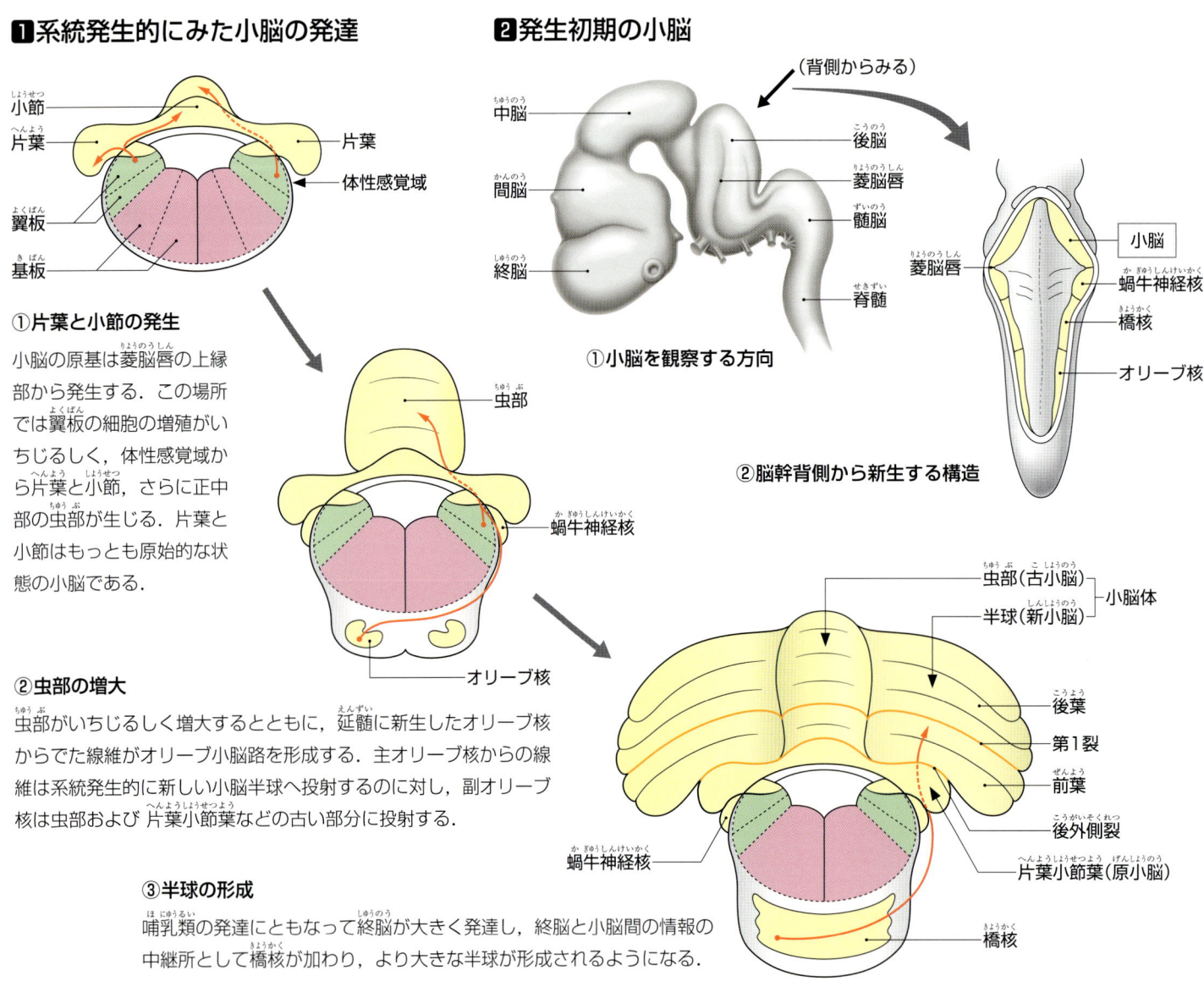

1 系統発生的にみた小脳の発達

① 片葉と小節の発生
小脳の原基は菱脳唇の上縁部から発生する．この場所では翼板の細胞の増殖がいちじるしく，体性感覚域から片葉と小節，さらに正中部の虫部が生じる．片葉と小節はもっとも原始的な状態の小脳である．

② 虫部の増大
虫部がいちじるしく増大するとともに，延髄に新生したオリーブ核からでた線維がオリーブ小脳路を形成する．主オリーブ核からの線維は系統発生的に新しい小脳半球へ投射するのに対し，副オリーブ核は虫部および片葉小節葉などの古い部分に投射する．

③ 半球の形成
哺乳類の発達にともなって終脳が大きく発達し，終脳と小脳間の情報の中継所として橋核が加わり，より大きな半球が形成されるようになる．

2 発生初期の小脳

① 小脳を観察する方向

② 脳幹背側から新生する構造

● 蓋板と翼板の移行部（菱脳唇）から小脳は発生する

小脳は，脳幹の基本構造（被蓋）とは異なり，脳幹の背側部に新生した構造である．まず，その発生のようすを整理しよう．

発生初期の脳幹は中脳と菱脳（のちに後脳と髄脳に分化）からなるが（11ページ参照），小脳の原基は，脳幹の菱脳背側部を構成する菱形窩の片縁部，つまり菱脳唇の上縁部につくられる．菱脳唇とは，表現を変えれば菱脳の蓋板と翼板の移行部である．この場所では翼板由来の細胞の増殖が旺盛である．

図2-②に示すように，菱脳唇の頭側に小脳原基がつくられるだけでなく，その尾方では順次，蝸牛神経核，橋核，（下）オリーブ核といった新しい構造の原基が形成されていき，発生がすすむにつれて脳幹の基本構造（被蓋）に接する所定の位置に移動する（23ページ参照）．

なお，図2-①で明らかなように，小脳の発生を観察する方向からは，発生初期には前脳（のちに終脳と間脳に分化）はみえないか，もしくはみえにくくなっている．

● 原小脳，古小脳，新小脳の区分

菱脳唇はやがて頭尾の方向に折れ曲がり，左右が融合して小脳板をつくる．胎生12週には小脳板となった小脳原基に，正中部（虫部）と側方部（半球）が区別されるようになる．その後，後外側裂とよばれる1本の横裂が入り，この溝によって片葉小節葉がまず識別されるようになる．胎生4ヵ月には，小脳体（虫部と半球）の拡大にともなって，小脳体のなかに第1裂とよばれる2番めの横裂が生ずる．これによって小脳体は前葉と後葉に分けられる．こうして小脳の外形の基本ができあがる（図1）．

もっとも原始的状態の小脳は片葉小節葉で（図1-①），平衡脳として発生する．系統発生的にはこれを原小脳という．ついで鳥類までは脳幹の発達に合わせて，まず虫部が発達し（図1-②），最終的には哺乳類になって四肢が発達すると，それにともなって終脳が大きく発達し，これらが合わさってより大きな半球が発達してヒトの小脳が完成する（図1-③）．

小脳の虫部と半球は前葉と後葉に分けられることはすでに述べ

3 正中矢状断面でみる小脳と脳幹

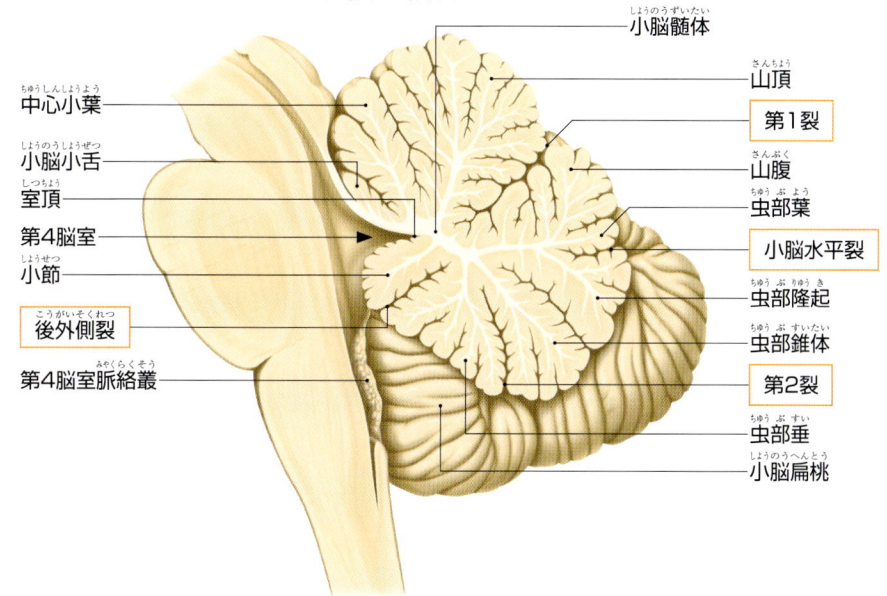
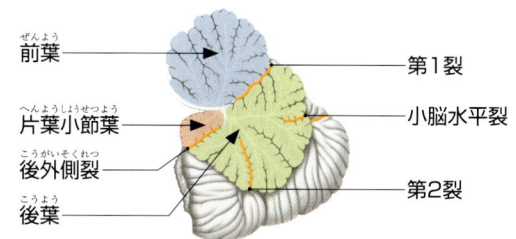

小脳と脳幹を正中矢状断すると，裂とよばれる深い溝によって分けられる小葉や小葉表面の小溝，表面の皮質領域と中心部の線維束（白質板）など，小脳虫部の断面のようすがもっともよく観察できる．線維束全体は大樹が枝分かれしているようにみえ，この状態を小脳活樹とよんでいる．この断面では小脳が脳幹背側に載っているようすや，両者のあいだにある第4脳室はよくみえるが，脳幹と小脳をつないでいる小脳脚はみえない．

4 虫部と半球の構成

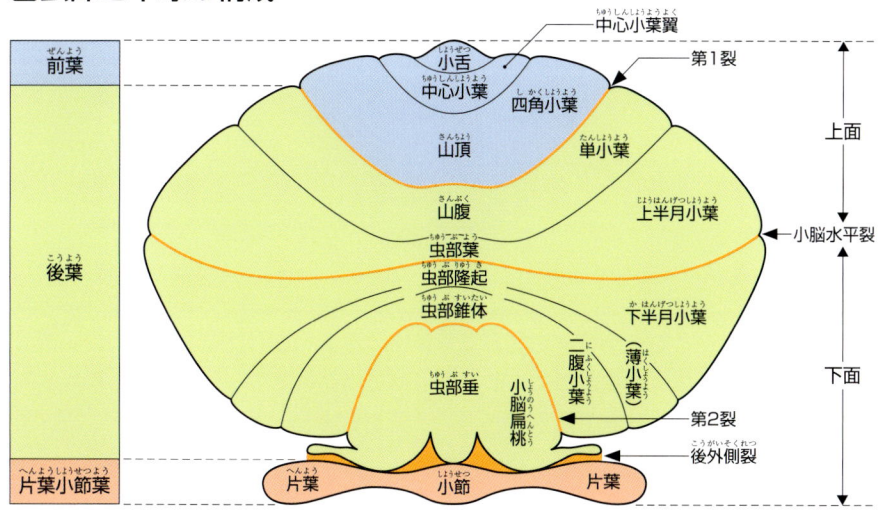

	虫部	半球	
前葉	小脳小舌 中心小葉 山頂	中心小葉翼 四角小葉	上面 前方から後方へ
	第1裂		
後葉	山腹 虫部葉	単小葉 上半月小葉	
	小脳水平裂		
	虫部隆起 虫部錐体	下半月小葉 二腹小葉	下面 後方から前方へ
	第2裂		
	虫部垂	小脳扁桃	
	後外側裂		
片葉小節葉	小節	片葉	

たが，前葉は筋の緊張に関与して，筋，腱，関節からの感覚情報を固有受容器から受けている．この前葉も比較的由来の古い部分で，古小脳とよばれる．他方，後葉は大脳半球の発達にともなって成長した新しい部分なので，新小脳とよばれる．後葉は大脳皮質と連携して運動の精巧な調整に関係している．

● 小脳の裂溝と小葉

図3は，脳幹と小脳を一体にして正中矢状断した図である．したがって，小脳では虫部の正中面のみが断面として示されている．その断面表面をみると，小脳実質を区切る深い溝（裂）と多数の小溝がみごとに配列されているのがわかる．

前葉と後葉を分ける第1裂の発生につづいて，後葉に第2裂が入り，さらにその前方に水平裂が，また後上溝や錐体前裂（2つとも現在の学名には採用されていない）が，つぎつぎにすべて水平に，しかもたがいに平行に走る深い裂溝として生じ，それによって小脳体（虫部と半球）はしだいにアコーディオンの蛇腹のように細分されていく．なお，水平裂によって，虫部も半球も上下（背腹）の面が区別されるようになる．図4に，虫部と半球の小葉と，その仕切りとなる裂の名称を，発生学的意味とともに整理しておいたので，ぜひ利用してほしい．

これらの深い裂溝によって分けられた小葉内の中心部には，白質板とよばれる線維束が認められるが，これらは中心部のさらに大きな白質塊，つまり小脳髄体から生じた大樹の枝分かれのようにみえるので，古くより小脳活樹とよばれる．

● 小脳の白質と灰白質

このような小脳自体の発生（発達）にともなって，小脳とその他の脳の部位との連絡にあたる線維群（白質）が系統ごとに結集して，上，中，下の3対の小脳脚がつくられる．ただし，小脳脚の存在を肉眼的に観察できるチャンスは，3系統の小脳脚を切断して小脳と脳幹を切りはなしたときに，その断面がみられるだけである．

さらに，両生類からは小脳髄体深部に小脳核（灰白質）が出現する．ヒトでは室頂核を含めて4核が認められる．

小脳の外形をみる

1 脳幹と小脳のつながり
① 小脳を切りはなした脳幹の背側面
② 切りはなされた小脳の腹側面

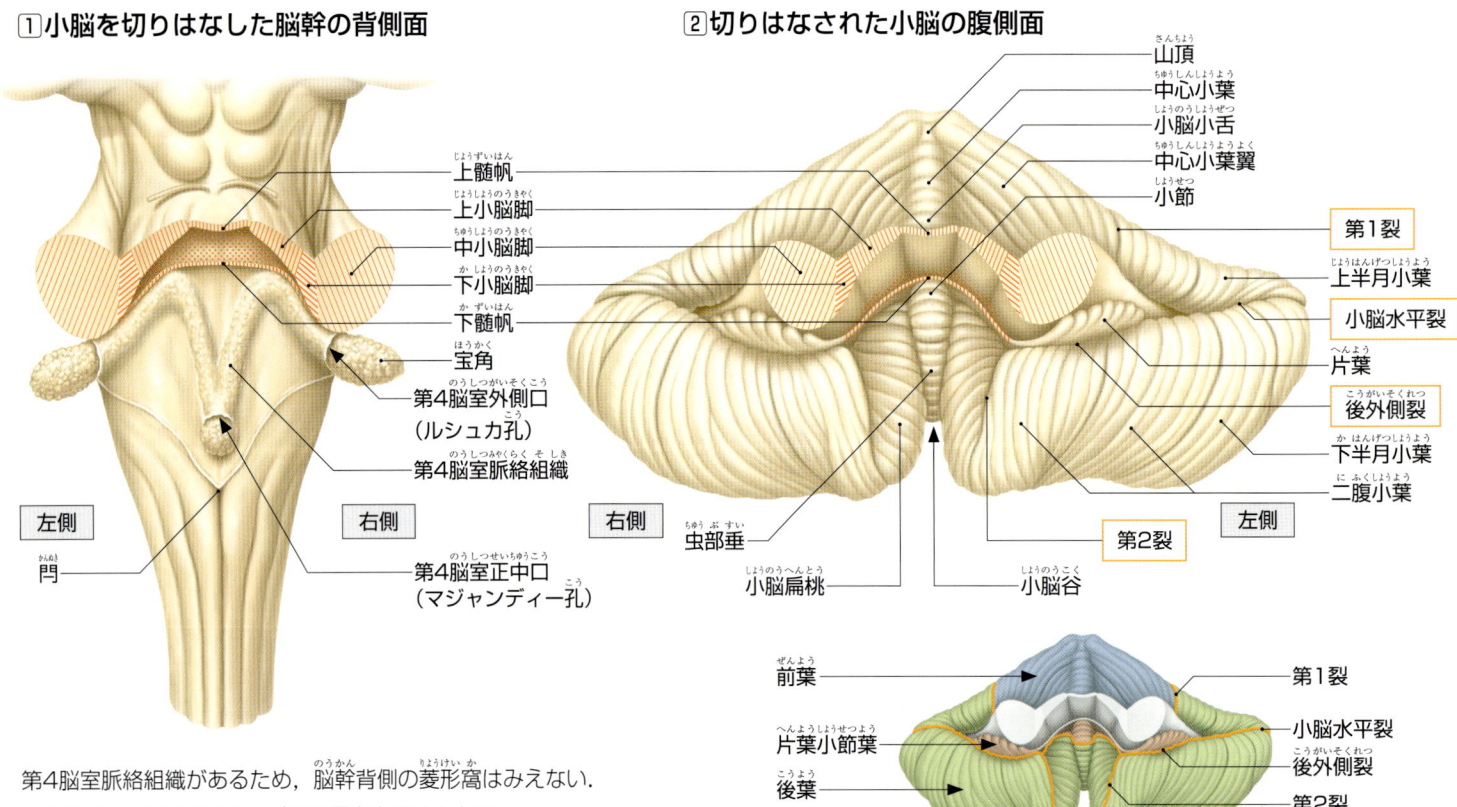

第4脳室脈絡組織があるため，脳幹背側の菱形窩はみえない．
菱形窩のようすは28ページの図3を参照されたい．

　小脳全体を肉眼的に観察するためには，発生学的なつながりをもつ脳幹と小脳を，その連絡路となる上，中，下の3種の小脳脚でいったん切断しなければならない．図1-①に切断後の脳幹背側面を，図1-②に切断して反転させた小脳腹側面を示した．

● 脳幹背側面

　脳幹背側面で重要なことは，上・中・下小脳脚の断面の形状を，小脳腹側面の形状と対応させて理解しておくことである．そして，隣接する上髄帆，下髄帆とよばれる白質板の存在も確認しておきたい．なお，菱形窩をおおう第4脳室の脈絡叢の形や，脳室とクモ膜下腔との連絡路である第4脳室正中口（マジャンディーMagendie孔）と外側口（ルシュカLuschka孔）の位置が，この場でも確認できる．

● 小脳腹側面

　小脳腹側面（図1-②）でも，上・中・下小脳脚の断面の形状については，脳幹背側面の形状と対応させて理解してほしい．発生のところで述べたように，小脳表面は半球と虫部を1組として，それぞれ1本の横裂によって仕切られるので，この様式にしたがって以下の解説をすすめる．前ページの図4の外形面の構成図と表も合わせて参照してほしい．

　まず，後外側裂によって小脳の原型である片葉（半球）と小節（虫部）が他から区別されることを確認したい．上髄帆の頭側には小脳小舌（ここは虫部だけからなる）があり，これに接して中心小葉と中心小葉翼が前方で背側位にある．さらにその背側には山頂と四角小葉がつづくが，この部分は傾斜によっても異なるが腹側面からはみえにくくなる．この領域までが前葉（古小脳）で，第1裂によって後葉から区別される．

　後外側裂の後方には虫部垂と小脳扁桃がみえる．ついで第2裂を介して虫部錐体と二腹小葉がつづくが，全域はみえないかもしれない．なお腹側面と後面の後方では，両側半球の大きく丸いふくらみが虫部を底面とした大きなくぼみを形成する．この状態は小脳谷とよばれる．

● 小脳背側面・後面

　小脳背側面（図2-①）では，前端に中心小葉と中心小葉翼がみえるであろう．ついで山頂と四角小葉がこれにつづく．このあとに第1裂があり，ここまでが前葉である．その後方の後葉には，まず山腹と単小葉があり，虫部葉と上半月小葉があとにつづき，小脳水平裂によって頭尾の構造が分けられる．この裂のあとには虫部隆起と下半月小葉があり，ついで虫部錐体と二腹小葉が尾方につづき，第2裂によって虫部垂と小脳扁桃から区別される．

　しかし背側から観察していると，小脳水平裂から腹側面方向はほとんどかくれて直視できなくなってくる．そこでもう1図，後面もしくは後下面の図（図2-②）を用意して，3方向の図ですべてが直視できるようにした．ただし，腹側面の図と他の2図では左右が逆となることに注意してほしい．

2 小脳の外形

1 背側からみる

- 中心小葉
- 中心小葉翼
- 中心小葉後溝*
- 四角小葉
- 山頂
- 単小葉
- 山腹
- 上半月小葉
- 下半月小葉
- 虫部葉
- 第1裂
- 後上溝*
- 小脳水平裂
- 左側 / 右側

- 前葉
- 後葉
- 第1裂
- 小脳水平裂

2 後方からみる

- 虫部葉
- 虫部隆起
- 虫部錐体
- 虫部垂
- 上半月小葉
- 下半月小葉
- 二腹小葉
- 小脳扁桃
- 片葉
- 小節
- 小脳水平裂
- 後下溝*
- 第2裂
- 左側 / 右側

図1をみる方向
図2をみる方向

- 後葉
- 片葉小節葉
- 小脳水平裂
- 第2裂

*印の溝は現在の学名には採用されていない．

小脳脚と小脳核

1 小脳の線維連絡
1 情報の通路としての小脳脚

―― 上小脳脚を通る線維（ (の部分は上小脳脚）
―― 中小脳脚を通る線維（ (の部分は中小脳脚）
―― 下小脳脚を通る線維（ (の部分は下小脳脚）

（図中ラベル：大脳皮質および大脳核へ，大脳皮質より，視床，赤核，皮質橋小脳路，網様体，三叉神経核，橋核，三叉神経節，前庭神経節，オリーブ核，上丘（視蓋），山頂，小脳核，山腹，IAK（索状傍体），片葉小節葉，前庭神経核，後索核，脊髄神経節，胸髄核，運動細胞（前角），赤核，網様体，前庭神経核，オリーブ核などから直接，間接に運動核にいたる伝導路）

小脳とその他の中枢とを結ぶ線維束を小脳脚とよぶ。上小脳脚には，おもに小脳からの情報を外に送る線維が通るが，逆に胸髄核から小脳前葉（古小脳）に入る小束も通る。中小脳脚には，大脳新皮質から橋核を介して小脳半球（新小脳）に下行する線維が通る。下小脳脚には，胸髄核，副楔状束核から上行して小脳前葉に入る線維（筋・腱感覚などに関与する）と，赤核→下オリーブ核→小脳へとフィードバックする線維が通る（IAKは2を参照）．

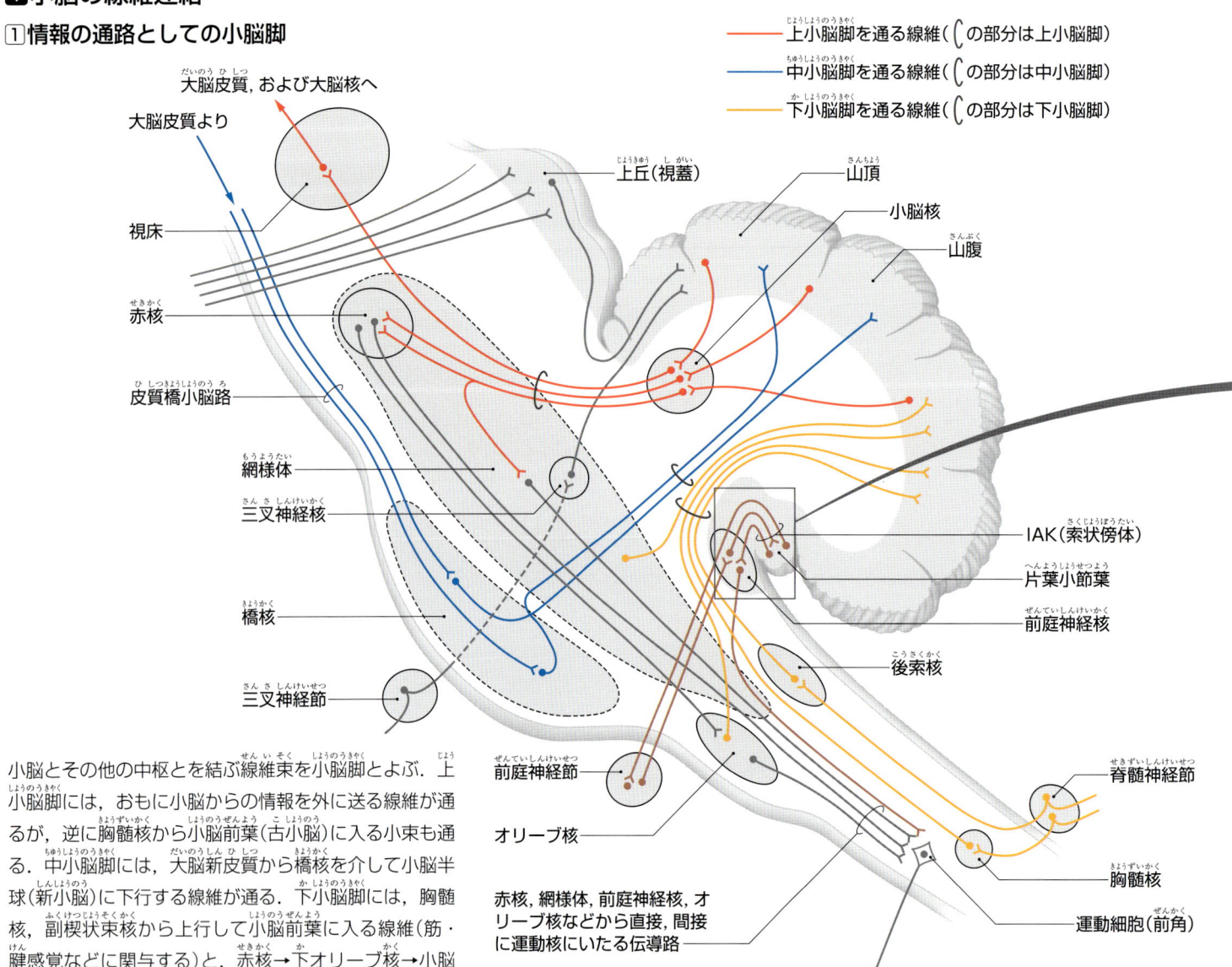

●小脳脚（白質）

小脳脚は，小脳へ入る情報（小脳求心性）と小脳から出る情報（小脳遠心性）の通路である（図1-1）．形のうえでは上，中，下の3種の小脳脚からなるが，この3種の線維束には小脳の発生と発達の歴史が内在している．

【下小脳脚】 この線維束は内側部と外側部に分ける必要がある．外側部が主体といえるが，内側部は原小脳である平衡脳とのかかわりのもっとも深い線維束を通している．この場は学名には採用されていないがIAK（innere Abteilung des Kleinhirnstiels：索状傍体）とよばれ，前庭神経核，片葉小節葉，虫部垂，室頂核，網様体などを結ぶ線維群で構成される．これらの核はいずれも平衡中枢と深いかかわりをもっている．

一方，外側部は，胸髄核，副楔状束核，三叉神経の知覚系核など深部知覚系線維（筋，腱，関節の感覚）をおもに前葉へ伝える通路であるほかに，発生由来のごく古い網様体と発生由来のもっとも新しい系である下オリーブ核や弓状核（橋核とおなじ）などの通路にもなっている．たとえば，扁桃体（原線状体：もっとも古い大脳核）が嗅脳と関連をもちつつ，辺縁系機能と関連を有するように，平衡脳（原小脳）と筋感覚などの固有知覚が，小脳前葉（古小脳）と関連するようになることは，発生学的には自然のことと考えられる．

【中小脳脚】 大脳新皮質の発達にともない，新皮質からの情報を，やはり発生学的に新しい橋核を介して小脳半球に連絡する線維束である．通る情報量が多いので小脳脚のうちでももっとも大きく，かつもっとも外側を通る．

【上小脳脚】 中小脳脚，下小脳脚が小脳へ入る情報の通路であるのに対して，この線維束は小脳から出る情報の通路である．小脳へ入ってきた情報は小脳皮質で解析され，そのすべてが小脳核（図

②IAK（索状傍体）と鉤状束

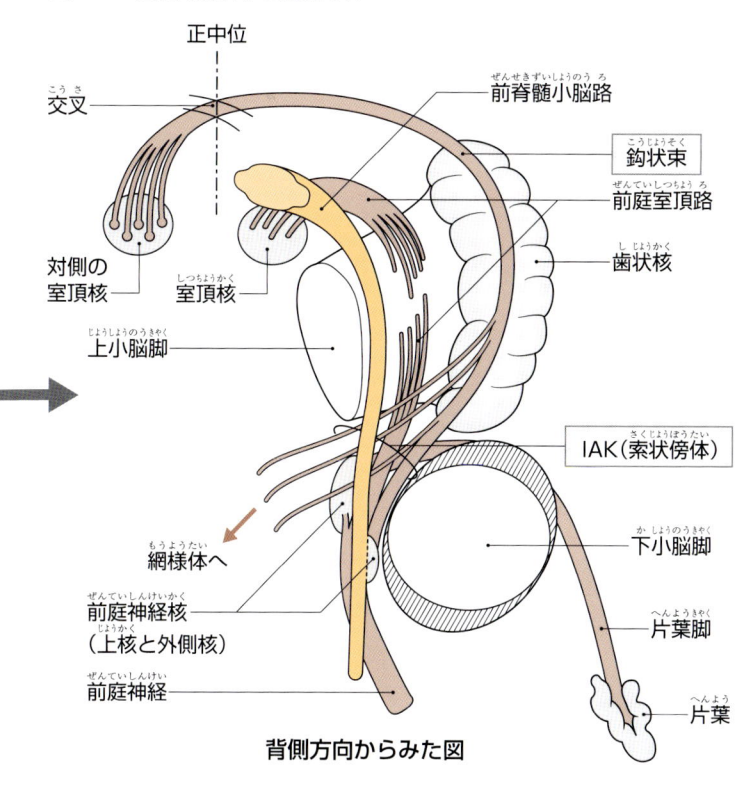

背側方向からみた図

②上小脳脚の立体模式図

超低温凍結後に表面の組織を剥離して，小脳核（歯状核）からおもに赤核に入る上小脳脚の線維束を立体的に摘出してある．

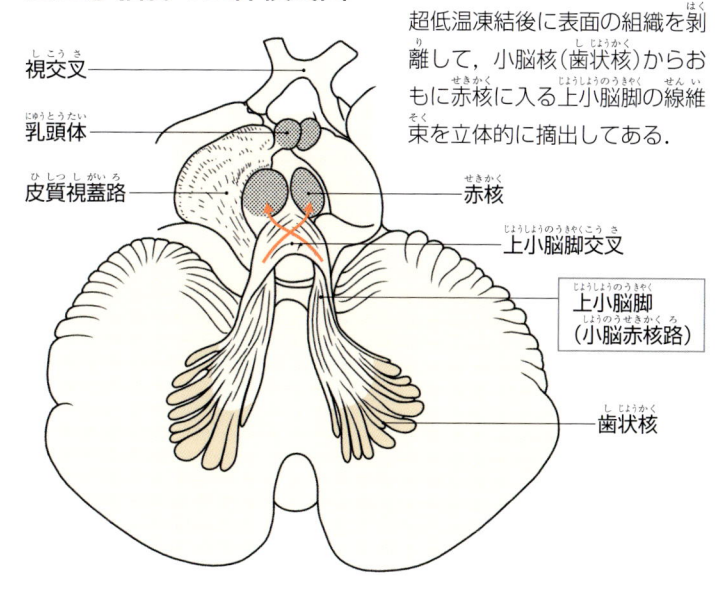

③小脳核の配置

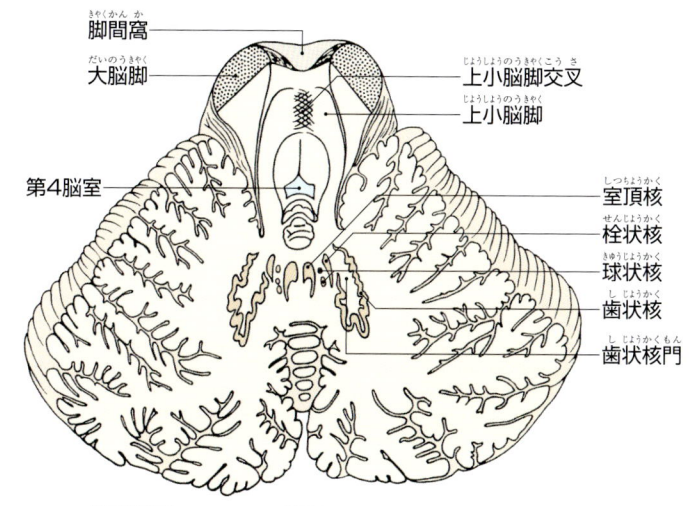

上小脳脚の通る面で中脳と小脳を切断した図

下小脳脚の最内側部をとくにIAK（索状傍体）とよんで区別する．この場は平衡脳として発生するもっとも古い小脳（原小脳）と関連が深く，古い連絡線維群が通る．すなわち，下小脳脚が形成される予定域では，平衡脳の発生にともなって連絡線維も脳幹被蓋にもっとも近い部位を通る．その後，平衡脳との関連から筋・腱感覚などが小脳（古小脳）と結びつく．このときに下小脳脚がIAKの外側に形成される．鉤状束とはその走行形態からついた名称であるが，図に示したように，平衡感覚とかかわりの深い室頂核と前庭神経核，網様体などとの連絡路であるので，IAKを通るのはごく自然である．

③）に伝えられるが，おもに歯状核，栓状核から出る小脳遠心性線維が上小脳脚を通る．小脳の外に出たこれらの線維は，中脳で上小脳脚交叉をおこなって線維の大半が交叉し，赤核と視床（前外側腹側核）に達する．交叉した線維の一部は橋の網様体に終わる．なお，脊髄から上行してくる小脳求心性線維も，上小脳脚を逆走して小脳の前葉に達する．

図②は，超低温凍結法によって小脳表面から白質と灰白質を削りとり，歯状核から出る線維束の走行を立体的に浮き彫りにしたものである．交叉したあとの線維が赤核に入るようすが手にとるようにわかる．こうした方法で白質の走行を立体的に把握することは，脳の各所での理解の助けとなる．

●小脳核（灰白質）

第4脳室の天井を室頂というが，この室頂に近い小脳髄体のなかに4つの小脳核が内外に並んでいる（図③）．正中位近くにあって，室頂の背側に位置しているのが室頂核である．ついで，球状核，栓状核，歯状核がその外側に並ぶ．これらの核はすべて有対性であるが，なかでも歯状核がヒトではきわめて発達がよく，全体として出入り口（歯状核門）を内方に向けた，延髄の下オリーブ核と似た立体構造をしているので，小脳オリーブともいわれる．なお，室頂核は虫部域に，歯状核は半球部に，残りの2核は移行部に位置している．

4つの小脳核へ入ってくる線維のほとんどは，小脳皮質のプルキンエPurkinje細胞の軸索であり，半球から出た軸索はおもに歯状核へ，虫部からのものは室頂核へ，移行部からのものは栓状核と球状核に終わる．上小脳脚はおもに歯状核から出る線維によって構成されているが，前述のように栓状核と球状核からの線維も加わっている．室頂核からは鉤状束とよばれる線維群が出ており（図①-②），この核は平衡脳との関連が深い．

上位脳

■ 間脳
■ 終脳

間脳ができるまで──視床脳と視床下部の発生

1 発達にともなう脳の内部構造の変化

1 胎生約6週のヒトの脳（正中矢状断面図）

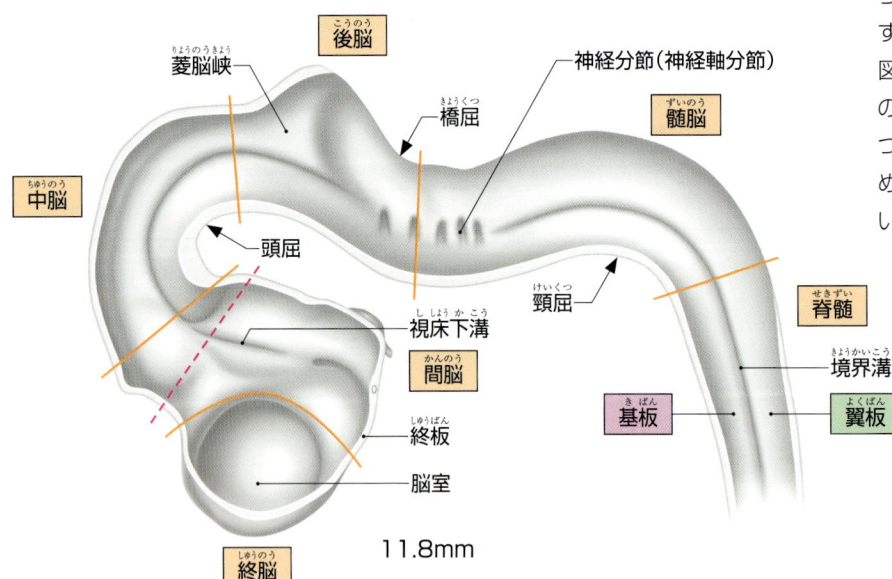

後脳／菱脳峡／神経分節（神経軸分節）／橋屈／髄脳／中脳／頭屈／頸屈／脊髄／視床下溝／間脳／終板／脳室／基板／翼板／境界溝／終脳

11.8mm

図1の1と2は，発生初期の段階を異にする中枢神経系の正中矢状断面図である．1にくらべて2では，脳の各所の構造の発達のようすが大きく変わっているのがわかる．

図2は図1-1を横断面（---線）でみたときの構成を示したものである．発生がすすむにつれて背側視床の発達がとくに著しくなるために，中間溝は徐々に腹側溝に近づいて，ついには1つに合わさって視床下溝となる．

2 視床脳と視床下部を分ける溝（視床下溝）

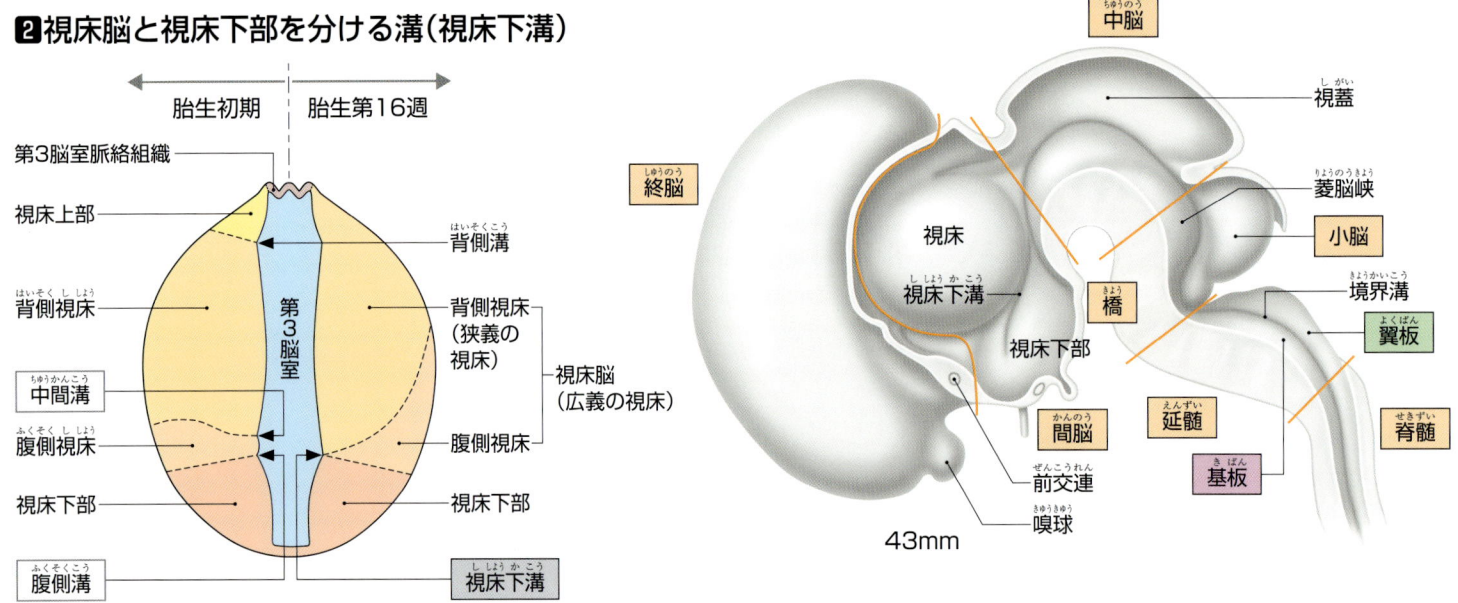

胎生初期／胎生第16週／第3脳室脈絡組織／視床上部／背側視床／中間溝／腹側視床／視床下部／腹側溝／第3脳室／背側溝／背側視床（狭義の視床）／腹側視床／視床下部／視床下溝／視床脳（広義の視床）

2 胎生約11週のヒトの脳（正中矢状断面図）

中脳／視蓋／終脳／菱脳峡／小脳／視床／境界溝／視床下溝／橋／翼板／視床下部／延髄／脊髄／間脳／基板／前交連／嗅球

43mm

●間脳とは

　間脳は，中脳と終脳（大脳）とのあいだに介在する部分で，内部にある第3脳室をとりかこむ壁に相当する．大別すると，背側を占める視床脳（広義の視床をいう）と，腹側の視床下部の2つの部分からなる．

　視床脳は，視床上部，背側視床（狭義の視床をいう），腹側視床からなり，いずれも外表からは直接みることはできない．なお，背側視床の後腹方の一部は視床後部として区別され，視覚に関係する外側膝状体と聴覚に関係する内側膝状体が含まれる．一方，視床下部は，外表（脳底）から直接みることのできる間脳唯一の部分である．

●2つの溝の意味──境界溝と視床下溝

　脳幹より尾側（後方）を下位脳とよぶが，脳幹より頭側（前方）にある間脳と終脳は上位脳とよばれる．下位脳にくらべると上位脳では発生の過程での様変わりが大きい．このため，その構造を理解しようとするときに混乱をまねくのであろう．

　図1の1と2は発生初期のヒトの脳の内部構造を示したものである．ここでまずたいせつなことは，脳幹の高さまでつづいてきた境界溝と，一見するとその延長線上にあるようにみえる視床下溝が同義の溝であるか否か，ということである．

　視床下溝は，胎生初期の中間溝と腹側溝が発生がすすむにつれて1つに合わさってできた溝（図2）であるが，境界溝とは直接的

❸ 発達にともなう脳の外形の変化

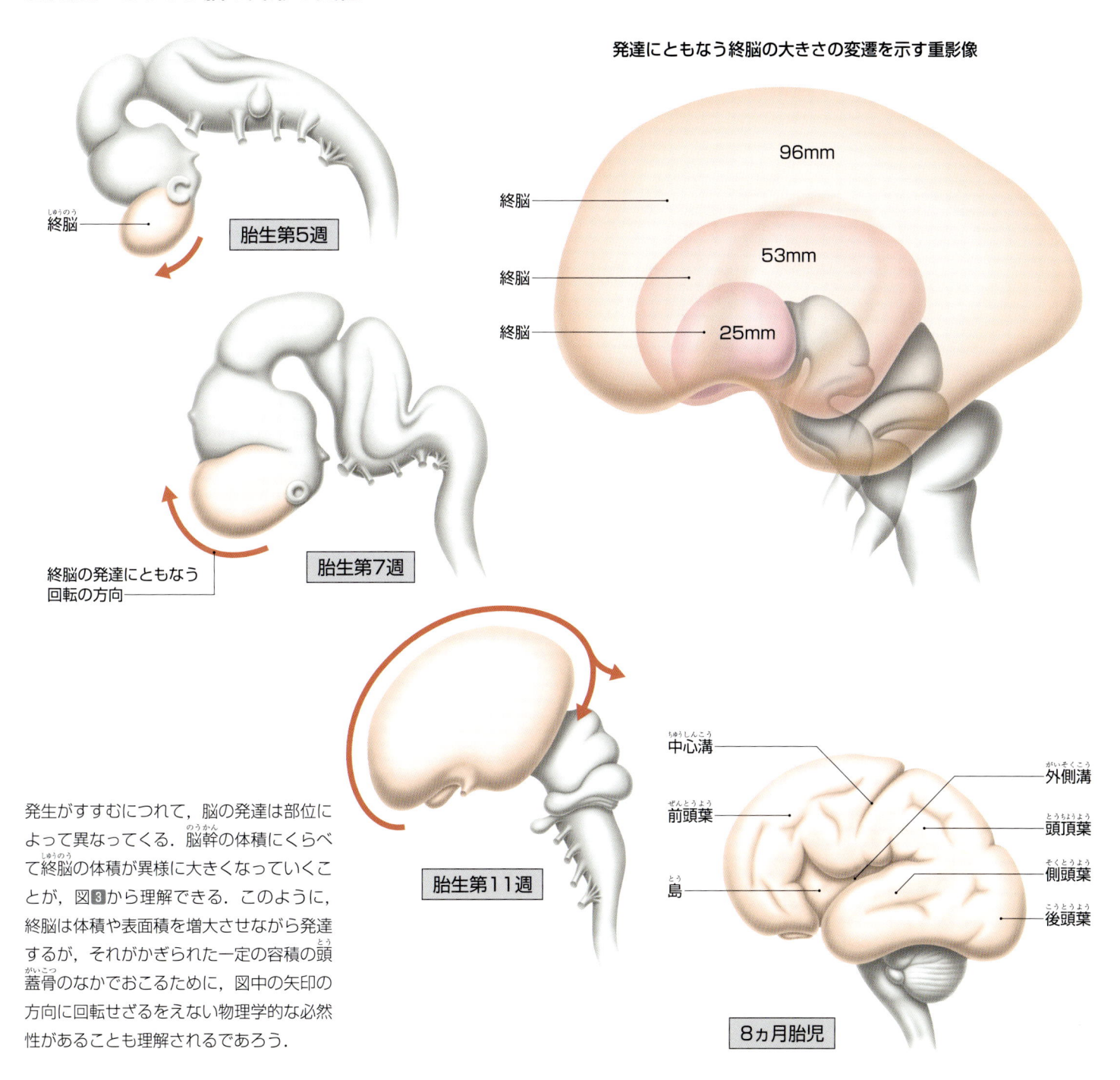

発達にともなう終脳の大きさの変遷を示す重影像

終脳 — 96mm
終脳 — 53mm
終脳 — 25mm

終脳
胎生第5週

終脳の発達にともなう回転の方向
胎生第7週

胎生第11週

中心溝
前頭葉
島
外側溝
頭頂葉
側頭葉
後頭葉
8ヵ月胎児

発生がすすむにつれて，脳の発達は部位によって異なってくる．脳幹の体積にくらべて終脳の体積が異様に大きくなっていくことが，図❸から理解できる．このように，終脳は体積や表面積を増大させながら発達するが，それがかぎられた一定の容積の頭蓋骨のなかでおこるために，図中の矢印の方向に回転せざるをえない物理学的な必然性があることも理解されるであろう．

にはつづいていない．現時点までの結論では，翼板と基板を分ける境界溝は中脳の頭端で終わるとされており，境界溝と視床下溝は同義の溝ではないといわれている．この説によれば，間脳と終脳の構造のすべてが発生学的には翼板に由来するものと考えられる．したがって，上位脳（間脳と終脳）は感覚性の脳であり，感覚領域であるが故に（判断能力を有する）新しい高位の中枢がここに発生し発達する可能性をもっている．

視床下溝にはもうひとつたいせつな意味がある．それは，視床脳と視床下部を分ける境となっている，ということである（図❷）．視床脳は体性感覚の高次の中枢であり，視床下部は植物神経系（自律神経系，10～11ページ参照）の最高の中枢（脳）である（50～51ページ参照）．

●**終脳の発達により間脳は外表からはほとんどみえなくなる**——
発生がすすむにつれて，上位脳の内部構造と外形は大きく変化する．図❶のように発生初期の段階の正中矢状断面図をみても，わずか数週のあいだに内部構造の形態変化が少なくないことが認められる．また外形も当然のように変化し，その大きさも形状も図❸に示すように変わっていく．

間脳と終脳の内部構造が順次できていくにつれて，終脳は大きさを急速に増していき，間脳の腹側面の一部を残して背腹，頭尾のほぼ全域を包みこむまでの大きさに成長する．このような変化によって，間脳は外表からはほとんどみえない状態となる．

間脳と終脳の癒着

1 癒着が完成した状態の終脳と間脳（前額断面図）

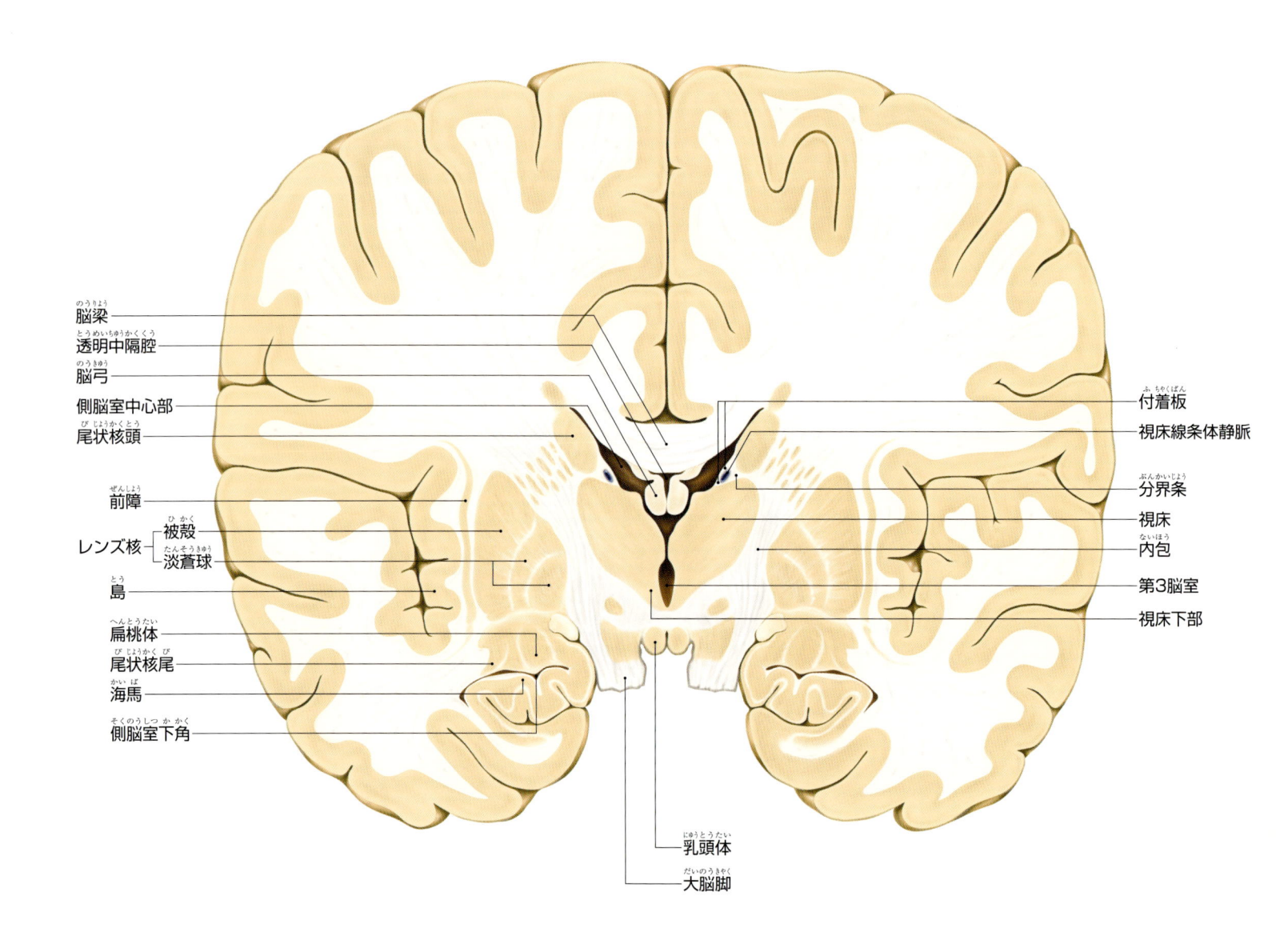

脳梁
透明中隔腔
脳弓
側脳室中心部
尾状核頭
前障
レンズ核 ─ 被殻／淡蒼球
島
扁桃体
尾状核尾
海馬
側脳室下角

付着板
視床線条体静脈
分界条
視床
内包
第3脳室
視床下部

乳頭体
大脳脚

● **終脳に包みこまれて間脳は終脳と癒着する**

終脳の急速な発達によって包みこまれた間脳は，しだいに終脳と癒合・癒着していく．その変化のようすを，発生初期から完成した上位脳までの3段階の前額断面図として示したので，参照してほしい（図2）．

包みこまれた間脳と終脳とのあいだでまず1次的癒着がおこり（図2－2），背側では間脳と終脳を境する終板から発生する脳梁が通るようになり，腹側では視床と終脳，終脳と下位脳を結ぶ内包が通るようになる．さらに2次的癒着によって，視床線条体静脈を包みこむ付着板も生じる（図2－3）．このような経過をたどることで，最終的には癒着面は完全に癒合してはなれなくなる（図1）．

この癒着・癒合が一見すると終脳と間脳の境界をなくすので，脳の構造を理解しようとするときに，混乱をまねく原因のひとつとなるのであろう．この癒着の位置については，「間脳と終脳の内部」を示した図譜（117〜127ページ）でぜひ確認してほしい．なお，図2－3の癒合線（赤破線）の末端では，その程度に多少の個体差が認められる．

❷終脳と間脳が癒着していく過程（前額断面図）

③ 2次的癒着（癒着の完成）

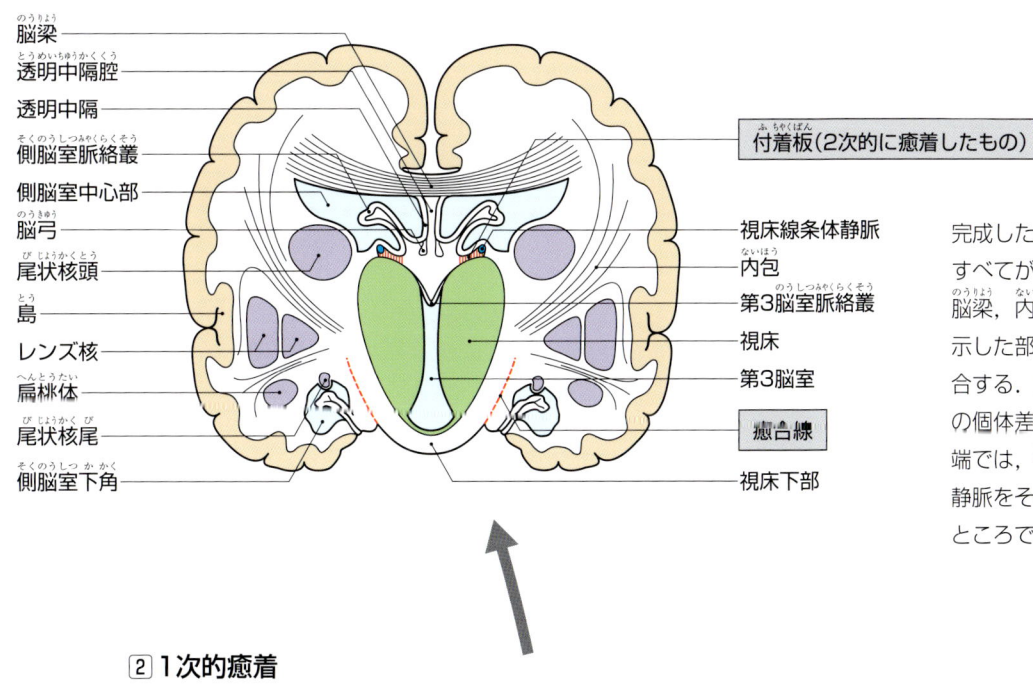

図中ラベル：
- 脳梁
- 透明中隔腔
- 透明中隔
- 側脳室脈絡叢
- 側脳室中心部
- 脳弓
- 尾状核頭
- 島
- レンズ核
- 扁桃体
- 尾状核尾
- 側脳室下角
- 付着板（2次的に癒着したもの）
- 視床線条体静脈
- 内包
- 第3脳室脈絡叢
- 視床
- 第3脳室
- 癒合線
- 視床下部

完成した終脳と間脳の前額断面図．諸中枢のすべてが認められ，②に示した癒着部位には脳梁，内包が通る．さらに，腹側の赤破線で示した部分（癒合線）でも，終脳と間脳間が癒合する．ただし，この癒合線の末端では多少の個体差が認められる．また，側脳室の腹側端では，側脳室上衣層のつづきが視床線条体静脈をそのなかにとりこんで，視床背側端のところで2次的に癒着して付着板となる．

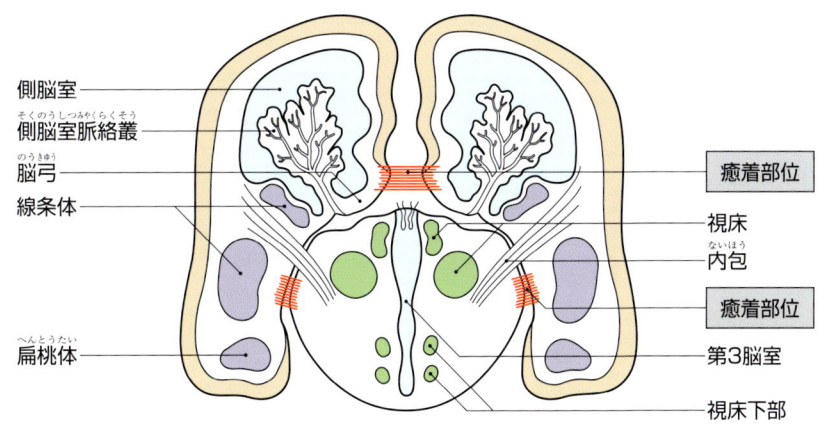

② 1次的癒着

図中ラベル：
- 側脳室
- 側脳室脈絡叢
- 脳弓
- 線条体
- 扁桃体
- 癒着部位
- 視床
- 内包
- 癒着部位
- 第3脳室
- 視床下部

発生がすすむと，終脳では皮質と大脳核（広義の線条体）が，間脳では視床と視床下部の諸核が明確に現れだす．さらに，終脳が尾方へと拡張することにより，終脳と間脳のあいだに癒着が生じる．

① 発生初期の終脳（前部の前額断面図）

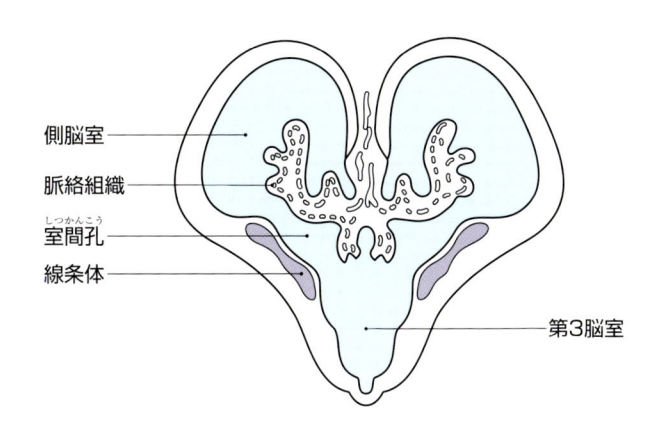

図中ラベル：
- 側脳室
- 脈絡組織
- 室間孔
- 線条体
- 第3脳室

終脳も間脳も発生の初期段階であり，脳室も脳実質も単純な形状である．

間脳の外形をみる

❶背側からみえる間脳
①視床上部と背側視床の一部

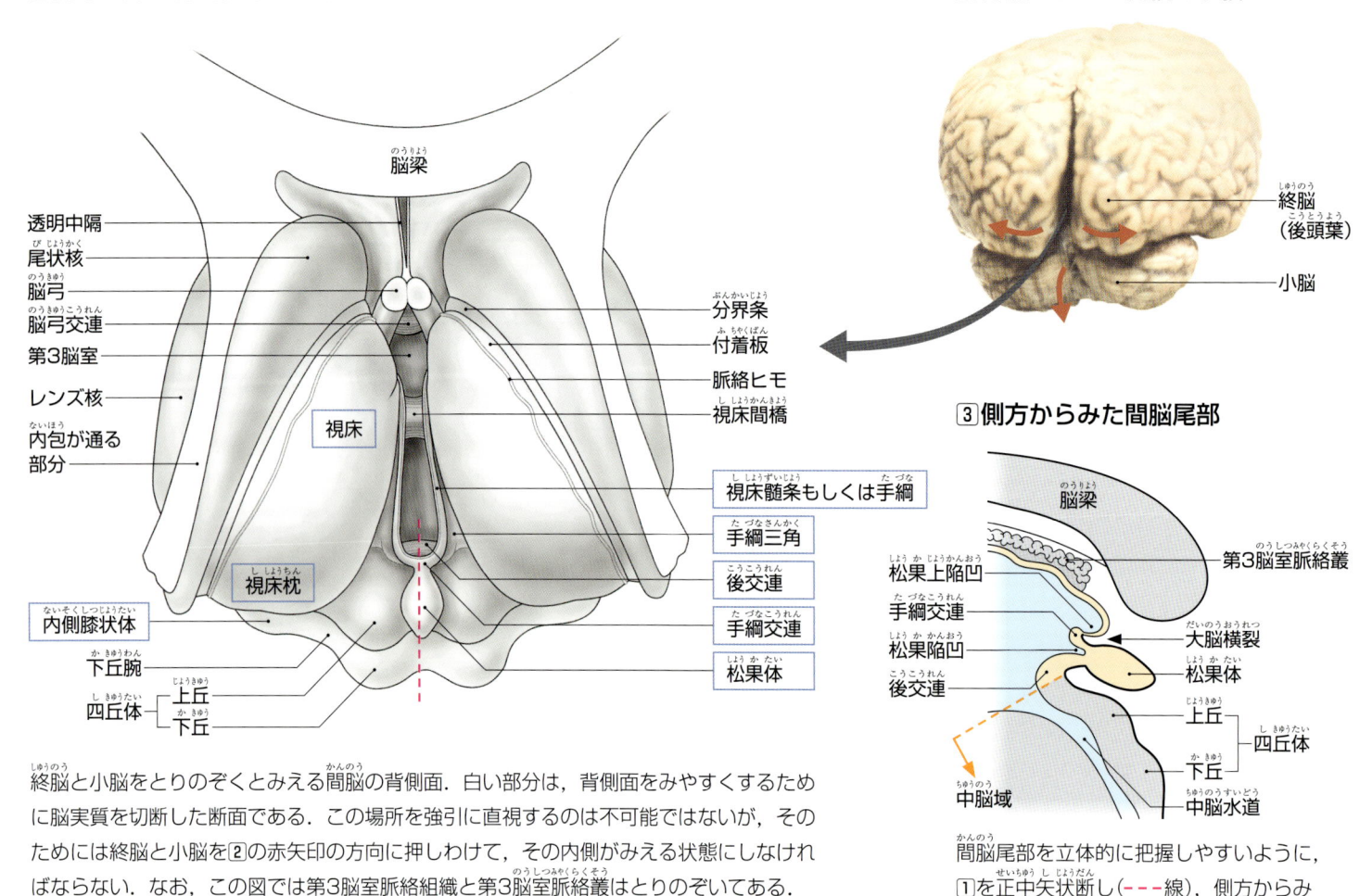

[図：背側からみた間脳の外形。ラベル：脳梁、透明中隔、尾状核、脳弓、脳弓交連、第3脳室、レンズ核、内包が通る部分、視床、視床枕、内側膝状体、下丘腕、四丘体（上丘・下丘）、分界条、付着板、脈絡ヒモ、視床間橋、視床髄条もしくは手綱、手綱三角、後交連、手綱交連、松果体]

②背側からみた終脳と小脳

[図：終脳（後頭葉）、小脳]

③側方からみた間脳尾部

[図：脳梁、松果上陥凹、手綱交連、松果陥凹、後交連、第3脳室脈絡叢、大脳横裂、松果体、上丘、下丘（四丘体）、中脳水道、中脳域]

終脳と小脳をとりのぞくとみえる間脳の背側面．白い部分は，背側面をみやすくするために脳実質を切断した断面である．この場所を強引に直視するのは不可能ではないが，そのためには終脳と小脳を②の赤矢印の方向に押しわけて，その内側がみえる状態にしなければならない．なお，この図では第3脳室脈絡組織と第3脳室脈絡叢はとりのぞいてある．

間脳尾部を立体的に把握しやすいように，①を正中矢状断し（- - -線），側方からみた図．

●視床上部

間脳は外表からみえる部分が少ないことは前述したとおりである．間脳の背側に位置するのは視床上部である．ここは確かに間脳の外表面を構成はしているが，終脳の後頭葉と小脳の背面でおおわれているので，そのままではみえる状態とはいいがたい．ただし，これら終脳と小脳を押しわけて（図❶-②），その内側がみえる状態にすると，視床上部を中心に，背側視床（狭義の視床をいう）の一部と中脳の四丘体がみえるようになる．それを図に表したのが図❶-①である．位置関係を明瞭にするために側方からみた図（図❶-③）も付しておいた．

視床上部は，第3脳室の後壁にあたる部分で，背側視床の後背部に位置している．手綱，手綱核，松果体，および後交連などが含まれる．

【手綱】 第3脳室の内側壁を頭側から尾側へ走る左右1対の視床髄条は，尾側で手綱交連につづく．この形が背側からみると馬を御する手綱に似ていることから，この名称がつけられた．

視床髄条の尾端は広がって手綱三角とよばれるわずかなたかまりをつくり，この内部に手綱核が入る．手綱核は視床髄条を通して嗅脳と連絡し，その情報は反屈束とよばれる線維束を介して，中脳の左右の大脳脚のあいだにある脚間核に伝えられる（手綱脚間路という）．ここからさらに中脳被蓋にある腹側被蓋核と背側被蓋核，黒質や中脳網様体に情報がとどく．全体としてみると，これらの経路は機能的には大脳辺縁系に属するが，嗅覚の反射路と考えられるので嗅覚系の錐体外路ともいいうる．

【松果体】 第3脳室壁が後方へ膨隆して生じた不対の小さな脳室周囲器官のひとつである．松果体は系統発生的には，魚類では頭頂眼といって第3の眼として視覚機能を有するが，爬虫類になると神経内分泌器官に変わり，メラトニンを分泌するようになる．哺乳類の松果体細胞は，機能的に日周リズムを示すといわれているが，成人のヒトでは松果体は退化的で，囊胞状になることが多い．ただし，頻度は高くはないが内部に脳砂が認められることがあり，その石灰化像がレントゲン写真に写ることがあるので，診断学的に松果体の位置を知るうえで意義は大きい．

【後交連】 第3脳室と中脳水道の移行部で，上丘の頭側を横走す

❷腹側からみえる間脳

①視床下部の底面

②腹側からみた終脳と小脳

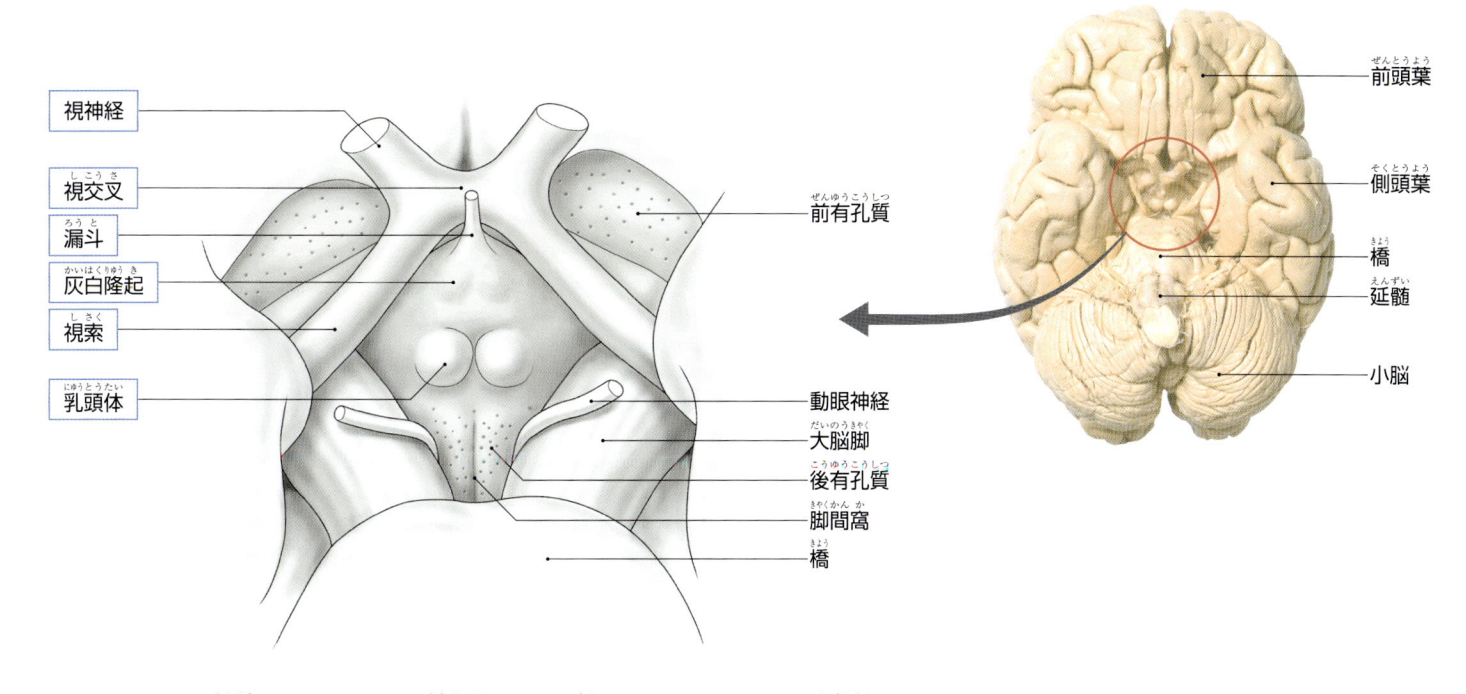

腹側から直視できる間脳の底面．ただし，頭蓋底のトルコ鞍のなかに納まっている下垂体は切りとられて正中部に漏斗だけが残っている．下垂体の形状は51ページの図❹を参照されたい．

る線維小束が後交連である．その両側にある後交連核，視蓋前部，上丘，間質核などからの交叉線維がここを通る．

●背側視床の一部

視床上部のほかに，背側視床の尾端を構成する視床枕も背側からみることができる．視床枕は別名，枕核ともよばれ，内部に視床の後核が入る．ここは視覚の連合機能に関与するようである．また，中脳の背側部には上丘と下丘の4個のたかまりがみえる．上丘からは上丘腕が出ており，これを腹側方向にたどると外側膝状体にたどりつく．これらの構造は視覚を中継する．下丘からは下丘腕が出るが，これも腹側方向にたどると内側膝状体にたどりつく．これらの構造は聴覚の中継をする．背側視床の後腹方を構成する外側膝状体と内側膝状体は，視床後部として区別される．

●視床下部の底面

間脳の腹側面は，視床下部の底面ともいいかえられる．ここはなにも手を加えなくてもみることができる．視神経，視交叉，視索，下垂体と漏斗，灰白隆起，乳頭体がみえる（図❷-①）．

なお，頭側は視索前野（視交叉の頭側から終板および前交連にいたる部分で，発生学的に終脳に由来する）につづき，尾側は中脳に移る．

【視神経，視交叉，視索】　これらは視覚伝導路の一部であり，眼球網膜を含めて中枢神経系そのものの一部が発生学的に前方に伸びでたものである．したがって，視神経を第2脳神経として末梢神経系にくりいれるのは便宜的なことにすぎない．眼球後極から視交叉までを視神経といい，視交叉より中枢側を視索という．眼球網膜からの視覚情報は視神経を経て視交叉に達し，ここで網膜内側（鼻側）の情報のみを交叉させたのち，視索を通って視床の外側膝状体に連絡する．なお，一部の線維は上丘と視蓋前部に送られ，視覚の反射と対光反射に関与する．

【下垂体後葉と漏斗】　視交叉のすぐ尾側にあり，漏斗状に視床下部底面にたれさがる．先端は漏斗茎となって下垂体後葉につづく．つまり，下垂体後葉は視床下部の一部で，神経性下垂体という．これに対して下垂体前葉は咽頭上壁より発生した腺性下垂体で，両者は由来をまったく異にする．

下垂体は頭蓋底のトルコ鞍のなかに納まって，全身の内分泌性器官のはたらきを調節している．

【灰白隆起】　漏斗の尾側につづく正中部にある軽いふくらみで，新鮮な状態では灰白色にみえる．内部に隆起核が入る．

【乳頭体】　間脳の尾端にある1対の半球状の隆起で，大脳脚のあいだに納まっている．内部に乳頭体核が入る．海馬→乳頭体→視床前核→帯状回→海馬のつながりは〈ペーペッツPapezの情動回路〉として有名である．また，乳頭体の尾端と背側の後交連とが間脳と中脳を境する指標となる．したがって，乳頭体の尾側は中脳で，ここに後有孔質がある．ごく細い動脈群がこの後有孔質の小孔を通って，間脳や大脳核の一部に分布する．

視床核の位置と分類

❶視床核の位置（新見による）

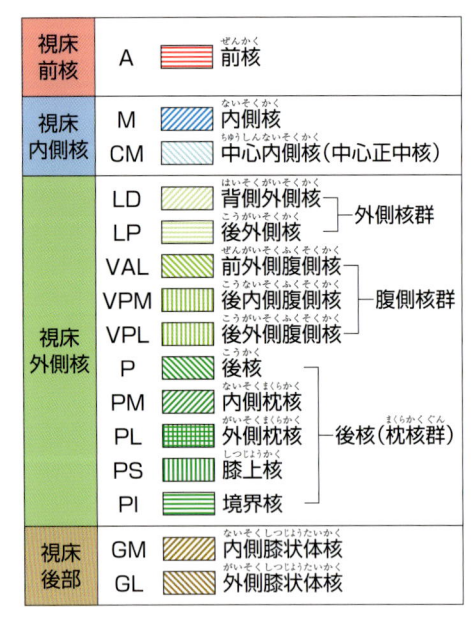

視床前核	A		前核
視床内側核	M		内側核
	CM		中心内側核（中心正中核）
視床外側核	LD		背側外側核 ─┐外側核群
	LP		後外側核 ──┘
	VAL		前外側腹側核 ─┐
	VPM		後内側腹側核 ─┤腹側核群
	VPL		後外側腹側核 ─┘
	P		後核 ─┐
	PM		内側枕核 │
	PL		外側枕核 ─┤後核（枕核群）
	PS		膝上核 │
	PI		境界核 ─┘
視床後部	GM		内側膝状体核
	GL		外側膝状体核

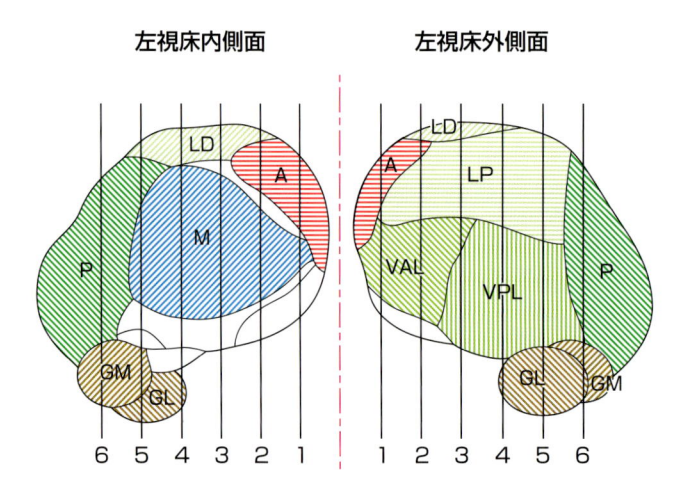

左視床内側面　左視床外側面

背側視床（狭義の視床をいう）の諸核の区分を相互に，かつ立体的に理解してもらうために示した図．本文にもあるように，これらの核は外表からはみることができない．周囲の構造との位置関係を含めて，視床核の立体構造を断面図から読みとってほしい．なお，断面図中の視床網様核，不確帯，視床下核は，腹側視床の核である．詳しくは本文を参照されたい．

1のラインの断面　第3脳室，乳頭視床束，視床間橋，A，M，LP，VAL，視床網様核，不確帯，視床下核

2のラインの断面　第3脳室，視床束，レンズ核束，A，M，LP，VAL，視床網様核，不確帯，視床下核

3のラインの断面　第3脳室，視床束，レンズ核束，LD，M，LP，CM，VPM，VPL，視床網様核，不確帯，視床下核

4のラインの断面　第3脳室，LD，M，LP，CM，VPM，VPL，視床網様核，GL

5のラインの断面　第3脳室，外側手綱核，内側手綱核，後交連，LD，M，LP，CM，PM，PS，VPM，VPL，視床網様核，GM，GL

6のラインの断面　第3脳室，外側手綱核，内側手綱核，手綱交連，後交連，LD，PM，PL，PS，VPL，視床網様核，GM，GL

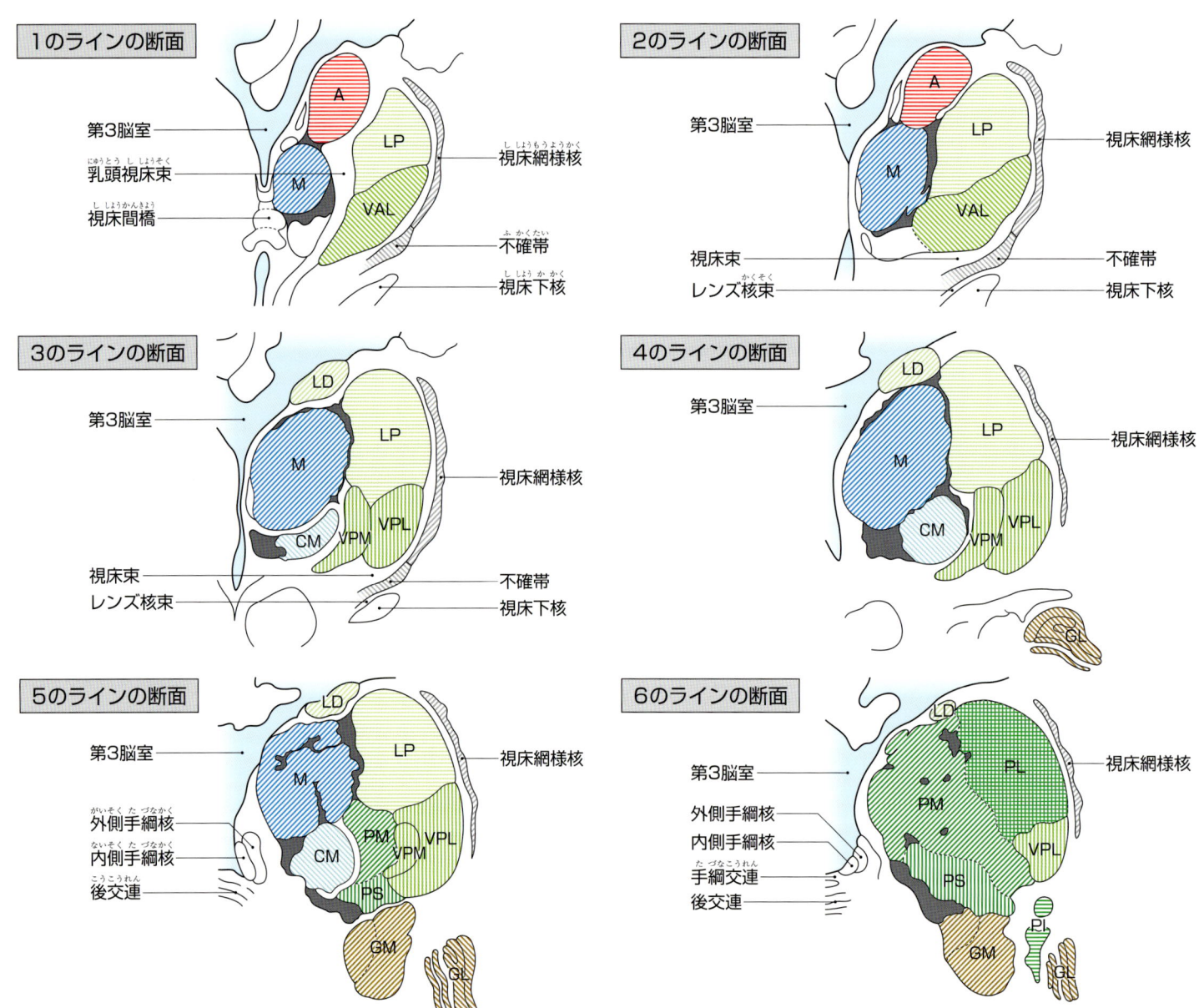

❷視床核の分類

視床前核 nuclei anteriores thalami（A）
- ❶ 前背側核 nucleus anterodorsalis
- ❷ 前腹側核 nucleus anteroventralis
- ❸ 前内側核 nucleus anteromedialis
- ❹ 紐傍核 nucleus parataenialis

視床内側核（広義）nucleus medialis thalami
- ❶ 内側核（狭義：M）：背側内側（背内側）核 nucleus dorsomedialis（medialis dorsalis）ともいう
- ❷ 髄板内核群：中心内側核または中心正中核 nucleus medialis centralis（CM）ともいう
  - 束傍核
  - 外側中心核
  - 背側中心核
  - 前中心核
  - 中心傍核
- ❸ 正中核群
  - 室傍核
  - 菱形核
  - 内側中心核
  - 結合核

視床外側核（広義）nuclei laterales thalami
- ❶ 外側核群（狭義）
  - 背側外側核 nucleus lateralis dorsalis（LD）
  - 後外側核 nucleus lateralis posterior（LP）
- ❷ 腹側核群
  - 前外側腹側核 nucleus ventralis anterolateraris（VAL）
  - 中間腹側核 nucleus ventralis intermedius
  - 後内側腹側核 nucleus ventralis posteromedialis（VPM）
  - 後外側腹側核 nucleus ventralis posterolateralis（VPL）
- ❸ 後核 nuclei posteriores（枕核群：P）
  - 内側枕核 nucleus pulvinaris medialis（PM）
  - 外側枕核 nucleus pulvinaris lateralis（PL）
  - 下枕核
  - 膝上核 nucleus suprageniculatus medialis（PS）
  - 境界核 nucleus limitans（PI）

視床後部 metathalamus
- ❶ 内側膝状体核 nucleus corporis geniculati medialis（GM）
- ❷ 外側膝状体核 nucleus corporis geniculati lateralis（GL）

間脳を構成する視床脳と視床下部は両者とも感覚系中枢であるので，判断能力，解析能力を有しうる場であるといえる．そのうち視床脳は，視床上部，背側視床（狭義の視床をいう）と腹側視床に区分されるが，視床上部については前項で説明したので，ここでは背側視床と腹側視床について述べる．

●背側視床

この構造が本来，視床とよばれる核（中枢）である．この狭義の視床の構造は外表からはみることができない．背側視床は大きなひとつの核群の塊であるが，そのなかは大別すると視床前核，視床内側核と視床外側核（広義）の3群に分類される．しかし，実際には表❷に示すようにさらにこまかく区分される．このなかでとくに必要と考えられる核は，視床前核，視床内側核，中心内側核（中心正中核），外側核（狭義：背側外側核と後外側核），腹側核（前外側腹側核，後内側腹側核と後外側腹側核），後核（枕核ともいう），内側膝状体と外側膝状体である（図❶，表❷）．

図❶にこれらの核の視床（狭義）のなかでの位置関係を，立体図といくつかの断面図で示した．この図によって視床の立体感をつかんでほしい．また，117ページ以降の「間脳と終脳の内部」の図譜も合わせて参照してほしい．

●腹側視床

腹側視床は発生初期には38ページの図❷に示したように，視床下部と背側視床のあいだにはさまれた形で存在するが，成体では背側視床が大きく発達するため，腹側視床は背側視床の外側を薄くおおうように押しやられる．ここは視床腹側部とほぼ同じと考えられ，錐体外路の運動に関与する．視床網様核，不確帯，視床下核，脚内核などが認められる．なお，これらの核の位置もきわめて複雑なので，合わせて「間脳と終脳の内部」の図譜も参照してほしい．

【視床網様核】 背側視床の外側を包む白質の外側髄板と内包とのあいだにある細長い核である．大脳皮質から線維を受け，中脳網様体と視床（狭義）に線維を出す．以前は中脳網様体からのつづきといわれた．

【不確帯】 視床網様核の腹外側にあり，視床網様核に接して存在する核である．レンズ核束と視床束のあいだにはさまれる（図譜も参照されたい）．機能が不明瞭なのでこの名称がついたが，食事や水分摂取とそれによる成長に関与する場として関心を集めている．

【視床下核】 この核は間脳の尾側で内包が大脳脚に移行する高さでその内側に接しており，背側にはレンズ核束がある．その断面は凸レンズ状をしている．淡蒼球と連絡し，錐体外路に属する．この核が損傷されると反対側の半身のヘミバリズム（不随意運動の一種）がおこる．

【脚内核】 淡蒼球の尾側にあって，その内側面に接し，大脳脚の頭側部までつづく核である．淡蒼球のつづきと考えられており，本来は「終脳」のところであつかうべき核である．

視床核と大脳皮質の結びつき

1 大脳皮質との結合のしかたによる視床核の分類

①特殊核群		
視索	→ 外側膝状体核 (GL)	→ 視覚領皮質
下丘腕	→ 内側膝状体核 (GM)	→ 聴覚領皮質
内側毛帯	→ 後内側腹側核 (VPM) 後外側腹側核 (VPL)	→ 体性感覚領皮質
上小脳脚	→ 前外側腹側核 (VAL)	→ 運動領皮質
視床束	→ 前腹側核 (A)	→ 運動前野
乳頭視床束	→ 前核群 (A)	→ 帯状回皮質
下視床核	→ 背側内側核 (M)	→ 前頭葉眼窩面皮質

②非特殊核群
髄板内核群, 正中核群

③連合核群	
後核(枕核群:P) 背側外側核(LD) 後外側核(LP)	→ 頭頂連合野皮質 後頭連合野皮質 側頭連合野皮質

2 視床脚

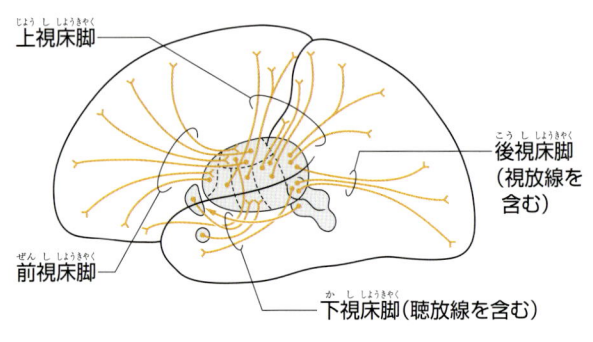

- 上視床脚
- 前視床脚
- 後視床脚(視放線を含む)
- 下視床脚(聴放線を含む)

3 視床核と大脳皮質との線維連絡(投射関係)

1 左半球内側面

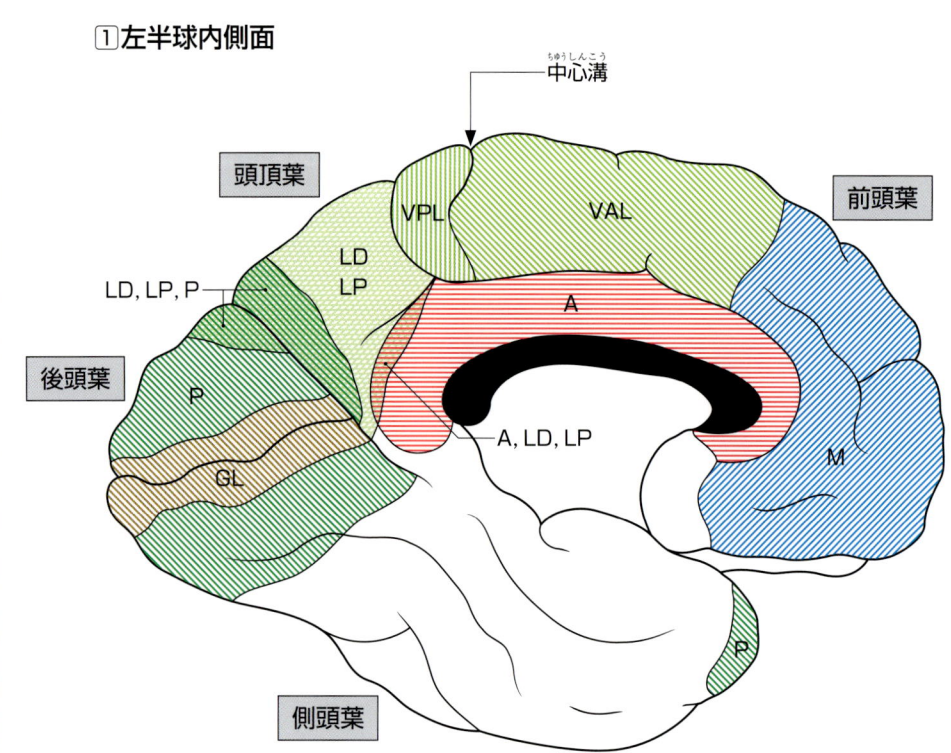

（図：中心溝、頭頂葉、前頭葉、後頭葉、側頭葉、VPL, VAL, LD, LP, P, A, GL, M）

2 左視床内側面（新見による）

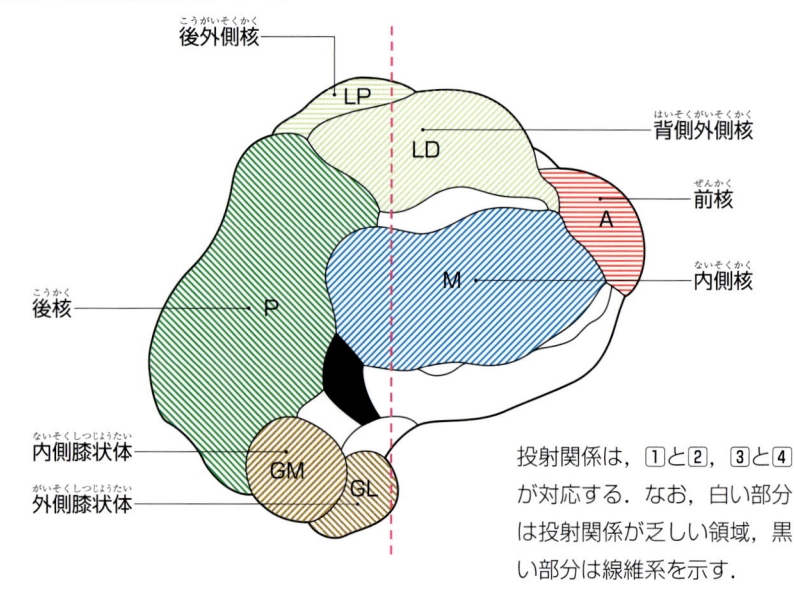

（図：後外側核、LP, LD, 背側外側核、A, 前核、M, 内側核、P, 後核、GM, GL, 内側膝状体、外側膝状体）

投射関係は，1と2，3と4が対応する．なお，白い部分は投射関係が乏しい領域，黒い部分は線維系を示す．

●視床核から大脳皮質への情報伝達

　視床はおもに体性感覚の情報を大脳皮質に伝える役割をもつ．したがって，視床核はその位置関係によって分類されるだけでなく，大脳皮質との結合の様態によっても以下のように分類される．
①特定の大脳皮質と相互に結合する特殊核群
②広く大脳皮質全体に投射する非特殊核群
③連合野皮質と結合する連合核群
　表1にそれぞれの視床核とその投射経路を示した．なお，視床から大脳皮質へ情報が投射される際の通路は視床脚(図2，視床放線)とよばれ，内包を上行する．
　図3は，視床核と大脳皮質の線維連絡(投射関係)を線と色分けによって示したものである．中心内側核(中心正中核：CM)をのぞいた他の視床核が大脳皮質のそれぞれの領域に連絡しているのが理解できるであろう．また，大脳皮質の外面の葉，溝，回やその表面に付された地番であるブロードマンBrodmannの分類(66〜67ページ参照)との関連もたいせつなことなので，この図といっし

③左半球外側面

中心前回（運動野）
中心溝
中心後回（感覚野）
前頭葉
頭頂葉
VAL　VPL
LD LP
M
VPM
LD LP P
後頭葉
GM
P
GL
側頭葉

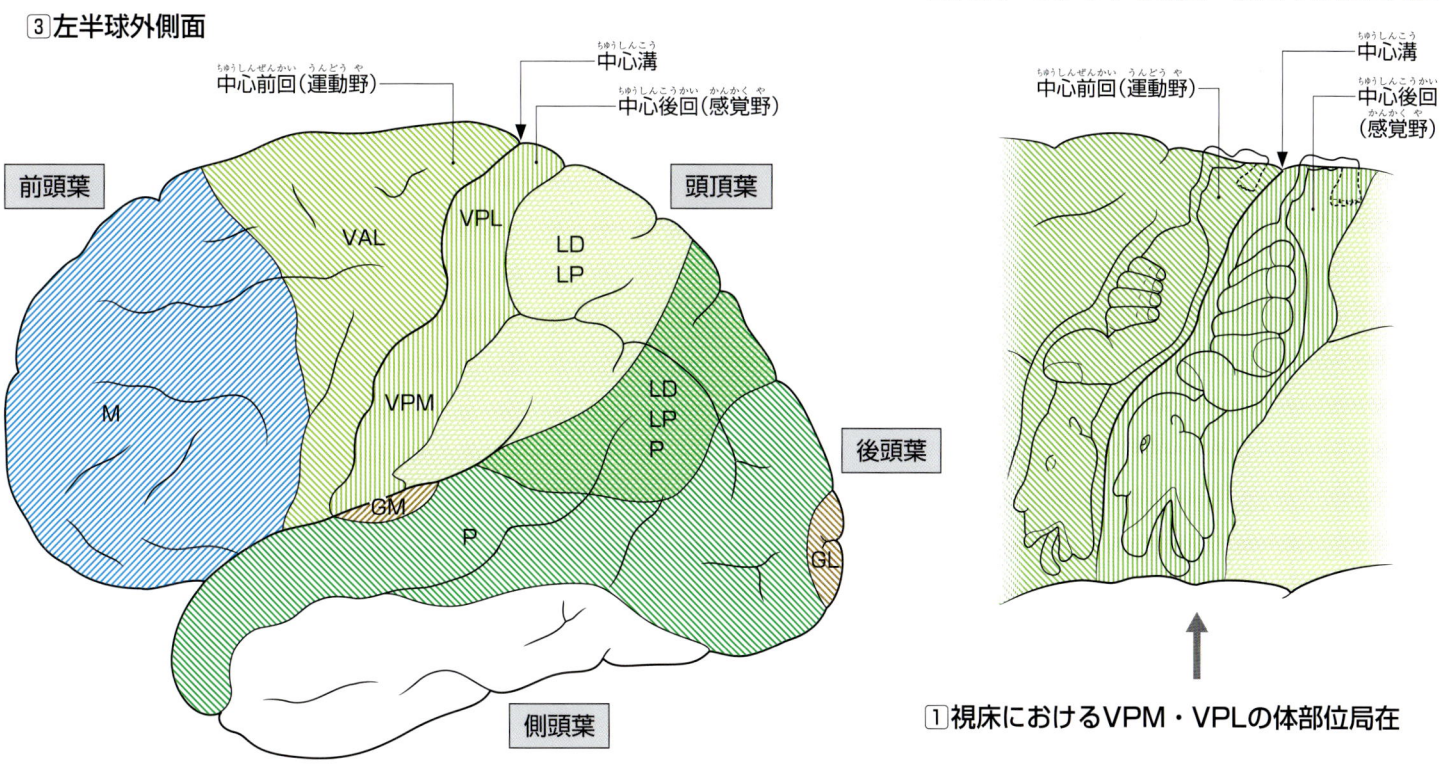

④左視床外側面（新見による）

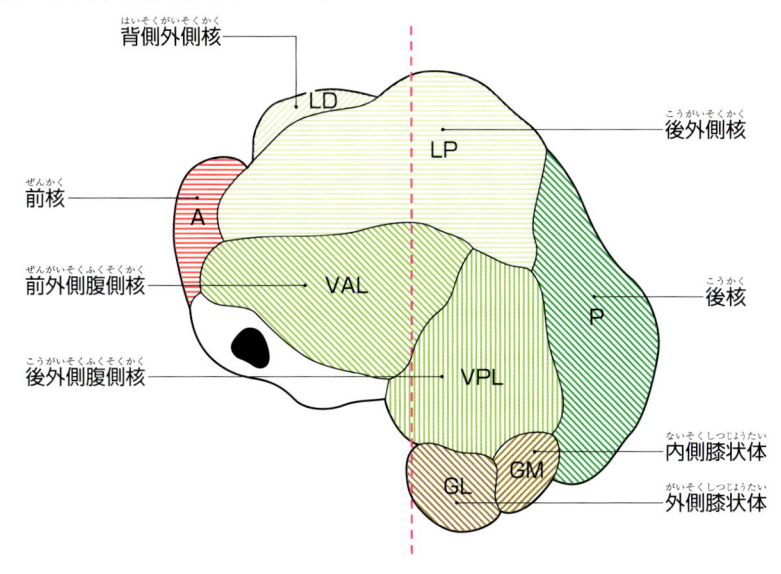

背側外側核　LD
後外側核
前核　A
LP
前外側腹側核　VAL
後核
後外側腹側核　VPL
P
内側膝状体
GL　GM
外側膝状体

❹皮膚感覚の体部位局在

②終脳における中心前回・後回の体部位局在

中心前回（運動野）
中心溝
中心後回（感覚野）

①視床におけるVPM・VPLの体部位局在

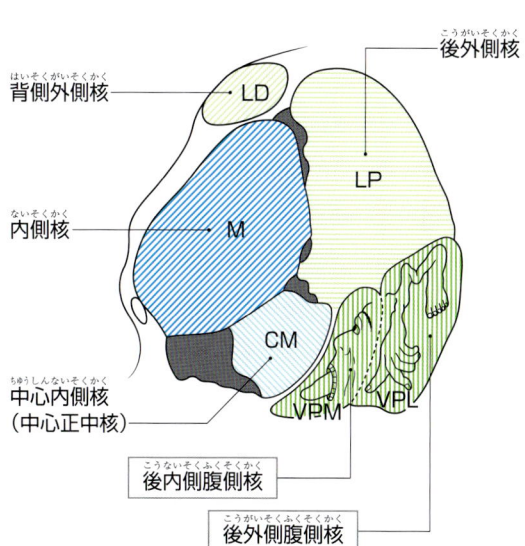

背側外側核　LD
後外側核　LP
内側核　M
中心内側核（中心正中核）　CM
後内側腹側核　VPM
後外側腹側核　VPL

脊髄の後索に入る皮膚感覚（触覚）は，内側に殿部が，外側に頸部が配置される腹ばいの体位に並ぶ．このように中枢神経系の特定の中枢の場で身体と対応した配列が認められるとき，体部位局在があると表現する．皮膚感覚は脳幹に上行すると顔面と頭部の領域の感覚が加わり，視床では後内側腹側核に顔面と頭部の，後外側腹側核に頸部以下の皮膚感覚が入力する．両核には体部位局在があり，舌尖が内側端に，下肢が外側に配置される①のような腹ばいの体位に並ぶ．つまり，脊髄と視床での体部位局在は180度回転した関係になる．視床に中継されたこの情報が大脳の中心後回に伝えられるときには，さらに90度回転して②のように倒立状の体部位局在を示す．

ょに記憶してほしい．

●視床と終脳における皮膚感覚の体部位局在

　身体の皮膚感覚情報は，視床の後内側腹側核（VPM）と後外側腹側核（VPL）に中継されてきて，図❹-①のような体部位局在のある配列をとり，大脳皮質の中心後回（感覚野）に90度回転した図❹-②のような配列で情報が伝えられる．このことはとくに記憶にとどめておいてほしい．体性感覚の伝導路については，18〜21ページも参照されたい．

上位脳-間脳——47

視床下部の核と線維連絡

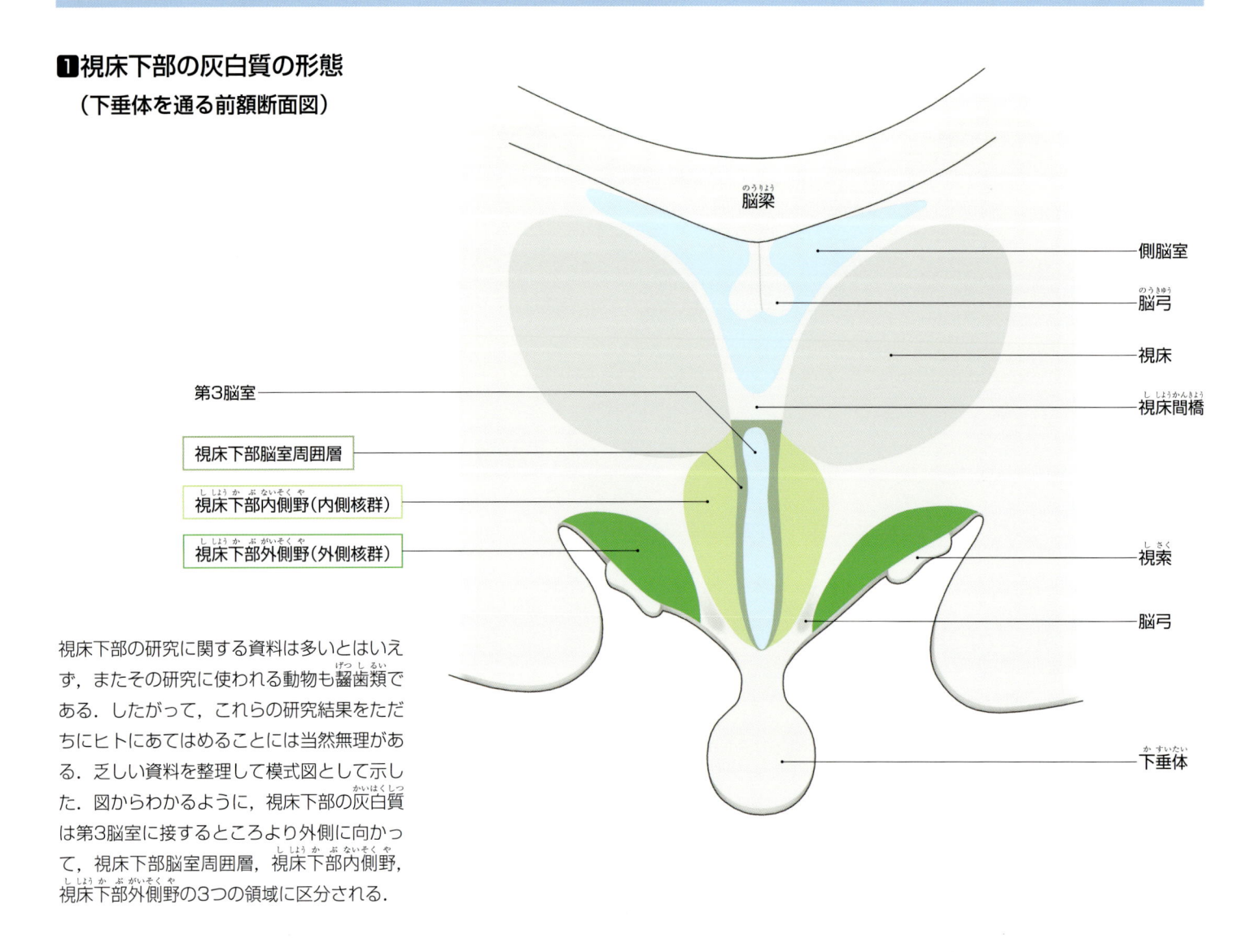

❶視床下部の灰白質の形態
（下垂体を通る前額断面図）

［図中ラベル］脳梁、側脳室、脳弓、視床、視床間橋、第3脳室、視床下部脳室周囲層、視床下部内側野（内側核群）、視床下部外側野（外側核群）、視索、脳弓、下垂体

視床下部の研究に関する資料は多いとはいえず，またその研究に使われる動物も齧歯類である．したがって，これらの研究結果をただちにヒトにあてはめることには当然無理がある．乏しい資料を整理して模式図として示した．図からわかるように，視床下部の灰白質は第3脳室に接するところより外側に向かって，視床下部脳室周囲層，視床下部内側野，視床下部外側野の3つの領域に区分される．

●視床下部を構成する3つの領域

間脳のなかで視床下溝より腹側の第3脳室を囲む中心灰白質が特別に発達・分化した領域を，視床下部とよぶ．ここは自律神経系の高位中枢と考えられており，同時に，下垂体とともに全身の内分泌系も統御する．また，大脳辺縁系とともに情動機能にも関与する．

視床下部の灰白質は，脳室上衣細胞層に接する視床下部脳室周囲層とよばれる薄い層と，その外側にあって脳弓を通る矢状面で仕切られる内側の視床下部内側野，外側の視床下部外側野の3つの領域に区分される（図❶）．これらの領域は神経細胞の乏しいところも少なくないが，細胞が集積する核も認められる．視床下部の核の構成を立体的に理解するために，図❷に模式図を示した．

●視床下部脳室周囲層

非常に小さな細胞と無髄線維で構成される薄い層であるが，視交叉上核と漏斗核（弓状核）が認められる．

【視交叉上核】 視交叉の直上で第3脳室の正中位に密接して存在する核である．眼の網膜からの情報が入るほかに，扁桃体（大脳核のひとつ．74～75ページ参照），中隔野（嗅脳）からも入力があり，視床下部内側野の背内側核，腹内側核や漏斗核に情報を与えて，光刺激で生殖周期ホルモンの分泌調節をする．

【漏斗核（弓状核）】 この核は漏斗陥凹の付近で，正中隆起のなかに環状に広がり，前額断では弓形にみえる．漏斗核はその他のいくつかの核とともに神経内分泌をおこない，下垂体前葉ホルモンの分泌を促進したり，抑制したりする．視床下部－下垂体路を構成するニューロンの軸索を通して，下垂体門脈系の毛細血管内に神経内分泌物を放出して，下垂体前葉の腺からのホルモン分泌を調整する．なお，一部は下垂体後葉に入る（51ページの図❹とその付表を参照）．

●視床下部内側野

視床下部脳室周囲層と視床下部外側野のあいだに介在する頭尾方向に細長い区域で，脳弓を通る第3脳室に平行な平面で視床下部外側野と隣接する．前核，腹内側核，背内側核，後核と乳頭体核が区別される．この区域は視索をこえ終脳の領域までつづいており，そこは内側視索前野とよばれる．そのほかに下垂体後葉に投射する核（下垂体投射核）として室傍核と視索上核が認められる（図❷－①）．

❷視床下部の諸核

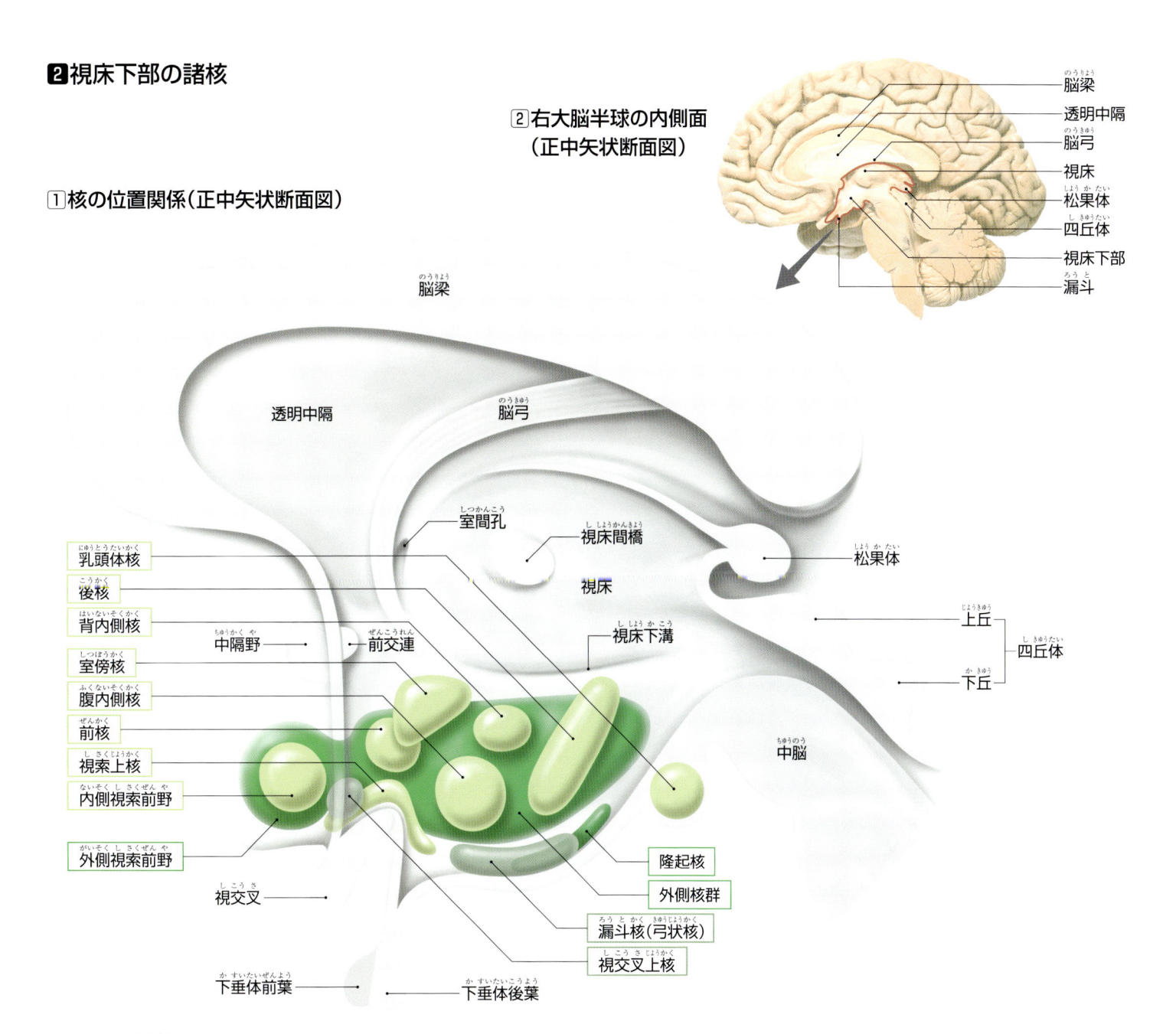

② 右大脳半球の内側面（正中矢状断面図）

① 核の位置関係（正中矢状断面図）

（図中ラベル：脳梁、透明中隔、脳弓、視床、松果体、四丘体、視床下部、漏斗）

（断面図ラベル：脳梁、透明中隔、脳弓、室間孔、視床間橋、視床、視床下溝、松果体、上丘、下丘、四丘体、中脳、乳頭体核、後核、背内側核、室傍核、腹内側核、前核、視索上核、内側視索前野、外側視索前野、中隔野、前交連、視交叉、下垂体前葉、下垂体後葉、隆起核、外側核群、漏斗核（弓状核）、視交叉上核）

視床下部の灰白質は頭尾の長さにわたって3層に配列するが，そのようすを表現するには図のように矢状断面に投影させる以外はないであろう．この図は第3脳室側からみたもので，もっとも外側（この図では奥側）が視床下部外側野，その手前が視床下部内側野，もっとも内側（この図では手前）が視床下部脳室周囲層である．

各領域のなかに複数の核を示したが，視床下部のなかの灰白質は脳の他の灰白質とくらべて，もともとニューロンの集積が疎であることも念頭に置いてほしい．

【視床下部内側核群（下垂体非投射核）】　これらの核は扁桃体，視索前野，海馬，淡蒼球から線維（情報）を受け，一部が辺縁系に連絡するほかは，脳室周囲線維として中脳の中心灰白質に向かう．その一部は背側縦束をつくって中心灰白質を下行し，脳幹を通過して脊髄までつづいている．視床下部から出て中心灰白質のなかを下行する線維は，自律神経系のうち交感神経系の作用を伝えるともいわれている．この領域では，腹内側核が障害されると生理学的には過食や野性的なはげしい行動を示すといわれ，両側の腹内側核が障害されると肥満がおこるので肥満中枢として知られている．背内側核が障害されると，摂食の減退や口渇がおこり，内分泌の統御が乱れるという．

【乳頭体核】　間脳の尾端にある乳頭体のたかまりのなかにある核である．この核が〈ペーペッツの情動回路〉の一部をなすことはすでに述べた（43ページ参照）．このほかに，中脳被蓋の背側被蓋核と腹側被蓋核とのあいだで相互の線維連絡もある．

【下垂体投射核】　室傍核と視索上核がある．これらの核はバソプレシン（抗利尿ホルモン：ADH）とオキシトシン（子宮収縮ホルモン：OXT）を産生する．これらのホルモンはそれぞれの核の軸索を通って下垂体後葉に達し，ここで軸索の終末から分泌されて血中に入る（51ページの図❹参照）．なお，バソプレシンは尿量減少や血圧上昇をおこし，オキシトシンは出産時には陣痛をおこし，出産後には乳腺の筋上皮細胞を収縮させて乳汁を噴出させる．

❸出力を主体とした視床下部の線維路

(自律神経系の中枢としての視床下部)

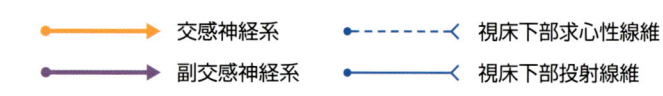

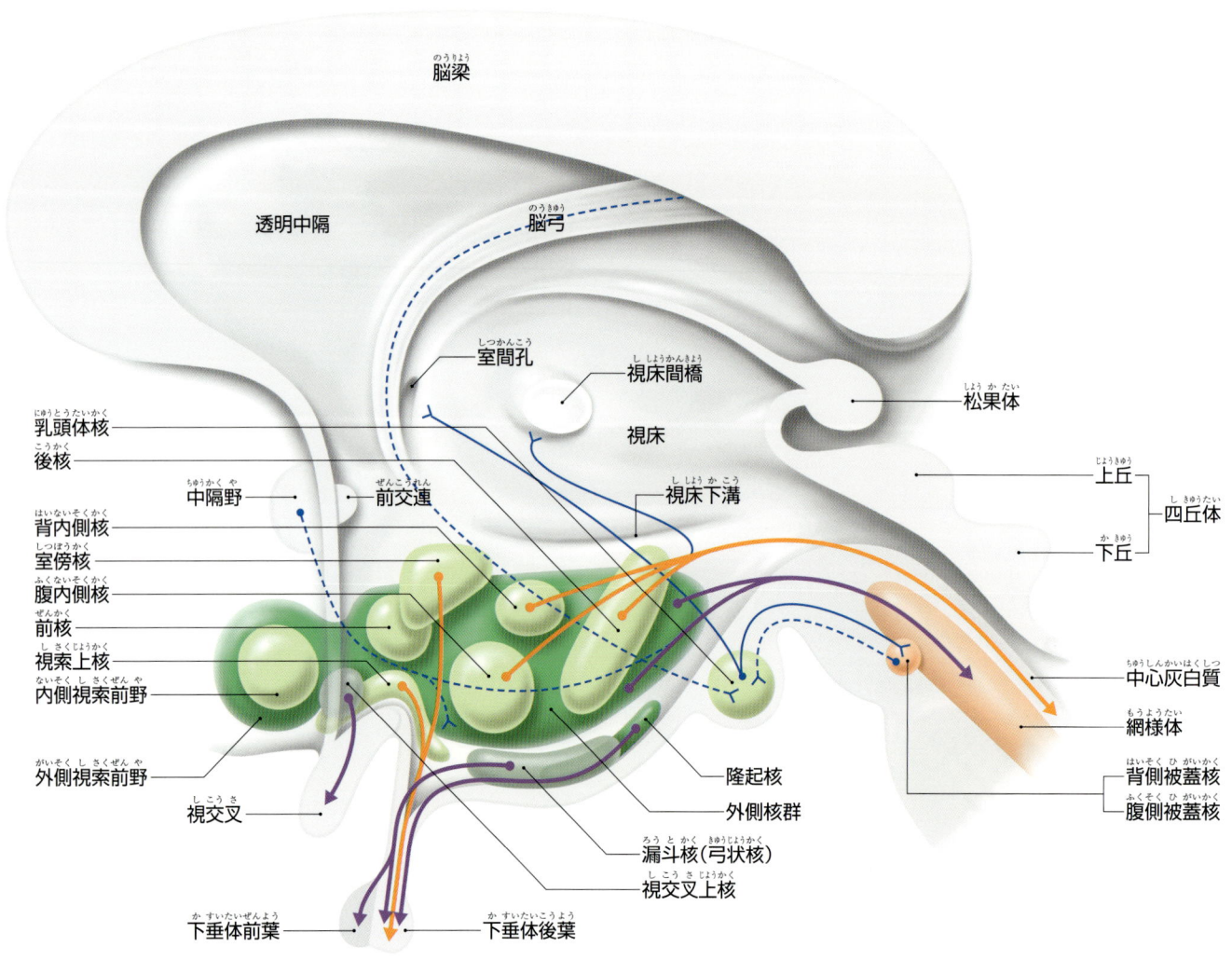

凡例：
- → 交感神経系
- → 副交感神経系
- ---< 視床下部求心性線維
- ─< 視床下部投射線維

図中ラベル：脳梁，透明中隔，脳弓，室間孔，視床間橋，視床，松果体，乳頭体核，後核，中隔野，前交連，視床下溝，上丘，下丘，四丘体，背内側核，室傍核，腹内側核，前核，視索上核，内側視索前野，外側視索前野，視交叉，隆起核，外側核群，漏斗核（弓状核），視交叉上核，下垂体前葉，下垂体後葉，中心灰白質，網様体，背側被蓋核，腹側被蓋核

図❸に，視床下部からの自律神経系（交感神経と副交感神経）の推定される下行性線維について示した．また，視床下部と終脳や間脳などとのおもな連絡も簡潔に示した．視床下部の役割は自律神経機能を統御することと考えられるが，図の線維連絡からもわかるように，下垂体とともに内分泌系をも統御（これも自律神経系の支配にはちがいない）し，かつ本能や情動といった反射的な機能を司る大脳辺縁系にも関与している．視床下部がこうした作用を合わせもつことは，嗅脳（嗅覚の脳）を出発点とする終脳の発生を考えると容易に理解できるであろう．すなわち，魚類や両生類が生きることはまず食べることであり，その際の動きは嗅覚優位，つまりにおいをたよりとした反射的で本能的な反応である．脊椎動物の高等化による終脳の発達にともなって，嗅脳と関連して海馬（大脳辺縁系の一部）や大脳核（広義の線条体）は発達・分化（53㌻参照）していくが，同時に，内臓の脳といわれる視床下部とも密接な連絡をもっている．なお，自律神経系の中枢の場については本文を参照されたい．

●視床下部外側野

視床下部のもっとも外側にある領域で，その内側は視床下部内側野に隣接する．この領域も視床下部内側野と同様に終脳域までつづき，越境部分を外側視索前野という．

【外側核群】視床下部外側野の細胞の存在は比較的疎であるが，おおよそこの細胞集団を外側核とよぶ．この核の腹側部で脳弓周囲と乳頭体付近には，染色すると濃く染まる大型細胞がびまん状に存在し，乳頭漏斗核ともいう．

【隆起核】視床下部の底面で灰白隆起の外側部にはわずかに隆起した場所があり，なかに隆起核が入る．この核は下垂体後葉に線維連絡をする．

【内側前脳束】視床下部外側野のなかは内側前脳束とよばれる束が頭尾に貫いている．この線維束は，下行性の線維としては嗅脳域や中隔野から脳幹被蓋，網様体へ向かうもののほかに，嗅脳域から視索前野へ，中隔野から視交叉上核と下垂体投射核へ，視索前野から視床下部外側野，下垂体投射核，中脳被蓋や中心灰白質へ向かう線維などを含んでいる．上行性の線維としては，中脳網様体から視床下部外側野と中隔野にいたる連絡が存在するほかに，視床下部外側野から中隔野と対角帯（57㌻の図❸を参照）を経て海馬体にいたる線維が通る．

❹視床下部と下垂体から分泌されるホルモン

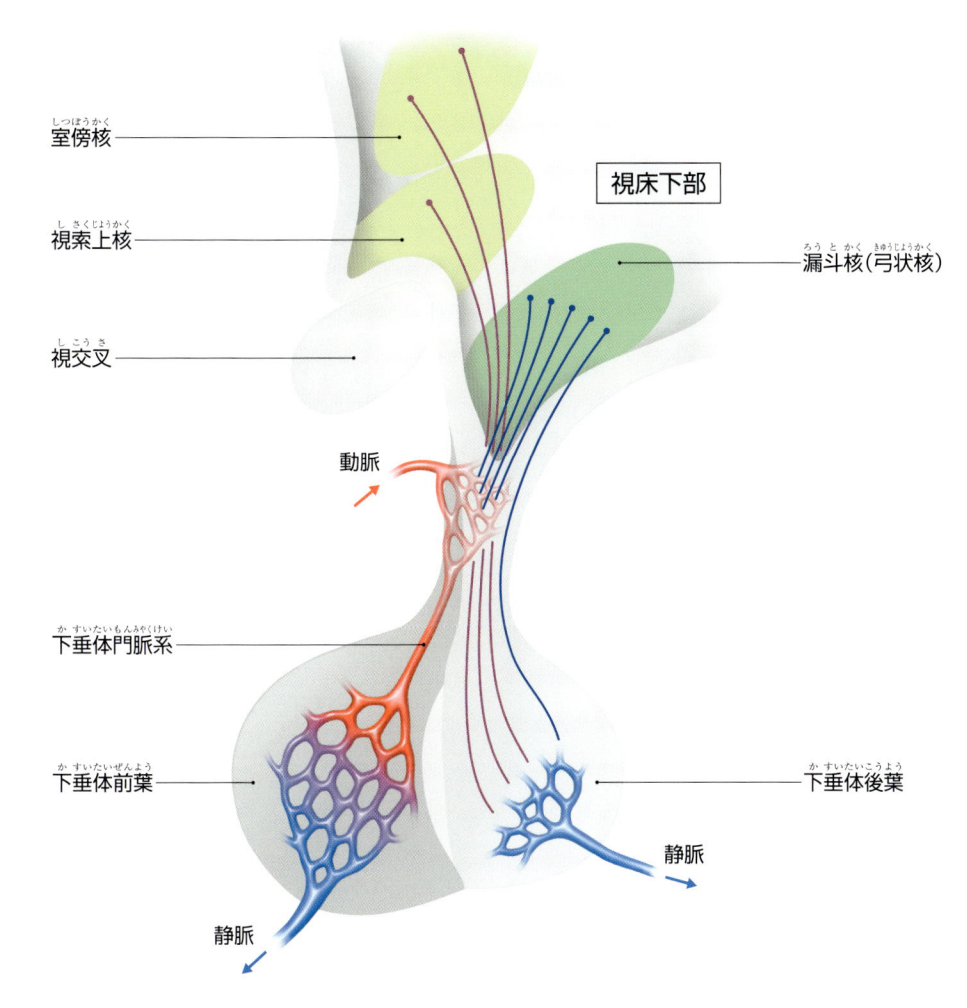

図中ラベル：
- 室傍核
- 視索上核
- 視交叉
- 動脈
- 下垂体門脈系
- 下垂体前葉
- 静脈
- 視床下部
- 漏斗核（弓状核）
- 下垂体後葉
- 静脈

おもに漏斗核（弓状核）からは下垂体前葉ホルモンの分泌を促進する放出ホルモン（RH），もしくは，逆に分泌を抑制する放出抑制ホルモン（IH）が出る．ただし，ドーパミンは視床下部の広範な領域で産生される．またゴナドトロピン放出に関係する成長ホルモン放出ホルモン（GRH）は，視交叉より頭側でつくられると考えられている．視交叉上核の分泌物との関連が興味深い．なお，これらのデータの多くは齧歯類によるもので，ヒトでの研究は十分ではない．

ここで銘記しておいてほしいことは，視床下部と下垂体とによって統御されるホルモンのコントロールおよび情報伝達は，おもに血行を介しておこなわれるということである．

下垂体ホルモン		視床下部ホルモン			
		放出ホルモン（RH）		放出抑制ホルモン（IH）	
成長ホルモン	GH	成長ホルモン放出ホルモン	GRH	成長ホルモン放出抑制ホルモン（ソマトスタチン）	GIH
乳腺刺激ホルモン（プロラクチン）	PRL	プロラクチン放出ホルモン 甲状腺刺激ホルモン放出ホルモンと共通	PRH TRH	プロラクチン放出抑制ホルモン（ドーパミン）	PIH
甲状腺刺激ホルモン	TSH	甲状腺刺激ホルモン放出ホルモン	TRH		
副腎皮質刺激ホルモン	ACTH	副腎皮質刺激ホルモン放出ホルモン	CRH		
性腺刺激ホルモン（ゴナドトロピン）		ゴナドトロピン放出ホルモン	Gn RH		
卵胞刺激ホルモン	FSH	黄体形成ホルモン放出ホルモン	LHRH		
黄体形成ホルモン	LH	黄体形成ホルモン放出ホルモン	LHRH		

これらを要約すると，視床下部外側野は内側前脳束を通して中脳被蓋や網様体との連絡が明瞭であり，自律神経系のうち，副交感神経系の線維は網様体を通ると推定されている．視床下部外側野を副交感神経系の中枢と考えることは，網様体の系統発生学的存在意義を考えあわせると，その推論には矛盾がないと思われる．

なお，視床下部外側野は生理学的には，水分摂取を抑制し，食物摂取中枢として機能すると考えられている．

●自律神経系の高位中枢としての視床下部

自律神経系（植物神経系）の高位中枢としての視床下部（図❸）については，現在なお確定的とはされていないが，つぎの3つの考えかたが代表的である．

①視床下部の前部，後部を副交感性と交感性とに区分する考え．
②視索前野と視床下部とで副交感性と交感性が分かれる，とする考え．
③黒津（1949）の説で，視床下部脳室周囲層と視床下部外側野が副交感性で，視床下部内側野が交感性であるという考え．

本書では紙面の都合でその考察の詳細については省略するが，おもに形態学的な観点から黒津説にしたがった．また，視床下部の核の分類が成書によって一致しないものがあるが，この点については『解剖学辞典』にしたがった．

終脳（大脳）ができるまで——外形と内部の変化

❶脳の外形の発達のようす
成長にともなう終脳のC字状回転

胎生第5週

胎生第7週

胎生第11週

8ヵ月胎児

中心溝
前頭葉
島
外側溝
頭頂葉
側頭葉
後頭葉

発生のはやい時期に終脳の外形が急速に大きくなっているのが図❶から理解できる．終脳はおおよそ矢印のように成長し，それにともなって大きく体積を増していく（胎生第11週までの図）．胎生第8ヵ月の図では外表から島がみえ，また，基本的な溝も認められる．胎生第8ヵ月の終脳と胎生第11週の終脳の大きさは，図ではそれほど差があるようにはみえないが，この点は実情とは異なっているので，39ページの〈発達にともなう終脳の大きさの変遷を示す重影像〉の図を参照されたい．

図❷−①は成長初期の段階の正中矢状断面図で，内部の脳室や灰白塊の変化を外形の変化と対応，比較させて示してある．右ページの図❷−②は，正中矢状断面図だけでは内部の構造の変化のようすが明快ではないので，前額断面図で示したものである．

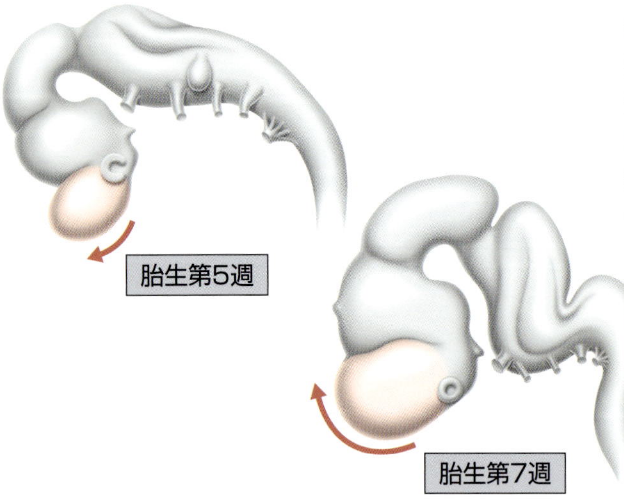

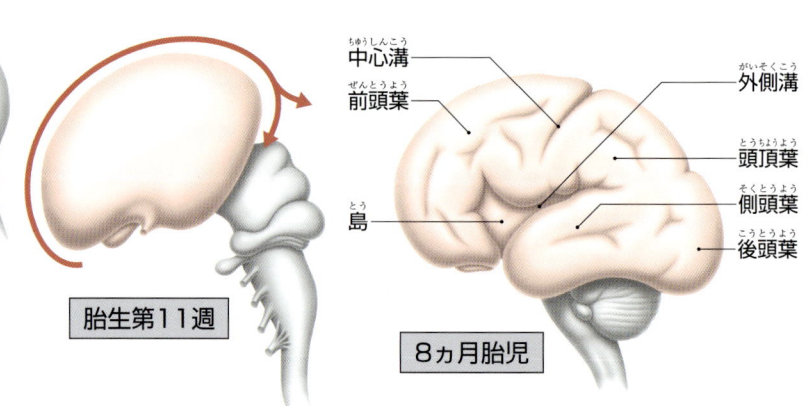

❷脳の内部の発達のようす
①外形の変化にともなう内部の変化（正中矢状断面図）

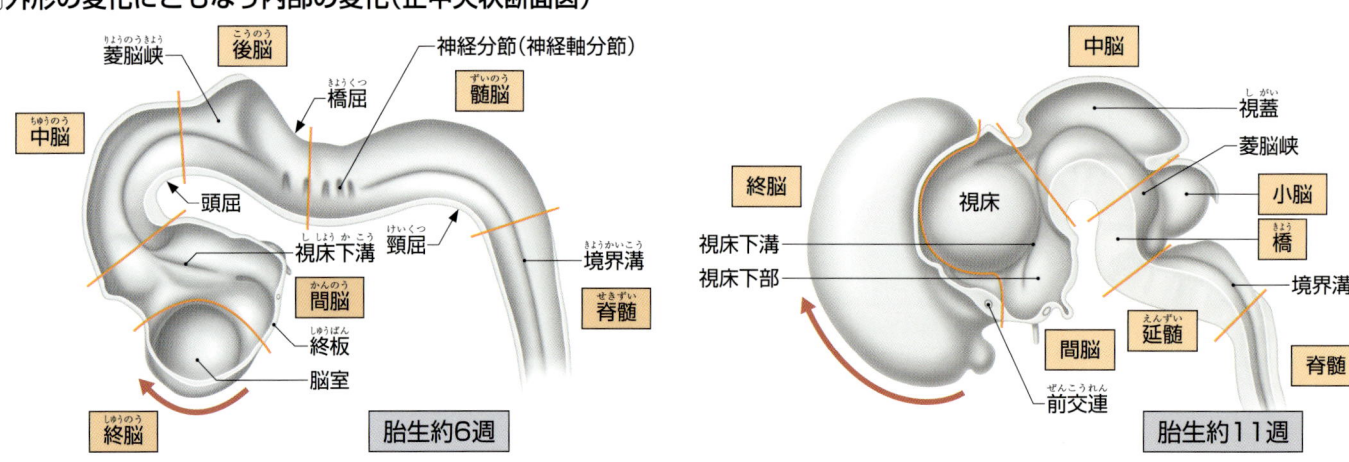

後脳
菱脳峡
中脳
頭屈
視床下溝
間脳
終板
脳室
終脳
橋屈
頸屈
神経分節（神経軸分節）
髄脳
境界溝
脊髄
胎生約6週

中脳
視蓋
菱脳峡
小脳
橋
終脳
視床
視床下溝
視床下部
間脳
延髄
境界溝
脊髄
前交連
胎生約11週

　終脳は脳の頭端に位置し，通常は大脳とよばれる．ヒトの終脳は左右の大脳半球からなり，重量が約1000gで，全脳量の80％をこえる．新しい構造としての半球は，終脳の大部分を占めるとともに，他の部分を圧倒して間脳，中脳，さらには小脳の上半分をおおいかくしている．しかし，終脳も基本的には他の脳部の構造と同様に，中心管が拡張した側脳室とそれを囲む神経管の側壁の増殖から発生したもので，その実質は表層の皮質（灰白質）と深層の髄質（白質），および髄質のなかの大脳核とに区別される．

●終脳はなぜC字状に回転しながら成長・増大するのか

　終脳は嗅脳をのぞくとすべてが新生の構造である．その発生の第1歩は，前脳の頭端が左右対をなして突出することからはじまる．このとき内部の中心管もともにふくらみ，のちにこの中心管が拡大して側脳室となる．終脳の外形は図❶に示すように，まず背側へ，ついで後方へ，最後に弧状もしくはC字状に回転して腹方にまわりながら成長して，大きく体積を増していく．これにつれて内部の構築のようすも大きく様変わりしていくので（図❷−①，②），脳の形態を理解するうえで妨げとなるのであろう．

　しかし，このような成長のようすをとらざるをえないのには理由がある．頭蓋腔の体積は急にはその容積をふやすことは無理である．にもかかわらず，動物の高等化とともに高次の中枢が終脳に移動・集中していく〈中枢機能の頭端移動の法則〉あるいは〈頭化〉のために，情報処理能力は大幅な増大を要求される．この処理能力の増大に対応するには，情報処理にあたるニューロンが入る皮質の表面積をふやさなければならない．そこでいちばん合理的なのが球体に近づくことなので，まず前述のような成長の経過をとる．そして第2段階として，体積を変えずに，脳表に多数の溝や皺をつくって皮質の表面積を大幅に増加させる．

　脳表の溝は〈大脳溝〉とよばれ，溝と溝のあいだのたかまりは

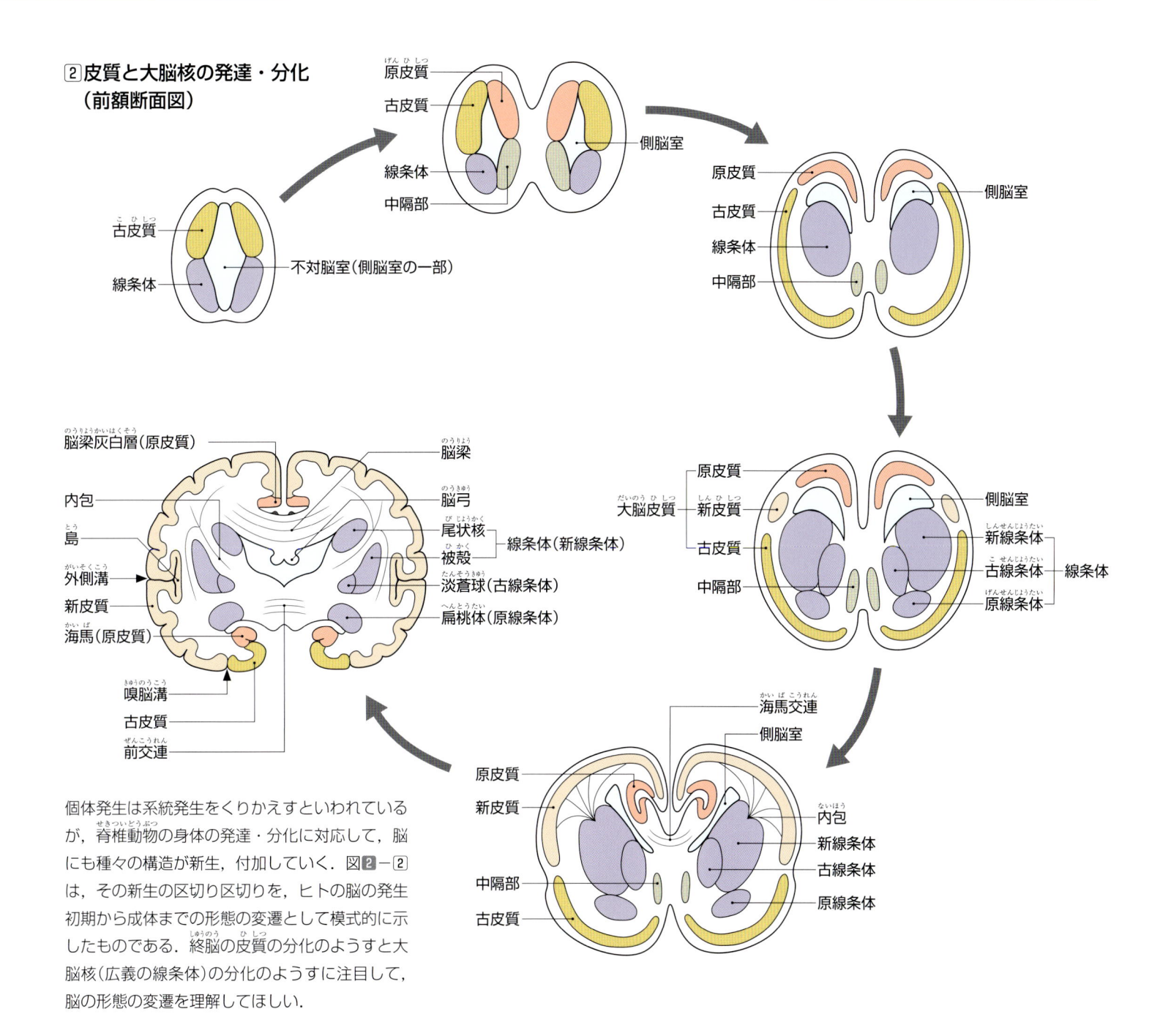

②皮質と大脳核の発達・分化（前額断面図）

[図：発生初期から成体までの皮質と大脳核の分化を示す前額断面図]

主な標識：
- 古皮質、線条体、不対脳室（側脳室の一部）
- 原皮質、古皮質、線条体、中隔部、側脳室
- 原皮質、古皮質、線条体、中隔部、側脳室
- 大脳皮質、新皮質、原皮質、古皮質、中隔部、側脳室、新線条体、古線条体、原線条体、線条体
- 海馬交連、側脳室、原皮質、新皮質、中隔部、古皮質、内包、新線条体、古線条体、原線条体
- 脳梁灰白層（原皮質）、脳梁、内包、脳弓、島、尾状核／被殻＝線条体（新線条体）、外側溝、淡蒼球（古線条体）、新皮質、扁桃体（原線条体）、海馬（原皮質）、嗅脳溝、古皮質、前交連

個体発生は系統発生をくりかえすといわれているが，脊椎動物の身体の発達・分化に対応して，脳にも種々の構造が新生，付加していく．図②-②は，その新生の区切り区切りを，ヒトの脳の発生初期から成体までの形態の変遷として模式的に示したものである．終脳の皮質の分化のようすと大脳核（広義の線条体）の分化のようすに注目して，脳の形態の変遷を理解してほしい．

〈大脳回〉とよばれる．また溝には，個体ごとに共通して認められる1次溝と，個体差が大きく個体ごとに共通の存在とは認められない2次溝がある．しかし，1次溝といえども，同一の名称の溝が連続する1本の溝で形成されるとはかぎらず，不連続な場合も少なからず存在することを，必ず銘記しておいてほしい．

一方，内部の発達のようすをみるとき，外形がC字状に回転しながら成長・増大したのとおなじようすをうかがわせる構造が内部にもある．側脳室，尾状核，原皮質などがそうであるが，分界条や脳弓の形状も参考になる．これらの構造との位置関係を把握しながら，終脳や間脳の内部構造を立体的に理解してほしい．

●皮質や大脳核はどのように発達・分化していくのか

図②-②は，発生初期から成体時までの皮質と皮質下（半球内部，つまり大脳核）の発達・分化のようすを，段階を追って，代表的な位置の前額断面図で示したものである．

まず皮質の分化について述べる．終脳は本来嗅覚の脳（嗅脳）として発生した．これを図では古皮質と記載した．ついで，脊椎動物の高等化にともなって終脳もさらに発達し，嗅脳からこれと関連のある機能，すなわち本能や情動といった反射的な動きに関与する辺縁系（原皮質と記載）とよばれる場がまず分化する．そして最終的には，もっとも高次の情報処理をおこなう新皮質が生ずる．

皮質の分化に対応して皮質下では大脳核（広義の線条体）も分化する．そのうちもっとも由来の古いものを原線条体と記載した．これは扁桃体のことで，辺縁系と関連する．古線条体と新線条体は成人の脳ではそれぞれ淡蒼球と線条体（狭義：尾状核と被殻をいう）とよばれ，運動系の統御では由来の古い基本的な運動路である錐体外路の一環をなしている．なお，後述する「大脳核」の項で大脳半球皮質をとりさった立体図を示してあるので参照されたい（74〜75ページ参照）．

外側からみた終脳

❶外側面の外観と1次溝

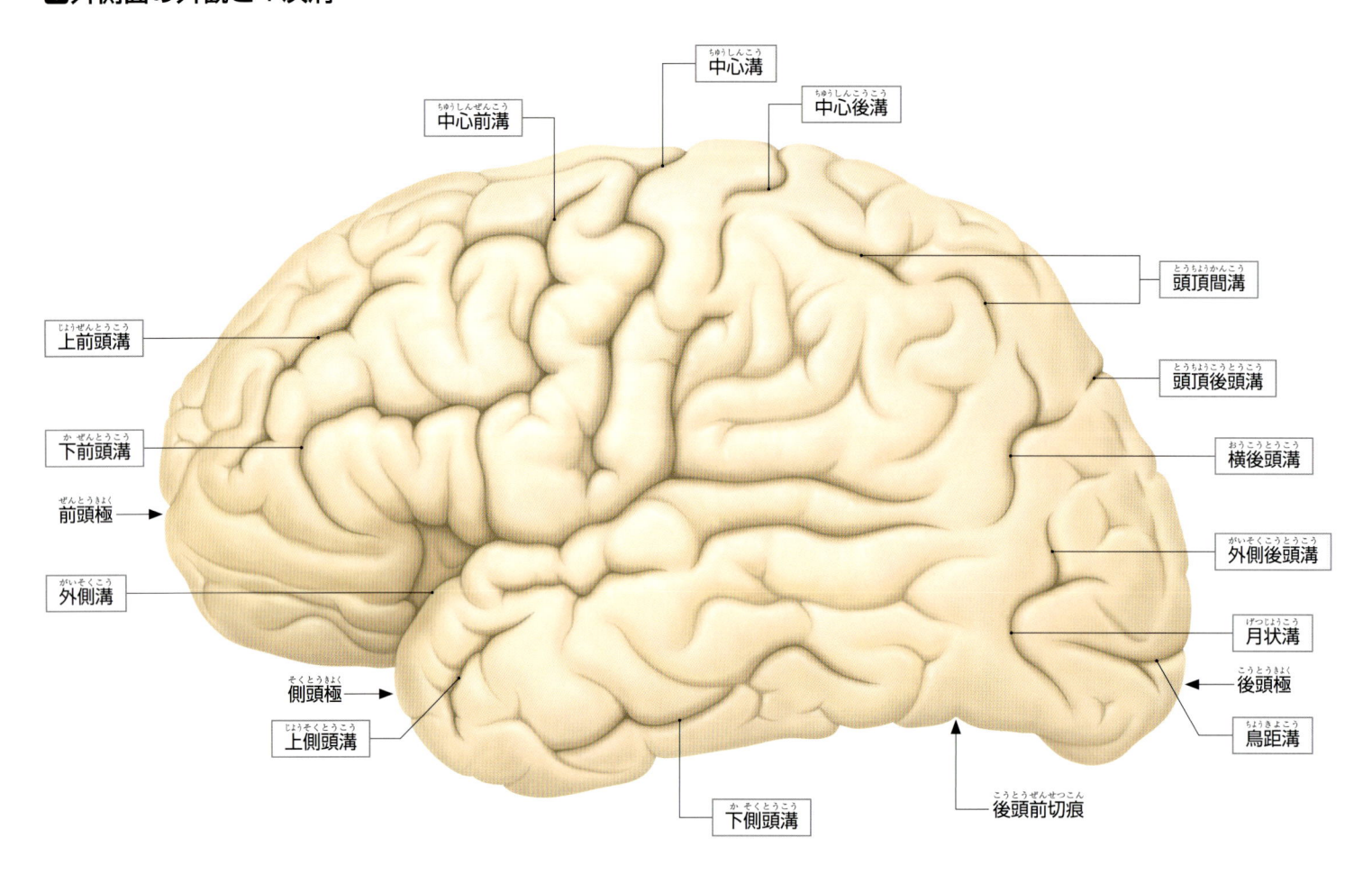

（図中ラベル）
中心前溝／中心溝／中心後溝／頭頂間溝／頭頂後頭溝／横後頭溝／外側後頭溝／月状溝／後頭極／鳥距溝／後頭前切痕／下側頭溝／上側頭溝／側頭極／外側溝／前頭極／下前頭溝／上前頭溝

どの個体にも共通してみられる標準的な1次溝を示したが，1次溝といえども連続した1本の溝によって形成されるとはかぎらない．また，どの個体にも共通した存在とは認められない2次溝が目立つ例や，1次溝であっても個体差の大きい溝がみられる場所もある．このことは，後述する底面や内側面にも共通している．

●終脳の外形

終脳は左右の大脳半球からなり，頭蓋腔内において，前頭葉が前頭蓋窩に，側頭葉が中頭蓋窩のなかに納まる．後頭蓋窩に入る小脳の背側には，小脳テントを隔てて頭頂葉の一部と後頭葉が載る．左右の大脳半球は大脳縦裂によって縦に分けられるが，半球の深部では終板，前交連，脳弓交連と脳梁が両半球を結合している．大脳半球と小脳のあいだには大脳横裂とよばれる水平に走る深い裂隙があり，その奥には間脳のところで述べた松果体をはじめ，視床上部や背側視床の一部がみえる（42～43ページ参照）．

大脳半球の表面には，すでに述べたように大脳溝とよばれる多数の溝があり（図❶），これには1次溝と2次溝がある．溝と溝のあいだのたかまりは大脳回とよばれる（図❷）．そして溝の奥にも皮質が連続しており，成人の両半球の表面積は約1500cm²であるが，そのうちの3分の2が溝のなかにかくれている．

また，大脳半球の皮質には機能の局在がみられるが，これについては67ページの表❷にまとめておいたので，図❶の大脳皮質の機能地図（ブロードマンの分類）と合わせて参照されたい．

●4つの葉の区分のしかた

外表からみえる半球表面はすべて新皮質であり，図❷のように前頭葉，頭頂葉，後頭葉と側頭葉の4葉に区分される．

外側溝（シルヴィウスSylvius溝）とよばれるもっとも大きく，かつ深い溝によって前頭葉と頭頂葉が側頭葉と背側に隔てられる．前頭葉と頭頂葉は中心溝によって明確に分けられる．

頭頂葉は尾方の後頭葉につづくが，両葉のあいだには境となる溝はみられない．内側面からつづいて外側面の背側縁にまで顔を出す頭頂後頭溝と，底面にみられる後頭前切痕の小さなくぼみのあいだを冠状に結んだ仮線を両者の仕切りとしている．この仕切りは側頭葉と後頭葉の境でもある．

❷外側面の葉,溝,回

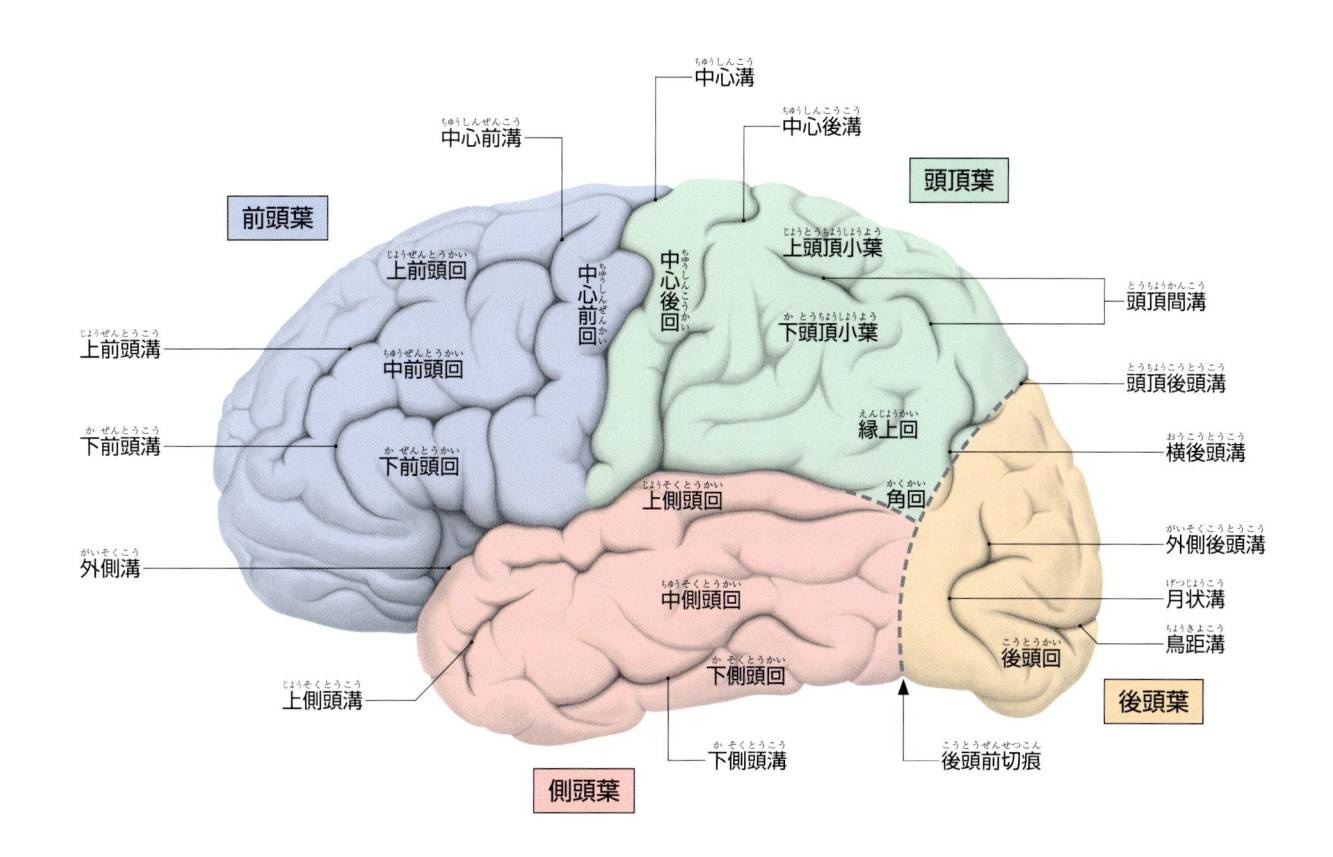

[図2: 大脳外側面の葉・溝・回を示す図。前頭葉、頭頂葉、側頭葉、後頭葉の区分と各溝・回の名称が示されている]

前頭葉: 上前頭回、中前頭回、下前頭回、中心前回、上前頭溝、下前頭溝、中心前溝、中心溝、外側溝
頭頂葉: 中心後回、中心後溝、上頭頂小葉、下頭頂小葉、頭頂間溝、頭頂後頭溝、縁上回、角回
側頭葉: 上側頭回、中側頭回、下側頭回、上側頭溝、下側頭溝
後頭葉: 横後頭溝、外側後頭溝、月状溝、鳥距溝、後頭回、後頭前切痕

頭頂葉と後頭葉,後頭葉と側頭葉の境となる溝はない.頭頂後頭溝と後頭前切痕とを冠状に結んだ仮線を境界とする.

月状溝の発達の程度はさまざまである.よく発達した例では,月状溝が横後頭溝に接続して後頭葉をほかから仕切るようにみえる.発達の程度は,よく発達している例36%,四半円を描く例17%,発達がわるい例16%,欠損例31%である.

さらに,側頭葉と頭頂葉は尾方ではやはり境界を欠いている.そこで外側溝の後端から前記の冠状の仮線へと別の仮線をおろして,この線を仮の仕切りとしている.

以上の操作によって4葉を分けることができる.

●各葉の溝と回

つぎに各葉の回と溝について説明する(図❷)が,1次溝といえども1本の連続して走る溝としてみえるものはごく少ないことを再度強調しておきたい.

【前頭葉】 上,下の前頭溝によって上,中,下の前頭回に分かれる.ただし,中心溝の頭側にはそれと平行して走る中心前溝があって,両溝のあいだのたかまりを中心前回として区別する.なお中前頭回のなかに中前頭溝という2次溝が認められることがある.この2次溝がかなり目立つ存在である例も数パーセント認められる.

【頭頂葉】 前方との仕切りとなる中心溝の尾側に,それとほぼ平行して走る中心後溝があって,両溝のあいだが中心後回である.中心後溝の尾側に頭頂葉の上縁に平行して走る頭頂間溝がある.この溝によって頭頂葉は上頭頂小葉と下頭頂小葉に分けられる.下頭頂小葉は,頭側部分にあって外側溝の後端を囲む縁上回と,尾側部分にあって上側頭溝の後端を囲む角回に分けられる.

【後頭葉】 この領域の溝と回の配列は複雑で,しかも変異に富んでいる.おもな溝として鳥距溝,横後頭溝,外側後頭溝などが認められるが,外側後頭溝の弓状の走行は月状溝とよばれることがある.さらに,この月状溝が横後頭溝と連続し,頭頂後頭溝ともつながる場合がある.この状態はサルの月状溝に似ているので,猿裂ともよばれる.つまり後頭葉の溝は変異がはげしい.

【側頭葉】 上,下の側頭溝によって上,中,下の側頭回に分けられる.この領域においても,1次溝といえども1本の溝で形成されるとはかぎらないのは同様である.

終脳の特殊な領域——島

❶島の外観（左大脳半球）と1次溝

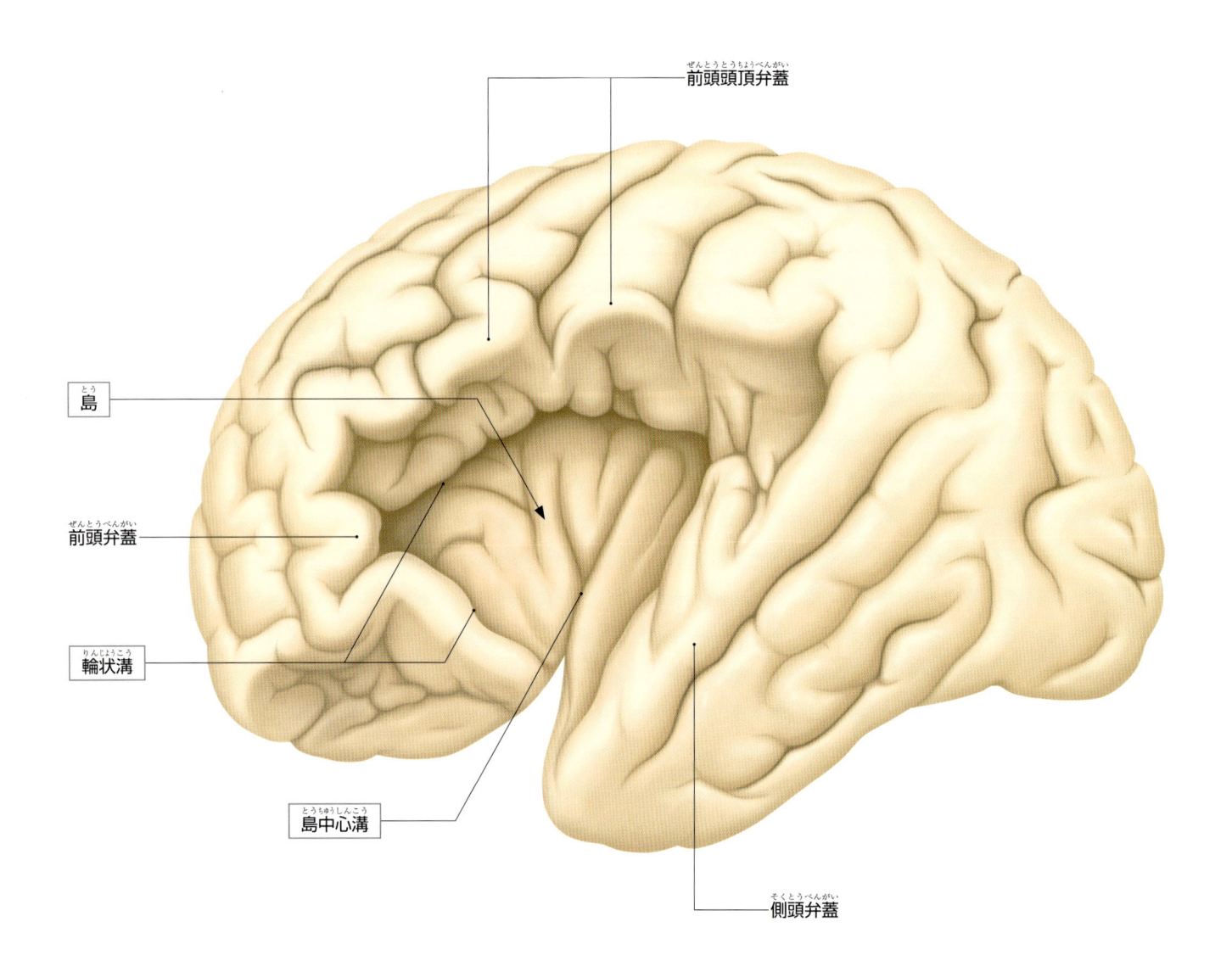

前頭頭頂弁蓋

島

前頭弁蓋

輪状溝

島中心溝

側頭弁蓋

胎生第8ヵ月の脳では島を外表からみることができるが，成体では外側溝をつくる弁蓋部とよばれる大脳皮質によっておおわれてしまうため，外表からはみえなくなる．図はそれぞれの弁蓋部を開いて，島を外表からみえる状態にしたものである．

●外側溝の奥にある皮質——島

前項の外側面の図では，前頭葉，頭頂葉と側頭葉によって外側溝の後枝は大きく深い溝を形づくっている．しかし，これら3葉を背腹に反転させてみると，外側溝の奥に新たに大脳半球の皮質が現れる．この皮質を島という（図❶）．この島をおおっている皮質のうち，上唇の部分の頭側部分を前頭弁蓋，尾側部分を前頭頭頂弁蓋といい，下唇の部分は側頭葉の背縁だけで構成されているので側頭弁蓋とよんでいる．

島の形成を発生学的にみると，胎生第17週あたりから島の発生予定部位の周囲が厚くなってかぶさってくるので，島の予定部位は徐々に奥のほうに位置することとなり，島の輪郭がしだいに明瞭になってくる．胎生第19週ごろには前頭葉，頭頂葉，側頭葉が発達して島はこれらの皮質におおわれていく．

こうした発達のようすは当然なことといえる．終脳がC字状も

❷島(左大脳半球)と側頭葉(横側頭回)との関係

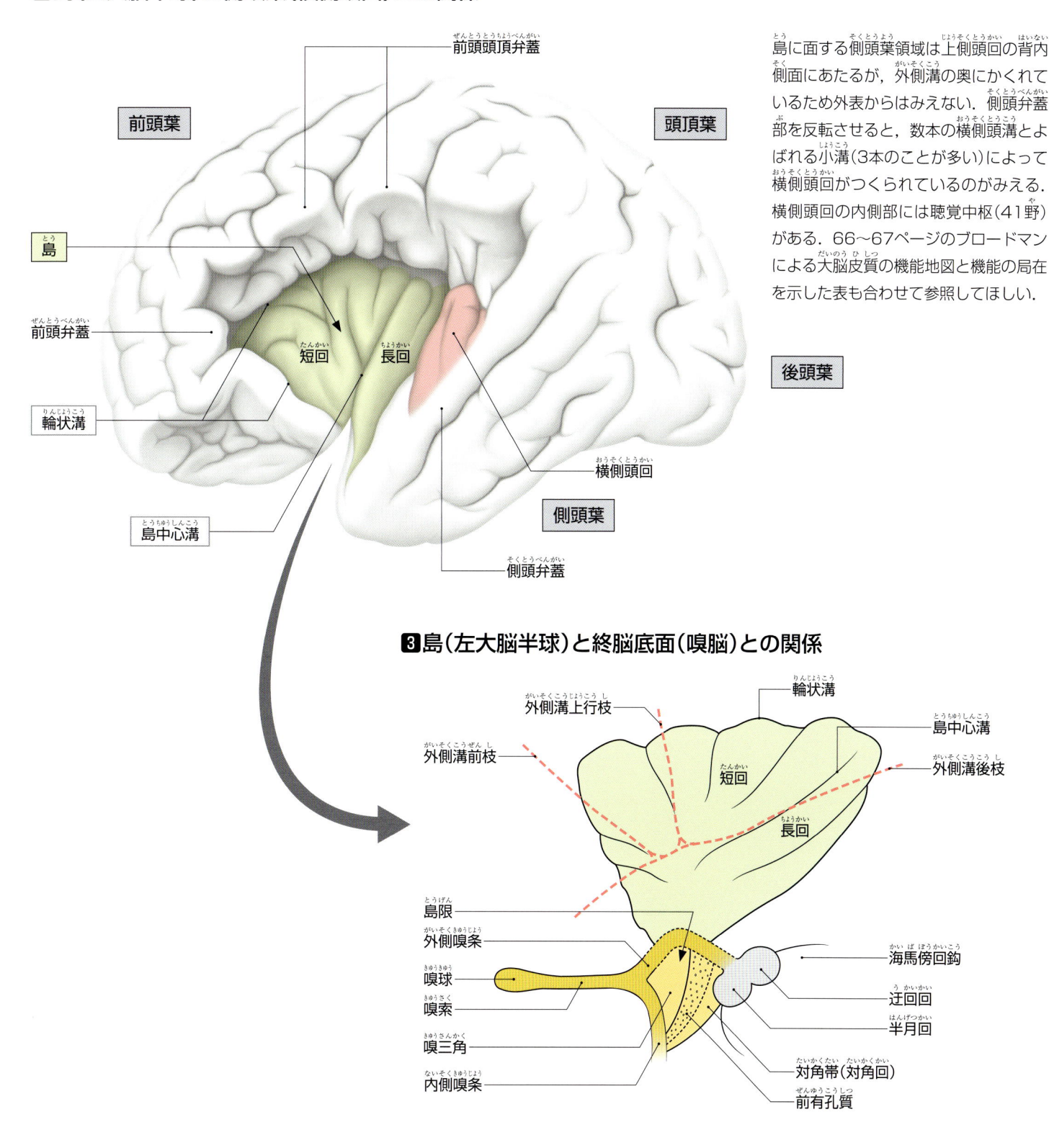

島に面する側頭葉領域は上側頭回の背内側面にあたるが、外側溝の奥にかくれているため外表からはみえない．側頭弁蓋部を反転させると、数本の横側頭溝とよばれる小溝(3本のことが多い)によって横側頭回がつくられているのがみえる．横側頭回の内側部には聴覚中枢(41野)がある．66～67ページのブロードマンによる大脳皮質の機能地図と機能の局在を示した表も合わせて参照してほしい．

図中ラベル：前頭頭頂弁蓋、前頭葉、頭頂葉、島、前頭弁蓋、短回、長回、輪状溝、島中心溝、横側頭回、側頭弁蓋、後頭葉、側頭葉

❸島(左大脳半球)と終脳底面(嗅脳)との関係

図中ラベル：外側溝上行枝、輪状溝、島中心溝、外側溝前枝、短回、外側溝後枝、長回、島限、外側嗅条、海馬傍回鉤、嗅球、迂回回、嗅索、半月回、嗅三角、対角帯(対角回)、内側嗅条、前有孔質

しくは弧状に回転しながら成長していくことを思いだしてほしい．島の予定部位を中心にして、終脳がC字状に回転しながら成長し、脳の体積や表面積が増していけば、必然的な結果としてこのような形状となる．

● 島の溝と回

弁蓋部のおおいをのぞいて島を外表からみえる状態にすると、島の輪郭を示す輪状溝がまずみられる(図❷，図❸)．この溝の内側には、島を2分する島中心溝が多少斜めであるが背腹にもっとも長く走っている．この溝の頭側は短回とよばれ、何本かの短い溝によっていくつかの回に分かれている．尾側は長回とよばれる．

島は全体として扇状をしていて、腹側端の扇の要に相当する位置では溝を欠いている．その部分は島限といい、嗅脳域につづいている(図❸)．

島のもつはたらきについてはなお明らかではない．

腹側からみた終脳

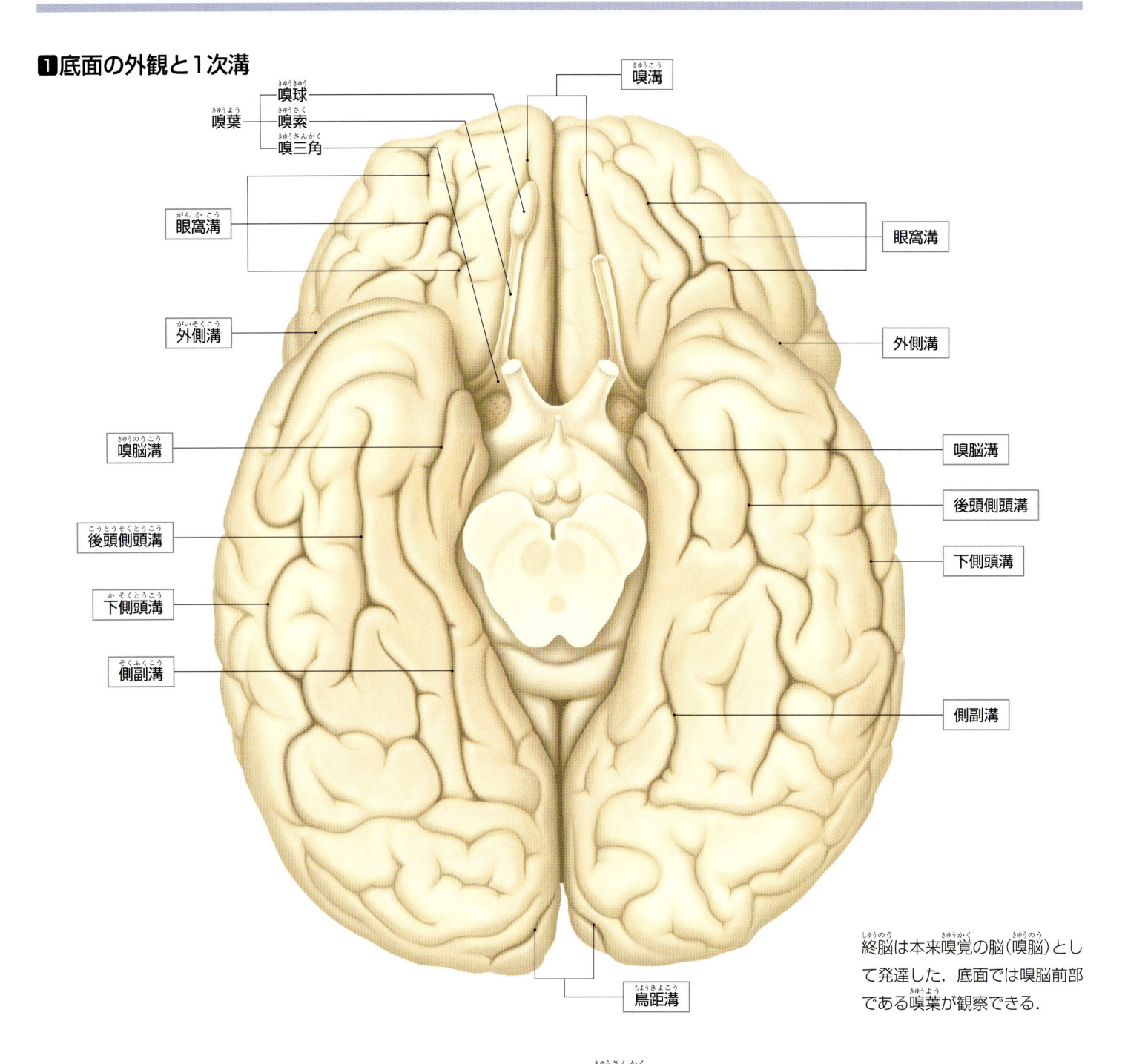

❶底面の外観と1次溝

図中ラベル：嗅溝／嗅球／嗅葉／嗅索／嗅三角／眼窩溝／眼窩溝／外側溝／外側溝／嗅脳溝／嗅脳溝／後頭側頭溝／後頭側頭溝／下側頭溝／下側頭溝／側副溝／側副溝／鳥距溝

終脳は本来嗅覚の脳（嗅脳）として発達した．底面では嗅脳前部である嗅葉が観察できる．

●嗅脳と各葉の溝と回

半球底面の終脳（図❶）では，まず嗅葉（嗅脳）に注目したい．ただし，ここはヒトでは退化的で数パーセントに欠損例が認められる．しかし，それとは反対に，数千種類の香りを嗅ぎわける香水士という職業が存在する．このことは，ヒトで基本的な機能を残す貴重な事例といえるであろう．

【嗅脳】 終脳は嗅脳をスタートとして発達してきた．嗅脳は由来のもっとも古い古脳（古皮質という名称が慣用されている．62ページ参照）である．ついで新脳から，嗅脳との関連が薄まりつつ順次，原皮質，中間皮質，新皮質が発生し，それぞれ独自の機能を有するようになる．ここでは直接嗅覚に関与する嗅脳に限定して説明する（図❹，表❺参照）．嗅葉は嗅球，嗅索（なかに前嗅核を入れる）と嗅三角に分かれる．前嗅核はヒトでは退化している．嗅三角は内側嗅条と外側嗅条に分かれる．前者は梁下野と終板傍回に接続し，後者は海馬傍回の前端に達して鉤と嗅内野に連絡する．鉤と嗅内野の付近は梨状葉ともよばれる嗅脳と縁の切れない領域で，とくに嗅内野（28野）は嗅覚中枢と考えられる．扁桃体は最古の大脳核であるが，そのなかでも由来の古い亜核が嗅脳としてあつかわれる（74ページ参照）．嗅三角のうしろには多数の小孔があり，そこから細血管が終脳深部に入る．ここを前有孔質というが，嗅結節ともよばれ，嗅脳から切りはなせない領域である．

表❺に示したこれ以外の灰白質は，嗅脳との連絡はあるものの直接嗅覚に関与するとはいいきれなく，また，原皮質と中間皮質に区分されるので，辺縁葉（60ページ参照）としてあつかいたい．

❷底面の葉, 溝, 回

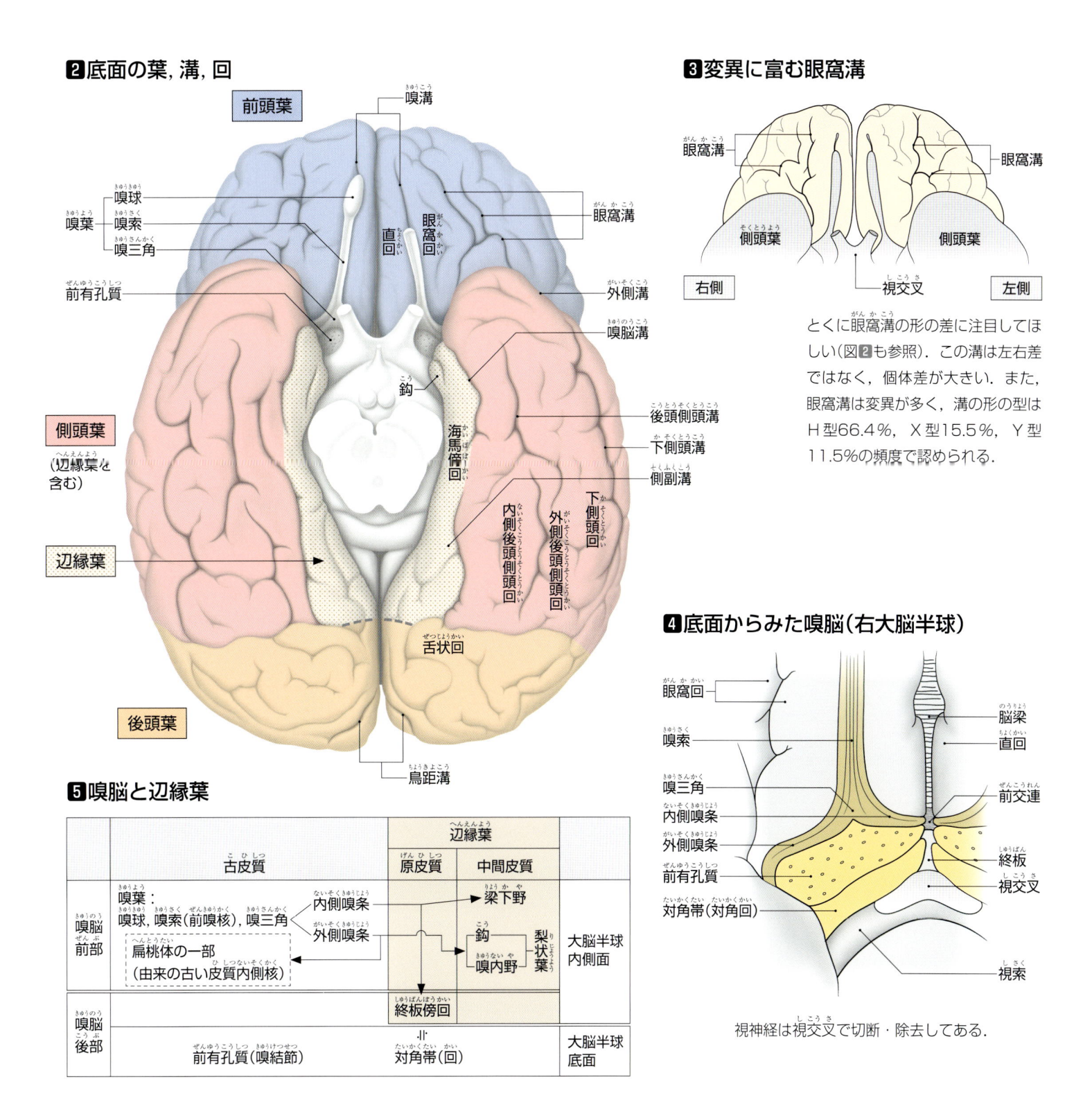

前頭葉／嗅溝／嗅球／嗅葉／嗅索／嗅三角／前有孔質／眼窩回／直回／眼窩溝／外側溝／嗅脳溝／鈎／後頭側頭溝／海馬傍回／下側頭溝／側副溝／下側頭回／外側後頭側頭回／内側後頭側頭回／側頭葉（辺縁葉を含む）／辺縁葉／舌状回／後頭葉／鳥距溝

❸変異に富む眼窩溝

眼窩溝／側頭葉／視交叉／側頭葉／右側／左側

とくに眼窩溝の形の差に注目してほしい（図❷も参照）．この溝は左右差ではなく，個体差が大きい．また，眼窩溝は変異が多く，溝の形の型はH型66.4％，X型15.5％，Y型11.5％の頻度で認められる．

❹底面からみた嗅脳（右大脳半球）

眼窩回／脳梁／嗅索／直回／嗅三角／前交連／内側嗅条／外側嗅条／終板／前有孔質／視交叉／対角帯（対角回）／視索

視神経は視交叉で切断・除去してある．

❺嗅脳と辺縁葉

		古皮質	辺縁葉		大脳半球内側面／大脳半球底面
			原皮質	中間皮質	
嗅脳前部	嗅葉：嗅球，嗅索（前嗅核），嗅三角		内側嗅条 →	梁下野	大脳半球内側面
			外側嗅条 →	鈎／嗅内野／梨状葉	
	扁桃体の一部（由来の古い皮質内側核）				
				終板傍回	
嗅脳後部					
	前有孔質（嗅結節）			対角帯（回）	大脳半球底面

【前頭葉】底面からみると，嗅葉にかくれた嗅溝とよばれる溝がある．その内側のたかまりを直回という．嗅溝の外側には，眼窩溝とよばれる複数の溝とこれらの溝で分けられる複数の眼窩回がある（図❷）．図❸に示したようにこの場所の溝は変異に富んでおり，個体差が大きい．

【側頭葉】図❷では内側面のところで述べる状況がさらによくみえる．嗅脳溝と側副溝，その外側に後頭側頭溝，もっとも外側に下側頭溝がみえる．これらの溝によって，内側から海馬傍回，内側後頭側頭回と外側後頭側頭回，さらに2次溝を仕切りの目安にして，その外側に下側頭回がみえる．図❷では側頭葉と後頭葉の境が明瞭に示されているが，これはあくまでも区分のための便宜上の方便であって，実際には明確に仕切ることはできない．

【後頭葉】後頭葉の底面では内側端に鳥距溝がわずかにみられ，その外側が舌状回である．それより外方では個体差があるが，1次溝として側副溝と後頭側頭溝が後頭葉につづくようにみえる．このほかに多数の溝が認められるが，それらは2次溝である．

内側からみた終脳

❶内側面の外観と1次溝

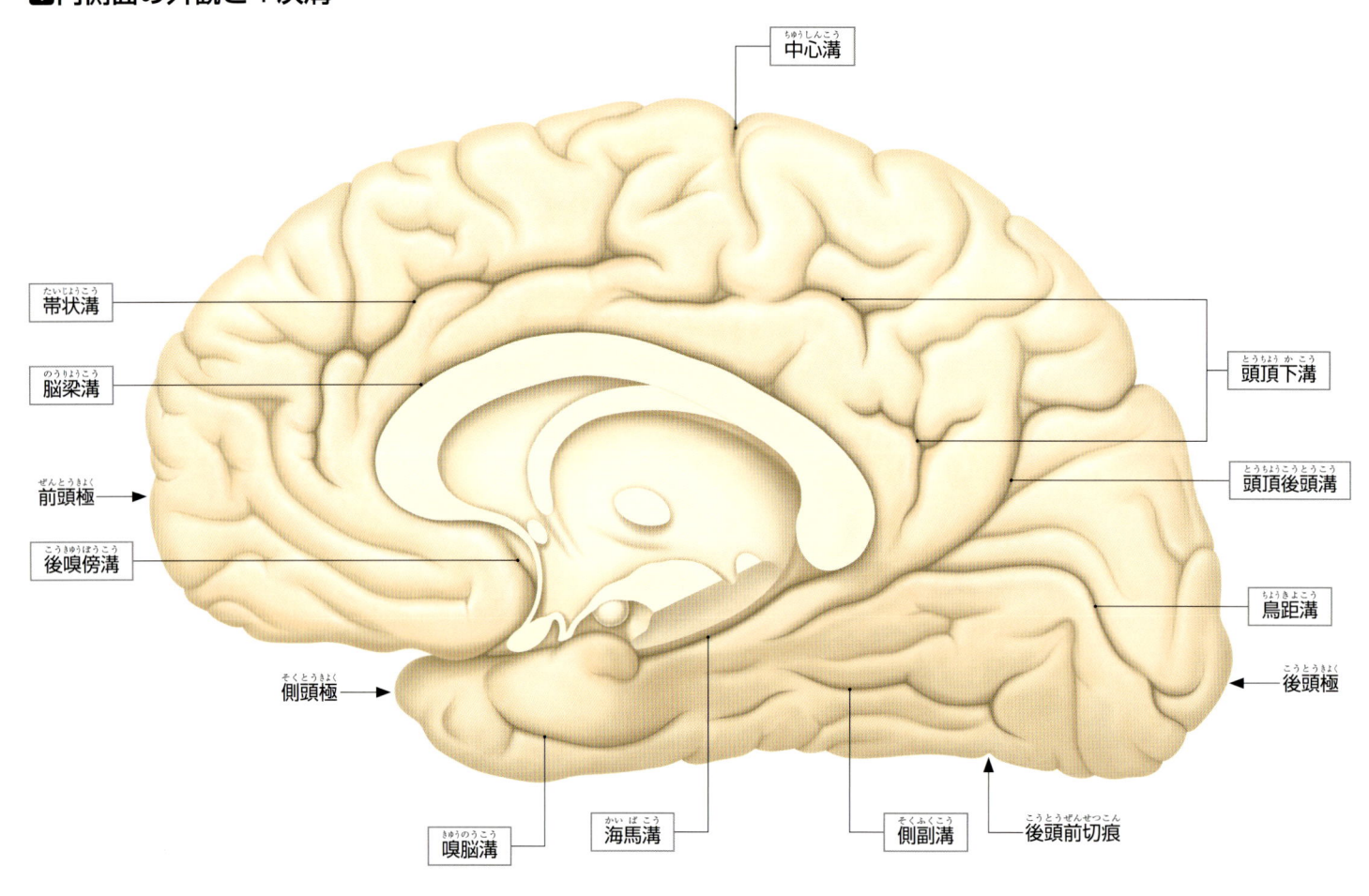

[図：脳の内側面。ラベル：中心溝、帯状溝、脳梁溝、前頭極、後嗅傍溝、側頭極、嗅脳溝、海馬溝、側副溝、後頭前切痕、後頭極、鳥距溝、頭頂後頭溝、頭頂下溝]

内側面では図❷，図❸にも示したように，新皮質よりは由来の古い辺縁葉とよばれる皮質がみられるのが特徴的である．

●各葉の溝と回

終脳の内側面（図❶）は，脳梁で代表される交連線維群を正中矢状断したあとにみられる．内側面では，新皮質に囲まれて発生由来の古い辺縁葉（図❷）がみられるのが特徴的である．ただし本書では，辺縁葉に属する部分を新皮質からのぞいて記述する．

【前頭葉】 頭側においては，帯状溝より腹側は帯状回とよばれ，辺縁葉に区分される．背側は内側前頭回とよばれる．尾側では中心溝（前頭葉と頭頂葉を境する溝）が内側にまわりこんでいて，この溝を囲むように中心傍小葉がある．したがってこの小葉は頭頂葉内側面の頭側部も占めている．

【頭頂葉】 帯状溝を尾方に延長したところに頭頂下溝が認められる．この溝の背側の回は楔前部とよばれる．頭頂後頭溝の大きく深い溝が尾方を境する．

【後頭葉】 頭頂後頭溝と後頭極のあいだに鳥距溝がある．この溝の背側部を楔部といい，腹側部を舌状回という．鳥距溝に接する背腹の領域に視覚野が，また視覚野を囲むように視覚の連合野があり，これらの領域は外側面にまでおよんでいる．後頭葉と側頭葉の内側面にも境となる溝はない．したがって後頭前切痕と頭頂後頭溝とを結んだ仮線で便宜的に仕切りとしている（図❷）．つまりこの周囲の境界は明確ではない．

【側頭葉】 側頭葉を内側面でみると，海馬傍回鉤のふくらみの外側の，側頭極の近くに嗅脳溝がある．この溝の内側は嗅覚中枢（嗅内野）であるという点でも意義は大きい．嗅脳溝から尾方をみると側副溝がある．この2つの溝の内側は辺縁葉である．これらの溝の腹外側位には後頭側頭溝があって，その内外を内側後頭側頭回と外側後頭側頭回とよんでいる．つまり前者の内側は側副溝であり，後者の外側は下側頭回である．ただし，外側後頭側頭回と下側頭回のあいだには1次溝はない．また内側・外側後頭側頭回は舌状回とのあいだにやはり1次溝をもたない（59ページ参照）．

●辺縁葉と透明中隔

【辺縁葉】 辺縁葉の名は，ブロカBrocaが提唱したGrand lobe limbiqueに由来する．彼は，大脳矢状断において脳梁とこれに接続する構造物に囲まれたくぼみを脳内部への入り口と見立て，その縁（limbus）を形づくる皮質を〈辺縁葉〉と総称した．また，こ

❷内側面の葉, 溝, 回

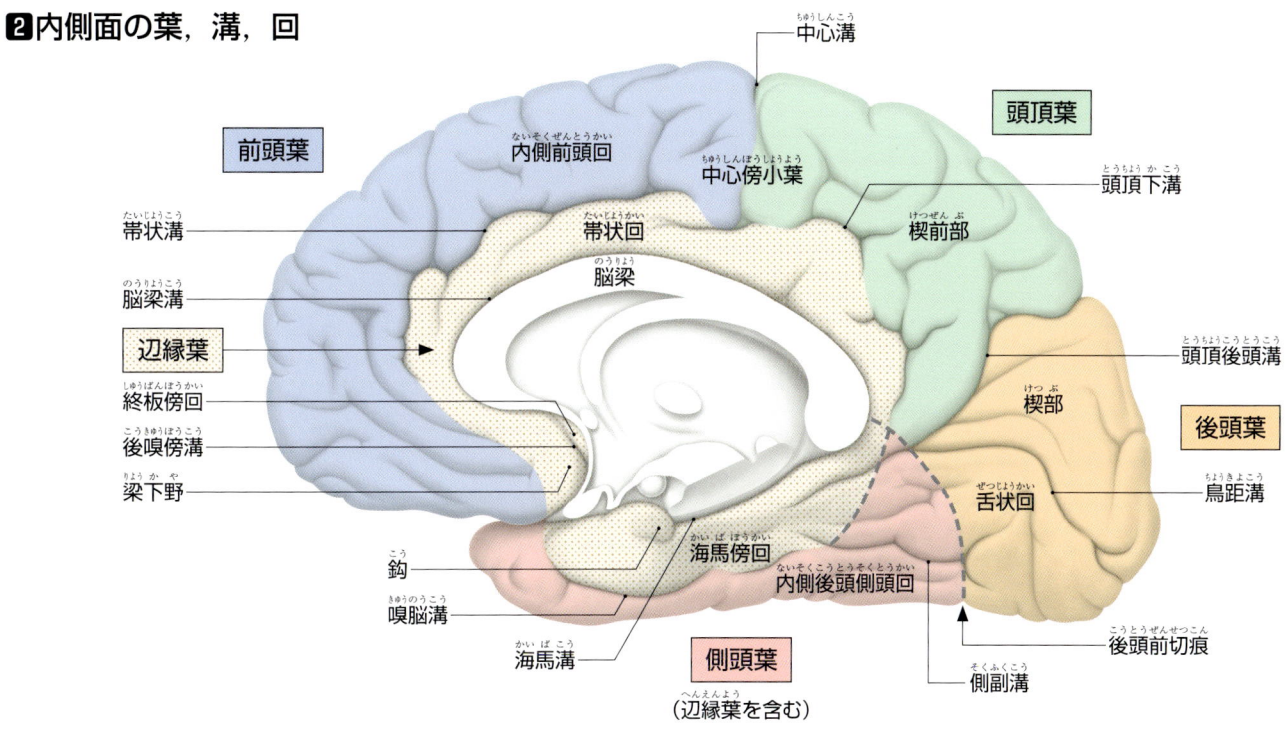

❸辺縁葉を構成する皮質

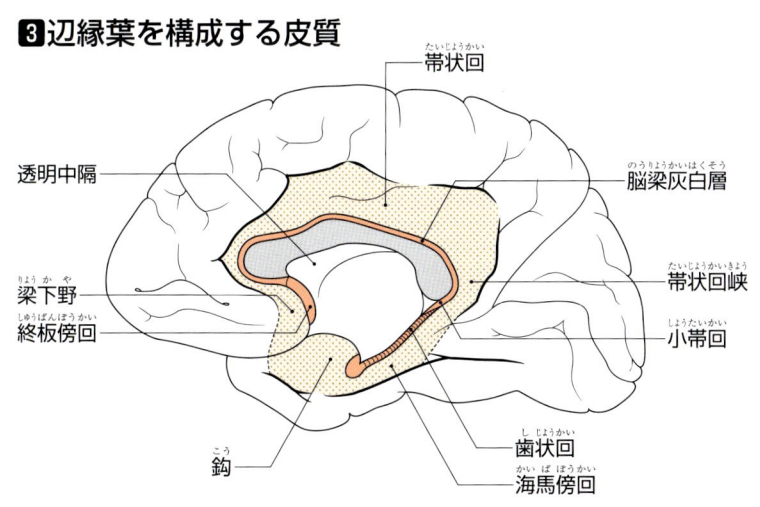

古い脳（嗅脳）とは異なり, 新しい脳では大脳皮質は層構造を有する. そのうち, 由来の古い原皮質をオレンジ色で示した. また, より新しい新皮質への移行皮質（中間皮質ともいう）を薄茶色で示した. これら両系の皮質は大脳半球内側面の辺縁域にあるので辺縁葉とよばれる. このように脳梁を中心に2つの輪が生ずるのは, 新皮質の巨大な発達にともなって, より古い皮質が大脳半球の縁に押しやられた結果である.

❹透明中隔（前額断面図）

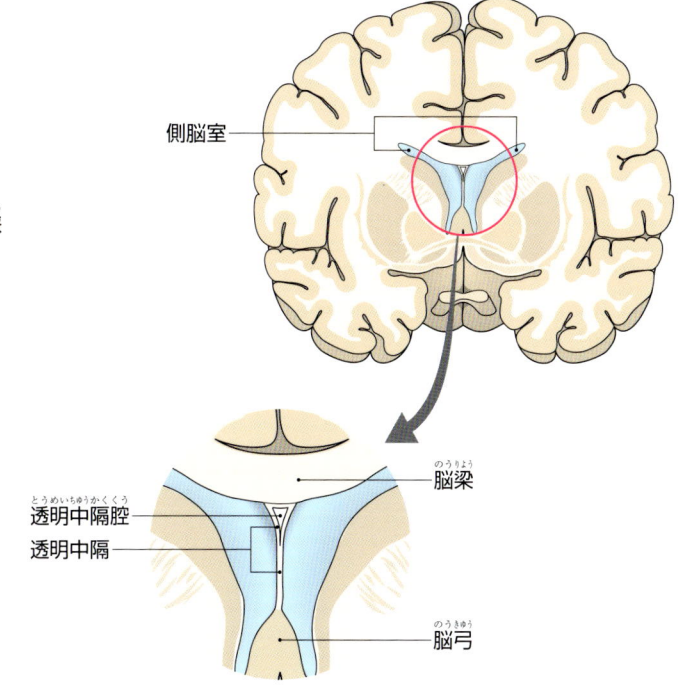

の領域が嗅脳との結びつきが深いことも指摘した. 辺縁葉とはいいかえれば, 新皮質の巨大な発達の結果, それより古い構造が大脳半球の辺縁に押しやられた姿であり, 脳梁に接して原皮質と中間皮質が内外に2つの輪を形づくる. 内側の原皮質は前方より, 終板傍回, 脳梁灰白層, 小帯回, 歯状回を含む海馬体へと腹前方につづく. 外側の中間皮質はおなじく終板傍回の前方より梁下野, 帯状回, 帯状回峡, 海馬傍回（鈎も含む）がつづく（図❸）.

【透明中隔】　半球の内側の正中面をみると, 大きく発達した脳梁と脳弓のあいだに張った薄板がみられる（図❸, 図❹）. この薄板（透明中隔板）は左右1対あって, そのあいだは狭い間隙で, 透明中隔腔とよばれる（図❹）. この腔は本来脳室とはまったく無関係である. 成人では左右の薄板が密着して腔のないことも多く, さらに薄板が2次的に穿孔して, 左右の側脳室前角が交通していることもある. 透明中隔は, 発生の途中で脳が大きく発達したために大脳皮質内側面の一部が周囲の前頭葉付近の辺縁葉から分離したもので, わずかながら皮質の構造を残している. なお分離したおおもとは中隔野であるともいわれている. 中隔野には, このほかに終板傍回, 梁下野と中隔核も含む（したがって機能的には透明中隔も辺縁葉に入るが, 機能単位と形態とはちがうことがらなので, 本書では辺縁葉に加えなかった）.

大脳皮質——①古皮質と原皮質

❶古皮質
①古皮質の位置

イヌの嗅脳
- 嗅球
- 嗅索

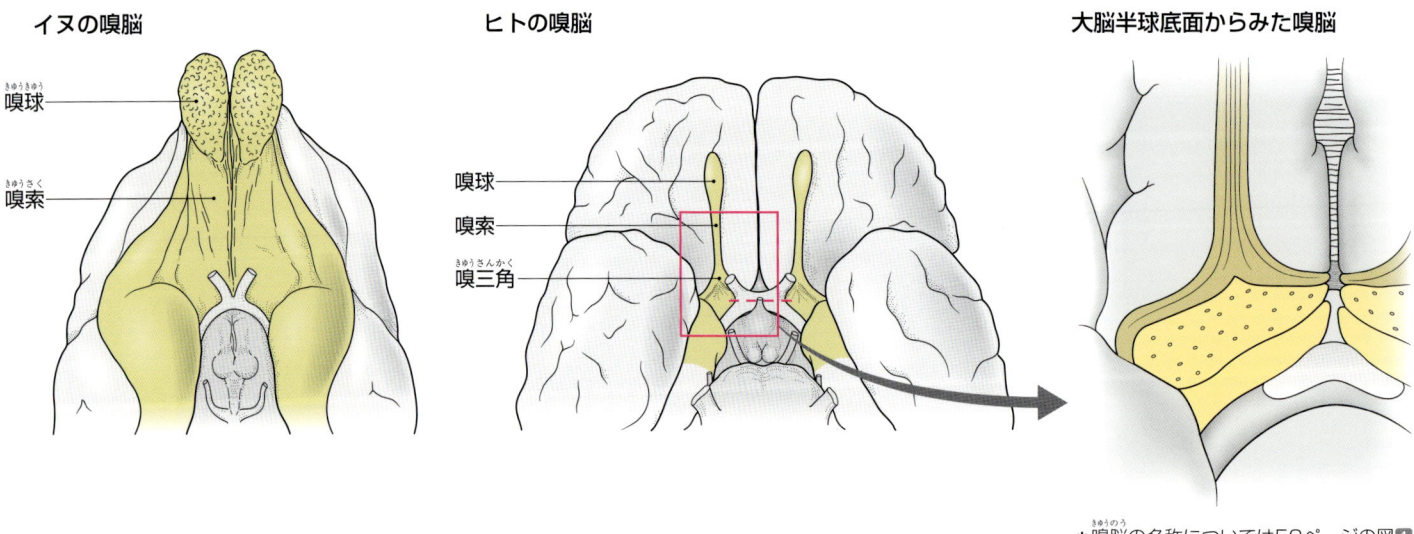

ヒトの嗅脳
- 嗅球
- 嗅索
- 嗅三角

大脳半球底面からみた嗅脳

*嗅脳の名称については59ページの図❹を参照されたい.

②嗅球の細胞構築

ブタの嗅球
- 嗅脳室
- 嗅索の線維束
- 嗅神経線維層
- 糸球層
- 僧帽細胞層
- 顆粒層

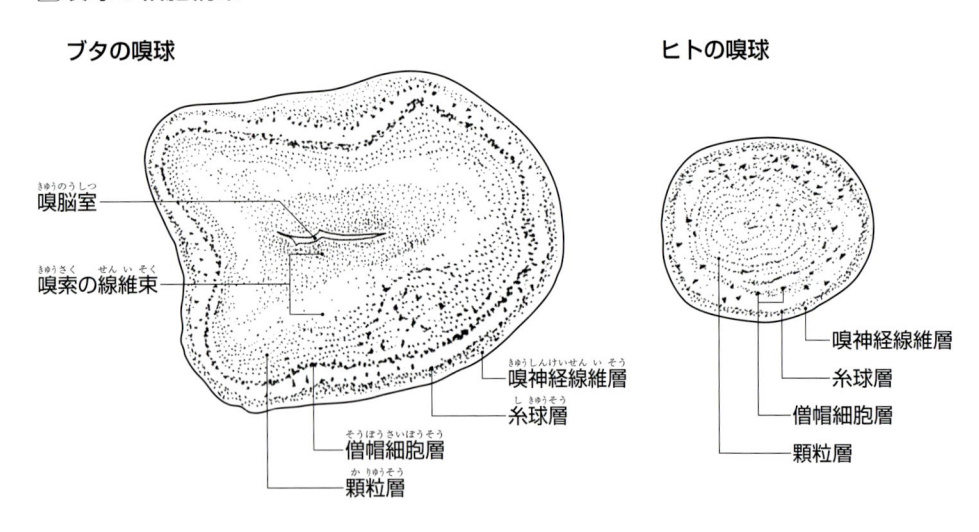

ヒトの嗅球
- 嗅神経線維層
- 糸球層
- 僧帽細胞層
- 顆粒層

嗅脳は終脳のなかでもっとも古い脳である.①に示したイヌとヒトの嗅球および嗅索の比較からもわかるように,イヌでは嗅脳が発達しているが,ヒトでは小さくて退化的である.ヒトの場合,頻度は低いが欠損することもある.②に示した断面でみる嗅球の細胞構築は,ニッスルの細胞染色による標本の模式図であるが,ブタとヒトの嗅脳内部の構築は大きく異なっており,ヒトにくらべてブタの嗅球の発達がよいのが理解できる.

ヒトと他の動物の嗅細胞の数を比較してみると,ヒトの嗅細胞が約1000万個であるのに対して,シェパード犬の場合は約2億2500万個の嗅細胞をもっている.

外表からみるとすべて一様にみえる大脳皮質も,系統発生,細胞構築,線維構築(髄構築ともいう),線維の結合様式や機能的役割など,種々の観点から分類することができる.

●系統発生からみた皮質の分類と名称

ヒトの大脳皮質は系統発生的にはもっとも発達しており,その90％が新皮質によって構成されている.新皮質は基本的には6層の神経細胞層からなり,同型皮質もしくは等皮質とよばれる.これに対して,古皮質と原皮質は6層構造をとらず,異型皮質もしくは不等皮質とよばれる.なお,異型皮質から等皮質への移行的な皮質構成を示すものを中間皮質として分ける.

古皮質,原皮質,新皮質の名称と系統発生上の新旧について,混乱をさけるためにまずはじめに正しておきたい.エディンガーEdingerは終脳を系統発生的につぎの表のように区分した.

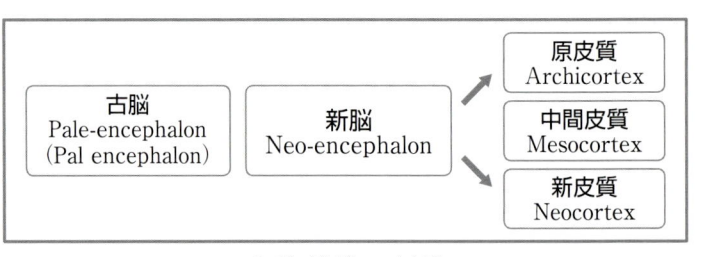

古脳 Pale-encephalon (Pal encephalon)
新脳 Neo-encephalon → 原皮質 Archicortex / 中間皮質 Mesocortex / 新皮質 Neocortex

つまり,まず終脳を古脳(嗅脳)と新脳とに区分し,さらに新脳を原皮質(原始的皮質)と新皮質(新しい6層を示す皮質)とに区分したのである.しかし,あとになって,古脳には新脳のような皮質構造がないにもかかわらず古皮質という名称に変えられてしまった経緯がある.そのため,古皮質→原皮質→新皮質のようにArchi(原始)とPaleo(古)の名称の逆転が生じてしまう結果となり,名称と構造の新旧とが合わなくなっている.

❷原皮質

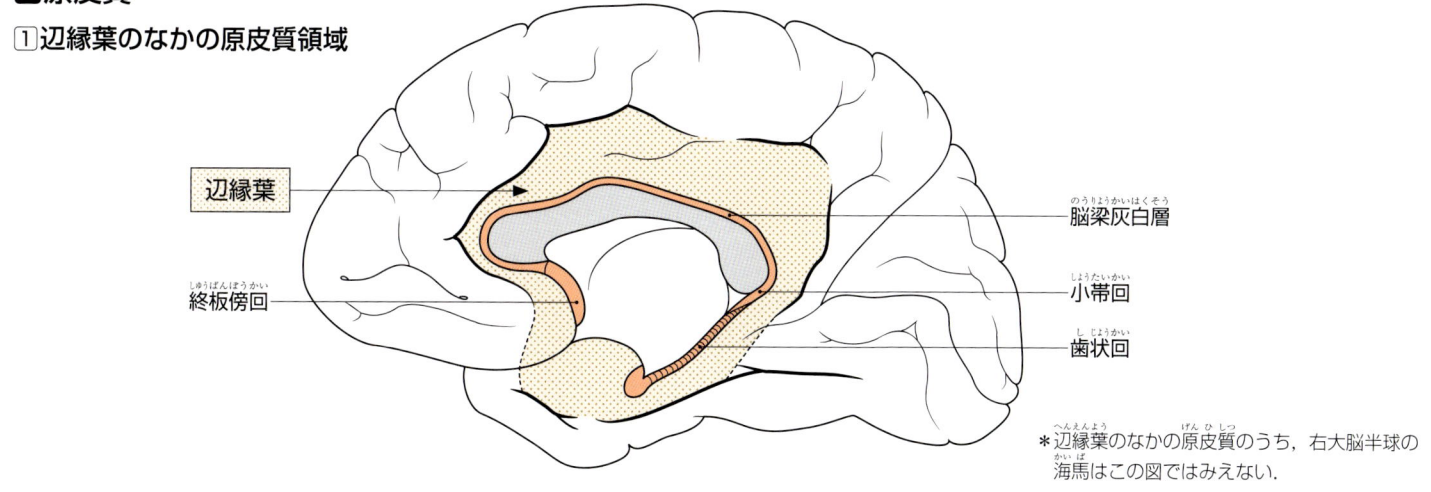

①辺縁葉のなかの原皮質領域

辺縁葉／脳梁灰白層／終板傍回／小帯回／歯状回

＊辺縁葉のなかの原皮質のうち，右大脳半球の海馬はこの図ではみえない．

②上方からみた海馬の立体図とアンモン角断面の形状

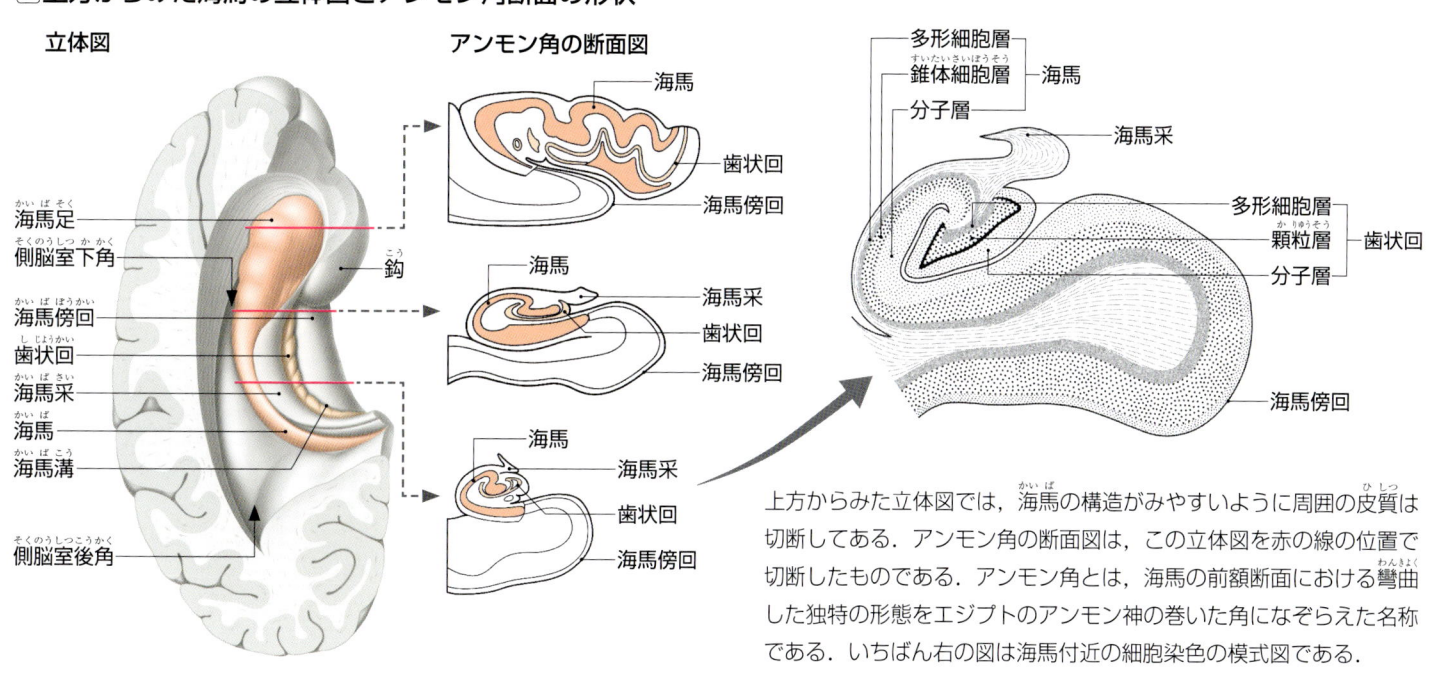

立体図：海馬足／側脳室下角／海馬傍回／歯状回／海馬采／海馬／海馬溝／側脳室後角／鈎

アンモン角の断面図：海馬／歯状回／海馬傍回／海馬采

多形細胞層／錐体細胞層／分子層／海馬／海馬采／多形細胞層／顆粒層／分子層／歯状回／海馬傍回

上方からみた立体図では，海馬の構造がみやすいように周囲の皮質は切断してある．アンモン角の断面図は，この立体図を赤の線の位置で切断したものである．アンモン角とは，海馬の前額断面における彎曲した独特の形態をエジプトのアンモン神の巻いた角になぞらえた名称である．いちばん右の図は海馬付近の細胞染色の模式図である．

なお，発生学的にArchi（原），Paleo（古），Neo（新）の接頭語のついた名称には，striatum（線条体）とcerebellum（小脳）がある．成人の脳では，原線条体は扁桃体，古線条体は淡蒼球，新線条体は被殻と尾状核であり，また原小脳は片葉小節葉で小脳の原基であり，古小脳は前葉，新小脳は後葉である．これらはいずれも名称と構造の新旧の順が合っている．

●古皮質

系統発生的にもっとも古く，ヤツメウナギ（円口類といってナメクジウオなどの原索動物についで古い動物．顎がないので無顎類ともいう）にすでに存在する．嗅脳がこれに相当する．嗅脳を代表する嗅葉（嗅球，嗅索，嗅三角）をみると，神経細胞の集積が認められるのは嗅球だけである．しかし，嗅球にしても新脳で認められるような層構造はない．図❶-②のように，外層より嗅神経線維層，糸球層，僧帽細胞層と顆粒層の4層が識別できるが，外方の2層はニューロンの突起の集合であって細胞体ではない．つまり，新皮質のような細胞体の集積による層構造とは意味あいが異なる．なお，嗅索のなかに前嗅核という神経細胞が哺乳類で認められているが，ヒトでは退化している．

●原皮質

辺縁葉のうち，終板傍回，脳梁灰白層，小帯回と海馬体（広義の海馬：海馬，歯状回と海馬台）がこれに相当する（図❷-①）．このうち海馬がヒトではもっともよく発達している．海馬（狭義）の皮質は分子層，錐体細胞層と多形細胞層の3層からなり，歯状回は分子層，顆粒層と多形細胞層の3層がみられる（図❷-②）．この原皮質の層構造は新皮質のⅠ層，Ⅴ層とⅥ層に相当する．つまり，Ⅱ～Ⅳ層は新皮質になってからできる．

大脳皮質────②新皮質

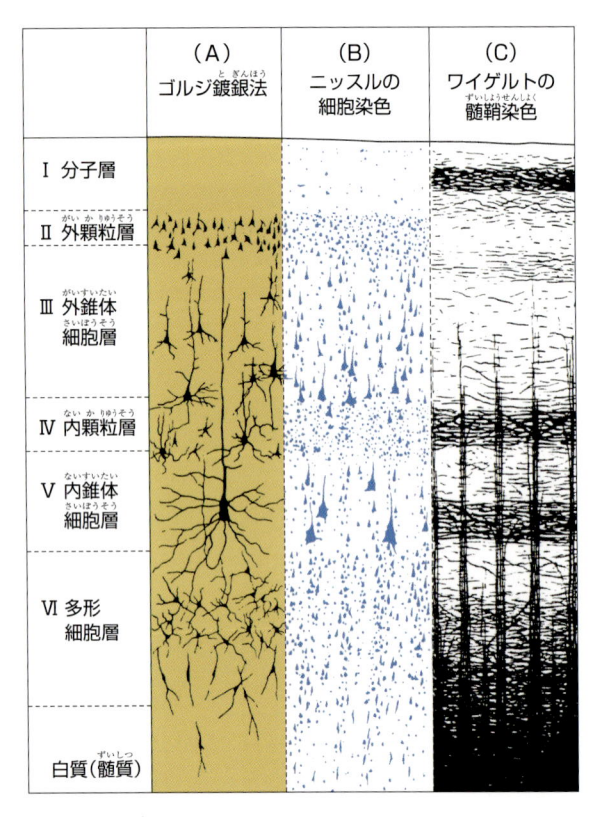

❶新皮質の層構造

	(A)ゴルジ鍍銀法	(B)ニッスルの細胞染色	(C)ワイゲルトの髄鞘染色
Ⅰ 分子層			
Ⅱ 外顆粒層			
Ⅲ 外錐体細胞層			
Ⅳ 内顆粒層			
Ⅴ 内錐体細胞層			
Ⅵ 多形細胞層			
白質(髄質)			

新皮質の細胞構築と線維構築を3種類の染色法によって示した図．(A)ではニューロン全体が，(B)ではおもに細胞体が，(C)では髄鞘が観察できる．(C)の第Ⅲ層最表層はカエス–ベヒテレフ線条，第Ⅳ層は外ベラージュ線条，第Ⅴ層は内ベラージュ線条にあたる．図の上端は大脳皮質の表面，最下部は白質(髄質)への移行部である．

❷エコノモによる新皮質の細胞構築分類
①5型の基本型

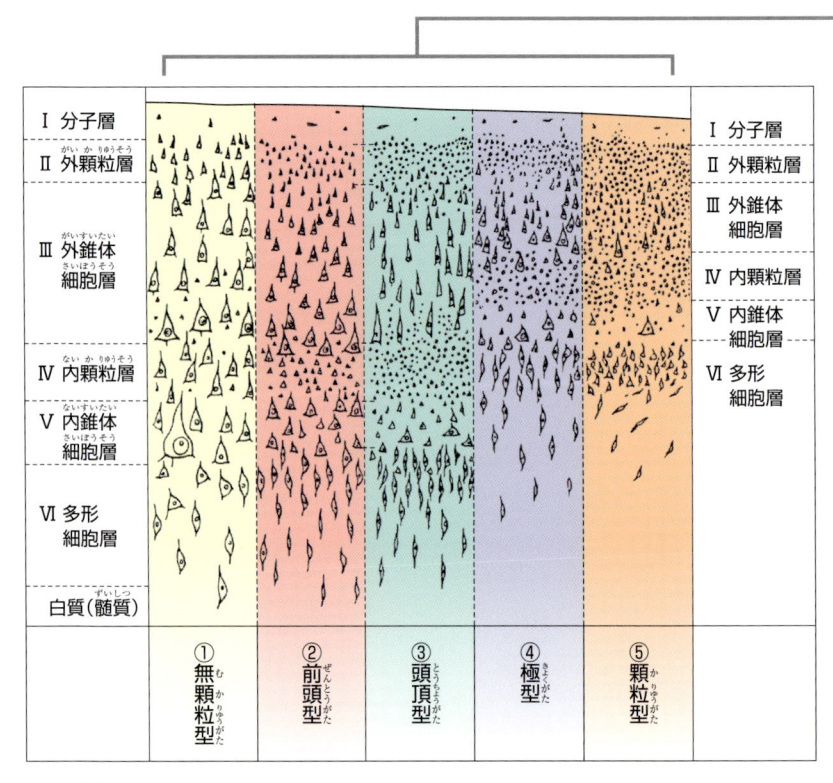

層	①無顆粒型	②前頭型	③頭頂型	④極型	⑤顆粒型
Ⅰ 分子層					
Ⅱ 外顆粒層					
Ⅲ 外錐体細胞層					
Ⅳ 内顆粒層					
Ⅴ 内錐体細胞層					
Ⅵ 多形細胞層					
白質(髄質)					

（右側ラベル：Ⅰ 分子層／Ⅱ 外顆粒層／Ⅲ 外錐体細胞層／Ⅳ 内顆粒層／Ⅴ 内錐体細胞層／Ⅵ 多形細胞層）

大脳新皮質の全域は，その皮質を構成する層の厚さと細胞の組成の異なりかたによって，図❷のような5型に分けられる．この分類はエコノモやコスキナスによる業績である．皮質の構造と機能のあいだには関係が認められ，顆粒細胞の発達の良好な皮質は感覚系に，錐体細胞の発達の良好な皮質は運動系にはたらくといえよう．このほかに，解析と判断の機能をもつ皮質領域がある．

●新皮質

新皮質の原始型は爬虫類にも認められるが，実質的には哺乳類になってから発達し，霊長類で高度に発達する．新皮質の特徴は，皮質の全領域においてその発生の途中で必ず6層の細胞層を示すことである．ただし，成体の場合でもこの基本構成を保つ領域と，6層構造が不明瞭になる領域とがある．前者は同型皮質(等皮質)，後者は異型皮質(不等皮質)とよばれる．

【細胞層】 ①第Ⅰ層：分子層もしくは表在層という．ニューロンはカハールCajalの水平細胞が散在するだけである．他の層でも同様であるが，このほかの細胞成分としてはグリア細胞が存在する．
②第Ⅱ層：外顆粒層という．顆粒状の細胞が密集した層である．
③第Ⅲ層：外錐体細胞層という．錐体状の細胞が集合している．
④第Ⅳ層：内顆粒層という．第Ⅱ層と同じく顆粒細胞が密集する．
⑤第Ⅴ層：内錐体細胞層という．大型から小型までの錐体細胞が集合している．
⑥第Ⅵ層：多形細胞層という．大きさ，形とも種々の細胞からなるが，紡錘形の細胞が多い．

【線維層】 各細胞層のなかには，皮質の表面に対してとくに水平に走る線維層が多くみられる．まず第Ⅰ層にはカハールの水平細胞の突起(樹状突起と軸索)がある．第Ⅱ層と第Ⅲ層にはカエス–ベヒテレフKaes-Bechterew線条があり，場所によって密度が異なる．第Ⅳ層には外ベラージュBaillarger線条があり，その主体は視床からの線維終末であるという．ただし，この線条は視覚領で肉眼で認識できるほど発達している(ヴィックダアジールVicq d'Azyr線条)ので，視覚領は有線領ともよばれる．第Ⅴ層には内ベラージュ線条が水平に走る．また，これらの水平に走る線維とは別に，皮質の表面に向かって垂直に走る線維もあって，これを髄放線という．おもに第Ⅲ層より深部で観察できる．

以上，〈観察できる〉とか〈みられる〉という表現をしたが，有線領だけは未処置でも肉眼的によくみえるという例をのぞけば，その細胞なり，線維束なりを肉眼的にみえるようにするためには染色を施さなければならない．図❶に一例を示したが，(A)はゴルジGolgi鍍銀法によるニューロン全体がみえる染色(黄金色)で

② 大脳皮質外側面の5型の分布のようす

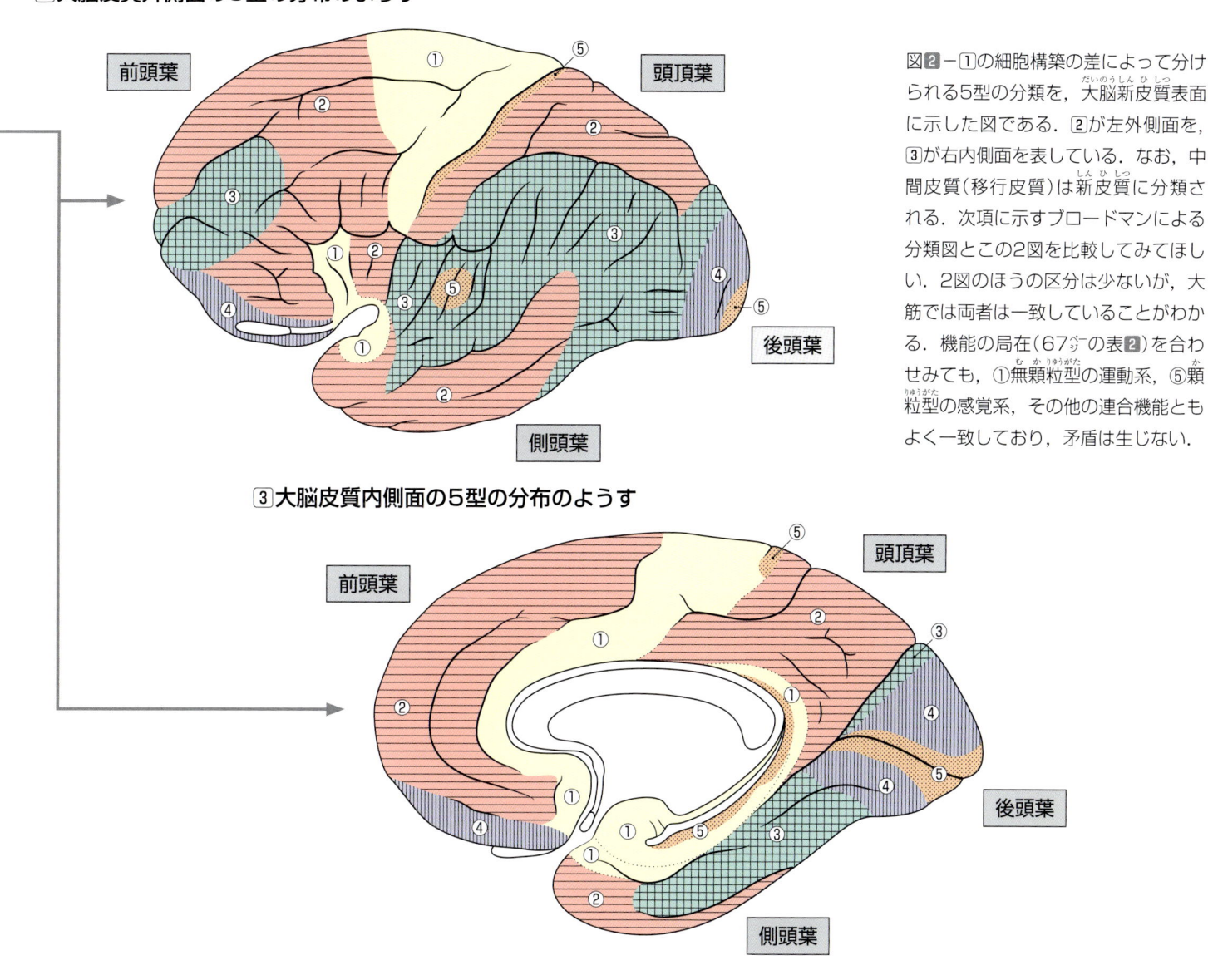

前頭葉／頭頂葉／後頭葉／側頭葉

③ 大脳皮質内側面の5型の分布のようす

前頭葉／頭頂葉／後頭葉／側頭葉

図②-①の細胞構築の差によって分けられる5型の分類を，大脳新皮質表面に示した図である．②が左外側面を，③が右内側面を表している．なお，中間皮質(移行皮質)は新皮質に分類される．次項に示すブロードマンによる分類図とこの2図を比較してみてほしい．2図のほうの区分は少ないが，大筋では両者は一致していることがわかる．機能の局在(67ページの表②)を合わせみても，①無顆粒型の運動系，⑤顆粒型の感覚系，その他の連合機能ともよく一致しており，矛盾は生じない．

ある．(B)はニッスルNisslの細胞染色で，おもに細胞体を染色(青色)する．(C)はワイゲルトWeigertの髄鞘染色で，軸索のおおいをする髄鞘(ミエリン鞘)を染色(黒色)している．

● **新皮質の細胞構築と機能との密接な関連**

新皮質の細胞層は形態的には，第Ⅰ層，第Ⅱ層と第Ⅳ層は感覚系の領域であることが明瞭で，第Ⅲ層，第Ⅴ層と第Ⅵ層は運動系の領域であることがはっきりしている．また従来一般には，水平の重層構造を重視して，第Ⅰ～Ⅳ層を外側基礎層とよんで，受容(感覚)と連合(情報の解析と判断)の層としてあつかい，第Ⅴ層と第Ⅵ層を内側基礎層とよんで運動層としてあつかってきた．しかしこれに対して，感覚領と視覚領の研究をもとにして，皮質内の各層を水平にではなく垂直方向に連鎖する細胞柱の集まりがあるといわれるようになった．この細胞柱は300μm径の円柱(バレル構造)を機能単位としており，新皮質にはこの細胞柱が約2500あるともいわれている．

エコノモEconomoとコスキナスKoskinasは，新皮質を構成する各層の厚さと細胞の組成が皮質の領域ごとに異なることに着眼して，それを以下の5型に分類した(エコノモとコスキナスの細胞構築分類)．

①無顆粒型：皮質は厚く，細胞は大型で，顆粒層が少ない．
②前頭型：皮質は厚く，錐体細胞層が比較的発達している．
③頭頂型：皮質は厚く，顆粒層の発達がよい．
④極型：皮質が薄く，顆粒層が発達している．
⑤顆粒型：皮質は薄く，大型の細胞は少なくて，顆粒細胞が発達している．

これらの5型は，発生途上で6層構造を経たのちに変化したもので，①，⑤は異型皮質に属し，②～④は同型皮質に属する．

以上のことから，新皮質の細胞構築(神経細胞体を中心にした構造)と機能とのあいだには密接な関連があることは容易に類推できるであろう．図②のエコノモによる新皮質の細胞構築分類，次ページのブロードマンBrodmannによる大脳皮質の機能地図および表②，終脳の回の名称図(55・59・61ページ)などを照合・比較しながら，皮質の分類と機能との関連について知識を整理してほしい．

大脳皮質──③機能の局在

1 ブロードマンによる新皮質の細胞構築分類（大脳皮質の機能地図）

① 大脳半球外側面

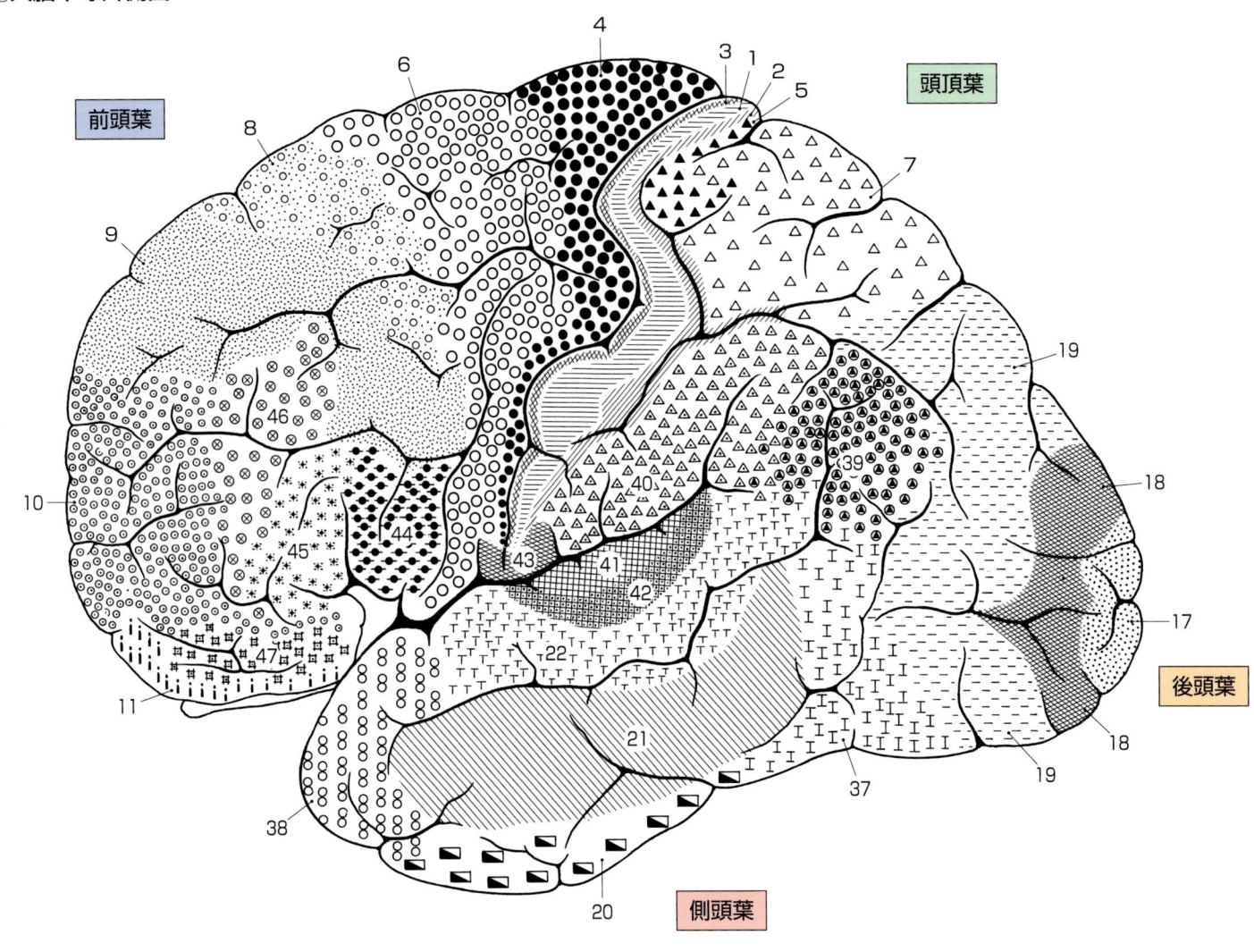

前頭葉／頭頂葉／後頭葉／側頭葉

② 外側溝の奥にかくれた皮質

　形態学的な構造と生理学的な機能の局在とのあいだには密接な関係があり，ブロードマンBrodmannはヒトやサルで大脳皮質を分類して地番づけをした．つまり，外表にある1〜47野と52野に加えて，外側溝の深部にあるため外表からはみえない57野を合わせた，計49の地番がついている（図1）．ただし48〜51野はヒトでは欠番である．

　このブロードマンの分類は，前項のエコノモの分類図と大筋はおなじでも，機能面が考慮されてより細かく分類されているため，今日においても皮質分野を区分する標準としておおいに使われている．なお，日本の成書では外側溝の奥にかくれた皮質の区分は示されていないので，原書より引用した．

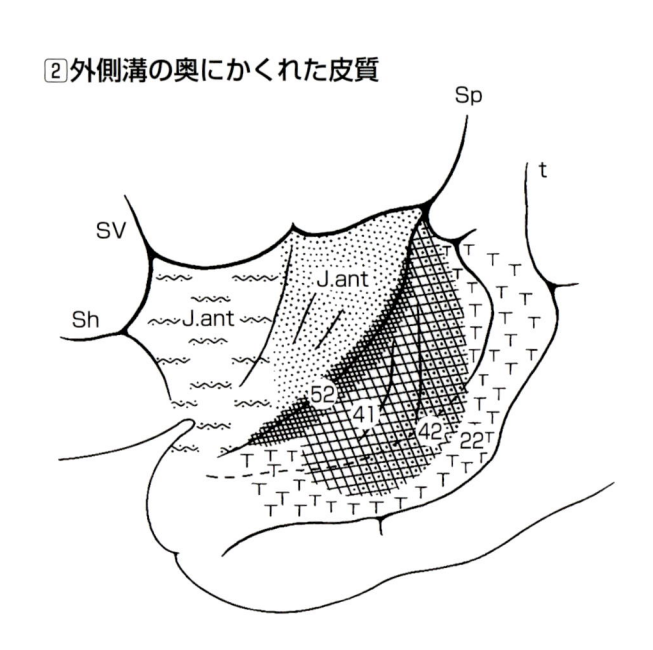

3 **大脳半球内側面**

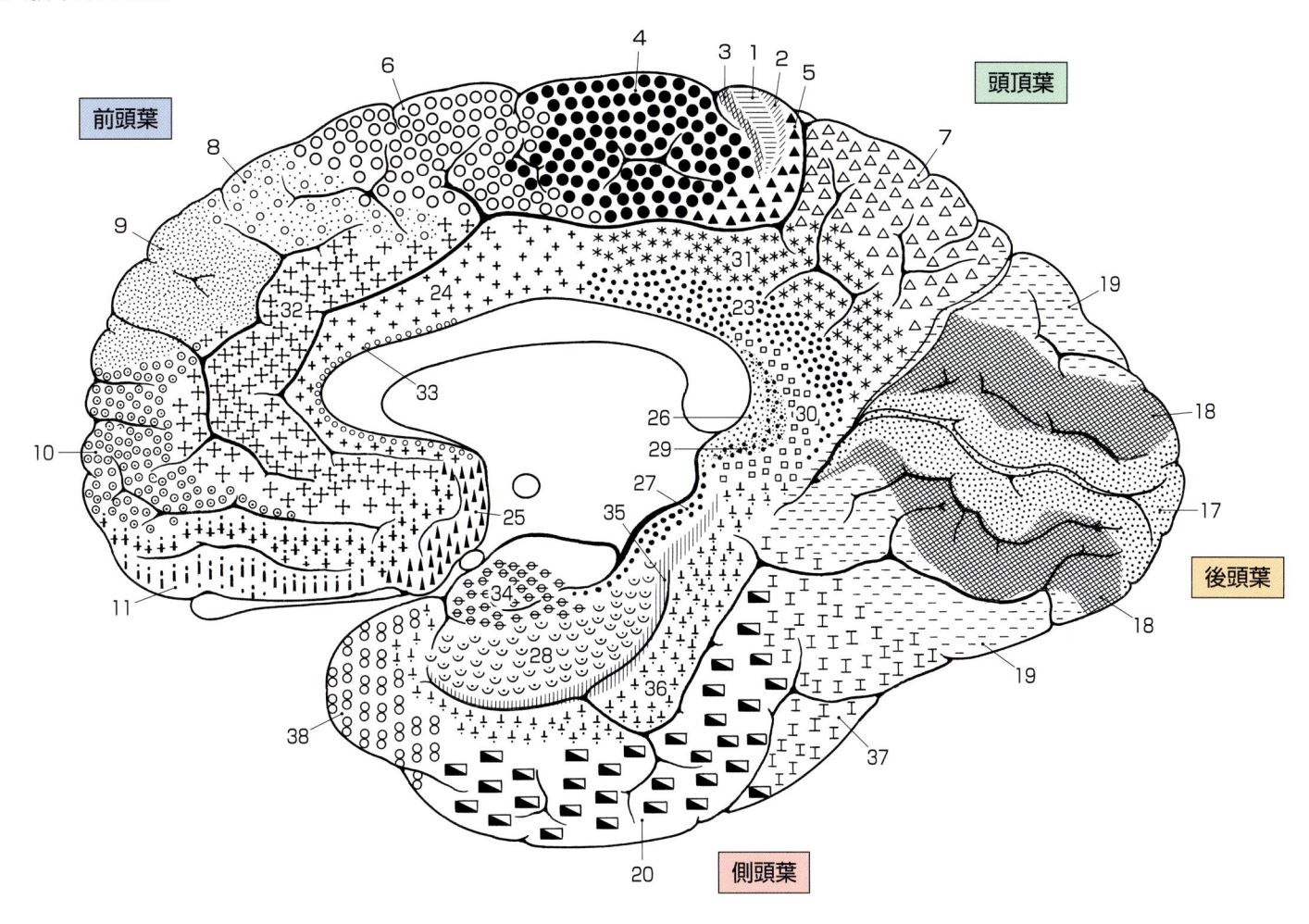

2 各葉のおもな回と機能の局在

	回，溝の名称	ブロードマン分野	機能局在
前頭葉	中心前回 中心前回頭方 さらに頭方 下前頭回 下面後部	4野 6野 8，9，10，11野 44，45野 47野	運動野（体部位局在） 運動前野（運動の統合） 前頭前野（前頭連合野）　とくに8野：前頭眼野（眼球運動） 運動性言語野（ブロカの運動性言語中枢） 自律神経中枢，辺縁系
頭頂葉	中心後回 中心前・後回融合部，弁蓋部 上頭頂小葉 下頭頂小葉	3，1，2野 43野 5，7野 39，40野	感覚野（体部位局在） 味覚野 感覚性連合野 頭頂連合野
後頭葉	鳥距溝の背側の回 さらに背腹の接する回	17野 18，19野	視覚野 視覚性連合野
側頭葉	横側頭回 横側頭回 上側頭回，角回 海馬傍回鈎付近	41野 42野 22，39野 28野	聴覚野（上側頭回の弁蓋部を反転した位置） 聴覚性連合野 聴覚性言語野（ウェルニッケの感覚性言語中枢） 嗅覚野

＊この表では，各葉の主要な回にかぎってその地番と機能を示した．

大脳髄質 ── ①交連線維

❶左右の古皮質（嗅脳）を連絡する前交連（前額断面図）

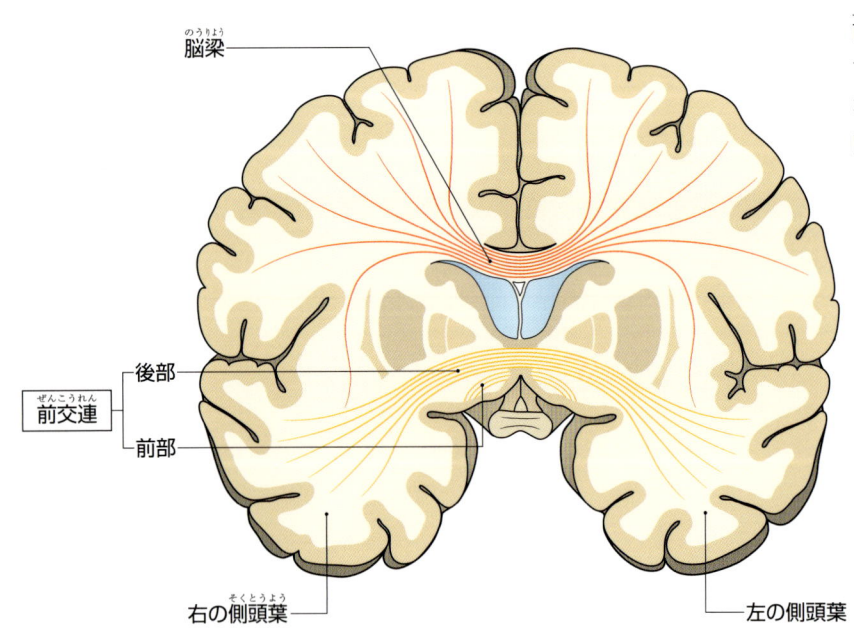

脳梁／後部／前交連／前部／右の側頭葉／左の側頭葉

前交連は前後の2部に区別される．前部は左右の嗅脳を連絡するもので，ヒトでは退化的である．左右の側頭葉（新皮質）を連絡するものが後部で，量的には後部のほうが多い．この図では新皮質の交連線維である脳梁も図示してある．

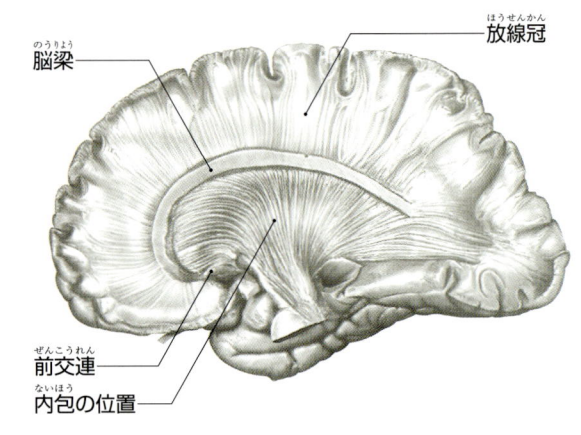

脳梁／放線冠／前交連／内包の位置

脳梁と前交連の線維の走行のようすを立体的に示した．内包から各皮質にいたる放線冠の走行も合わせて観察してほしい．

❷左右の原皮質（海馬）を連絡する脳弓交連

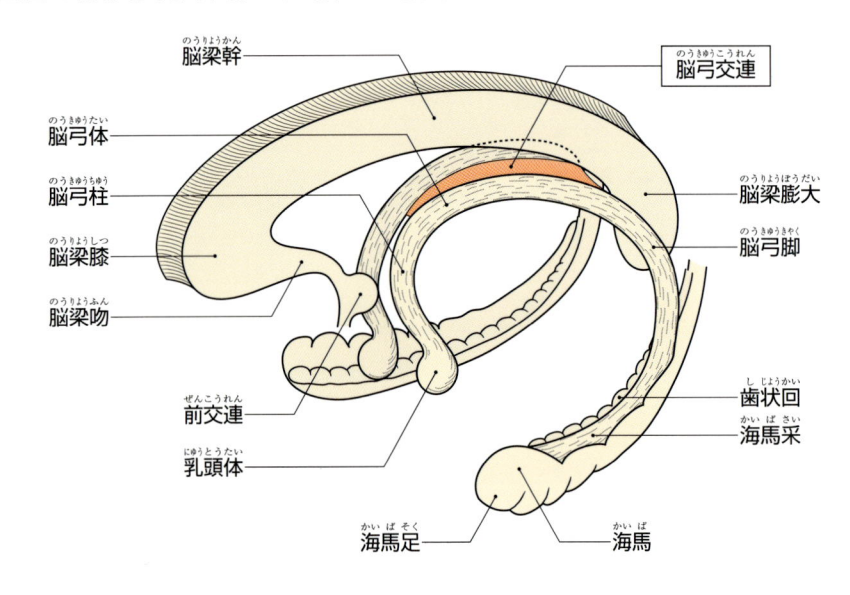

脳梁幹／脳弓交連／脳弓体／脳弓柱／脳梁膝／脳梁吻／脳梁膨大／脳弓脚／前交連／歯状回／海馬采／乳頭体／海馬足／海馬

発生由来の古い原皮質は，巨大に成長する新皮質に圧迫されて大脳半球の辺縁域に押しやられる（53ページの図❷-②参照）．そのため，左右の脳弓のあいだを結ぶ交連線維，すなわち脳弓交連は，脳表からはみることができない．図譜の「間脳と終脳の内部」（117～127ページ）も参照して位置関係を把握してほしい．

●3系統に分けられる大脳髄質の線維連絡

皮質下（大脳髄質）における線維連絡は，交連線維束（左右の大脳半球を結ぶ交叉線維の束），連合線維束（終脳内の同側の各皮質を結ぶ線維の束，すなわち同高同側の連絡），投射線維束（交叉，非交叉を問わず，高さの異なる構造を結ぶ線維の束，たとえば，終脳と間脳，終脳と小脳，終脳と脳幹や脊髄といった関係）の3系統に分けられる．なお，脳梁のすぐ背側で大脳半球を水平断すると，大脳髄質（白質）は半卵円形で最大の断面積を示すので，これを半卵円中心といい，両側合わせた状態を卵円中心とよんでいる．

●交連線維

この線維束は系統の古い順に，古皮質（嗅脳）に対しては前交連が，原皮質（海馬）に対しては脳弓交連が，そして新皮質に対しては脳梁が，それぞれ交連線維として発生する．

【前交連】　嗅脳は終脳の母家に相当するところであるが，この左右の嗅脳（ただしヒトでは嗅球）を連絡する線維が前交連である（図❶）．前交連線維が生ずる位置は終板の腹側部である．この両側には左右の側頭葉が中頭蓋窩のなかに納まっている．側頭葉は新皮質に属する構造であるが，側頭葉の頭側部分は左右の連絡に前交連の尾側部を借りるようになった．

【脳弓交連】　海馬から出て間脳の乳頭体にいたる線維の通り路が左右の脳弓である．この左右の原皮質を連絡するのが脳弓交連である（図❷）．図のように海馬から出た線維の束が海馬采となって，

❸ 左右の新皮質を連絡する脳梁

① 脳梁の線維構成（オナガザルの例）

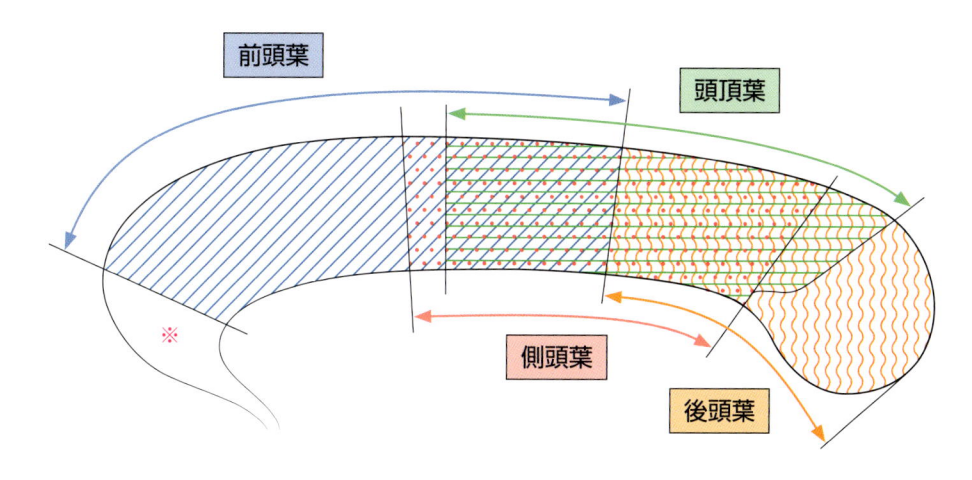

図はヒトの脳梁ではないが，新皮質の各所の交連線維の通過するようすがよくわかる．とくに各葉の左右が交叉する位置が重複していることに注目してほしい．なお，※印を通る線維の由来は不明であるが，おそらく前頭葉の線維が交叉する可能性が大きいと思われる．この所見はヒトにも適用できると考えられる．

② 前額断面でみる脳梁の線維連絡

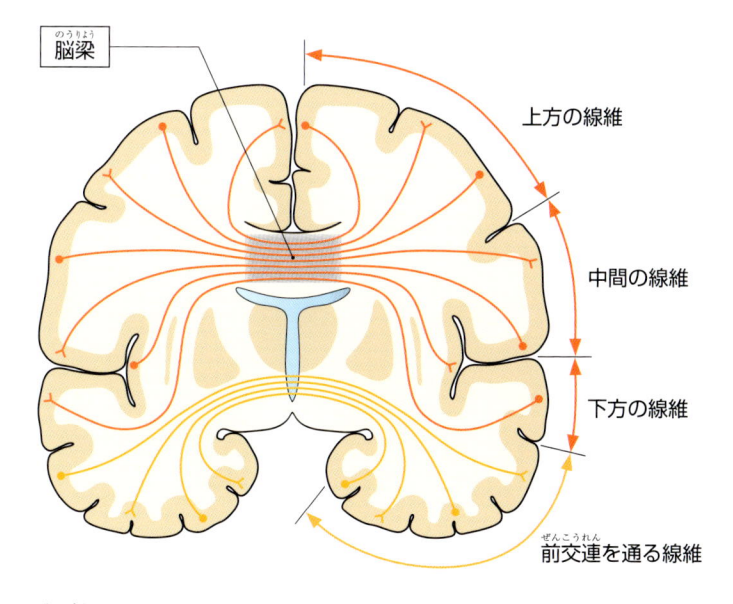

前交連を通る交連線維も合わせて示した．

③ 水平断面でみる脳梁の線維連絡

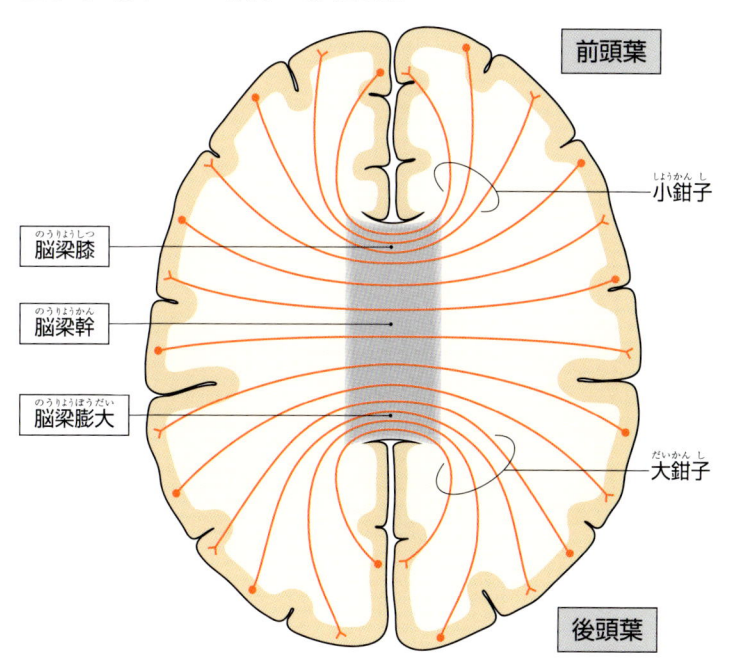

はじめ尾方に，ついで背方へ，さらに頭方へと弧状もしくはC字状に回転する．つまり，脳弓脚→脳弓体→脳弓柱を経て乳頭体にいたる．このあたりの脳弓は脳梁の腹側位にある．そして左右の脳弓脚のあいだを結ぶように脳弓交連がみられる．なお，脳弓柱は腹側でかつ尾方に走るが，第3脳室の表面から間脳の実質内にもぐって乳頭体に入る．

【脳梁】 系統発生的にもっとも新しい交連線維束である．大脳半球の発達にともなうC字状回転に対応して発達し，脳梁吻，脳梁膝，脳梁幹，脳梁膨大の4部からなる（図❷）．新皮質の発達がヒトではきわめてよいので，一般的には脳梁もきわめてよく発達している．近年MRIの発達によって，この脳梁の形態が正確に把握されるようになったが，1％弱の頻度で脳梁が欠損するか，大きな発育不全を示す例を著者は経験している．左右の脳の連絡をどこで代行しているのかは明らかではないが，機能不全は認められないという．

脳梁は大脳半球（新皮質）の両側を結ぶが，左右の前頭葉，頭頂葉，側頭葉，後頭葉それぞれの交連線維の通る位置は必ずしも独占的ではなく，通り路に重複がある（図❸-①）．ただし，各葉の頭尾の長さと，それぞれの位置関係を考慮すると，このような重複状況は当然のことのように思える．なお，図❸-③の水平断面図では，図❸-①のような重複状況を表現していないことを断っておく．

大脳髄質 ── ②連合線維

❶連合線維束の剖出標本

弓状線維
上縦束
鈎状束
下前頭後頭束

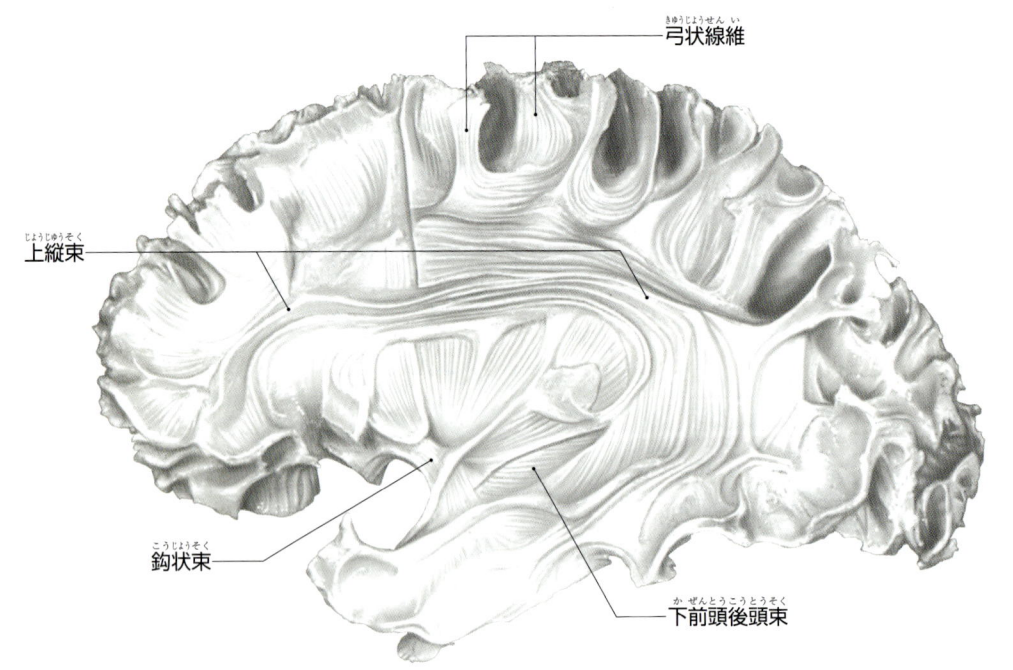

図❶は，大脳半球表面の皮質を削りとっていき，目標とする線維束の走行を立体的に浮きださせたものである．このようにして把握した各連合線維束の走行を立体的模式図として示したものが，図❸と図❹である．この図では，上縦束，下前頭後頭束，鈎状束の走行がみえる．

＊鈎状束は2種類ある．もうひとつは小脳のIAK（索状傍体）を通る線維であるが，両者は別々の線維束であるので注意されたい．

❷前額断面でみた連合線維束の位置

帯状束
上前頭後頭束
尾状核
レンズ核 ─ 被殻／淡蒼球
扁桃体
上縦束
島
前障
下前頭後頭束
下縦束

各種の連合線維束のおおよその位置を示した．前額断面図であるので鈎状束の位置は図示できない．なお，連合線維束の位置関係をはっきりさせるために，尾状核，レンズ核，扁桃体などの大きさや形は強調して描いてある．

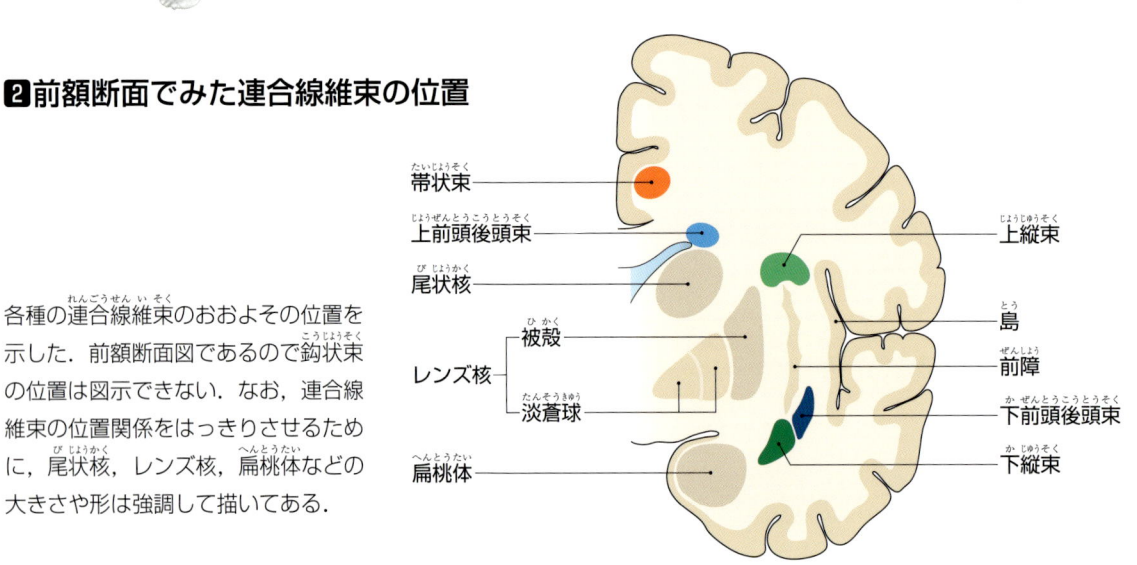

● 連合線維

終脳内の同側の各皮質を結んでいる線維束が連合線維である．隣接の回を結ぶ弓状線維とよばれる短い線維束と，もっとはなれた皮質同士を結ぶ走行の長い線維束がある．ヒトでは非常に発達がよい．長い線維束には以下のものが知られている．

【上縦束】 前頭葉，頭頂葉，後頭葉，側頭葉のあいだを結ぶ線維束で，島の背側端を通過する．なお，側頭葉に向かうものは弓状に彎曲する（図❶，図❸）．

【前頭後頭束】 走行によって背腹に二分される．上前頭後頭束は，尾状核の背側縁を通って前頭葉と後頭葉を結ぶ線維束である．放線冠によって上縦束と分けられる（図❷）．下前頭後頭束も前頭葉と後頭葉を結ぶが，レンズ核（淡蒼球と被殻）の腹外側縁を通り，外側矢状層のなかに含まれる（図❶，図❸）．

【鈎状束】 前頭葉の底面（眼窩回）と側頭葉の頭側部分を結ぶ線維束である（図❶，図❸）．その名のように外側溝の基部を鈎状に曲がる走行をとる．

【帯状束】 大脳半球内側面において帯状回や海馬傍回のおもに短い線維構成からなる束で，大脳辺縁葉の連絡路である（図❹）．

【下縦束】 側頭葉と後頭葉を結ぶ線維束である．側脳室の下角と後角の外側を通り，尾側では外側矢状層に加わる（図❹）．
　外側矢状層は頭頂葉尾端あたりの側脳室後角をおおうように存在する．これを構成する主要素は，視放線（外側膝状体から視覚領へいく線維束，72ページの図❶参照）である．なお，外側矢状層の内側には内側矢状層がある．ここは後頭葉から上丘や外側膝状体へいく線維が通る．さらに，その内側で脳室壁の外側は壁板で，脳梁膨大から腹外方へ向かう交連線維束がある．

❸ 外側からみた連合線維束の走行

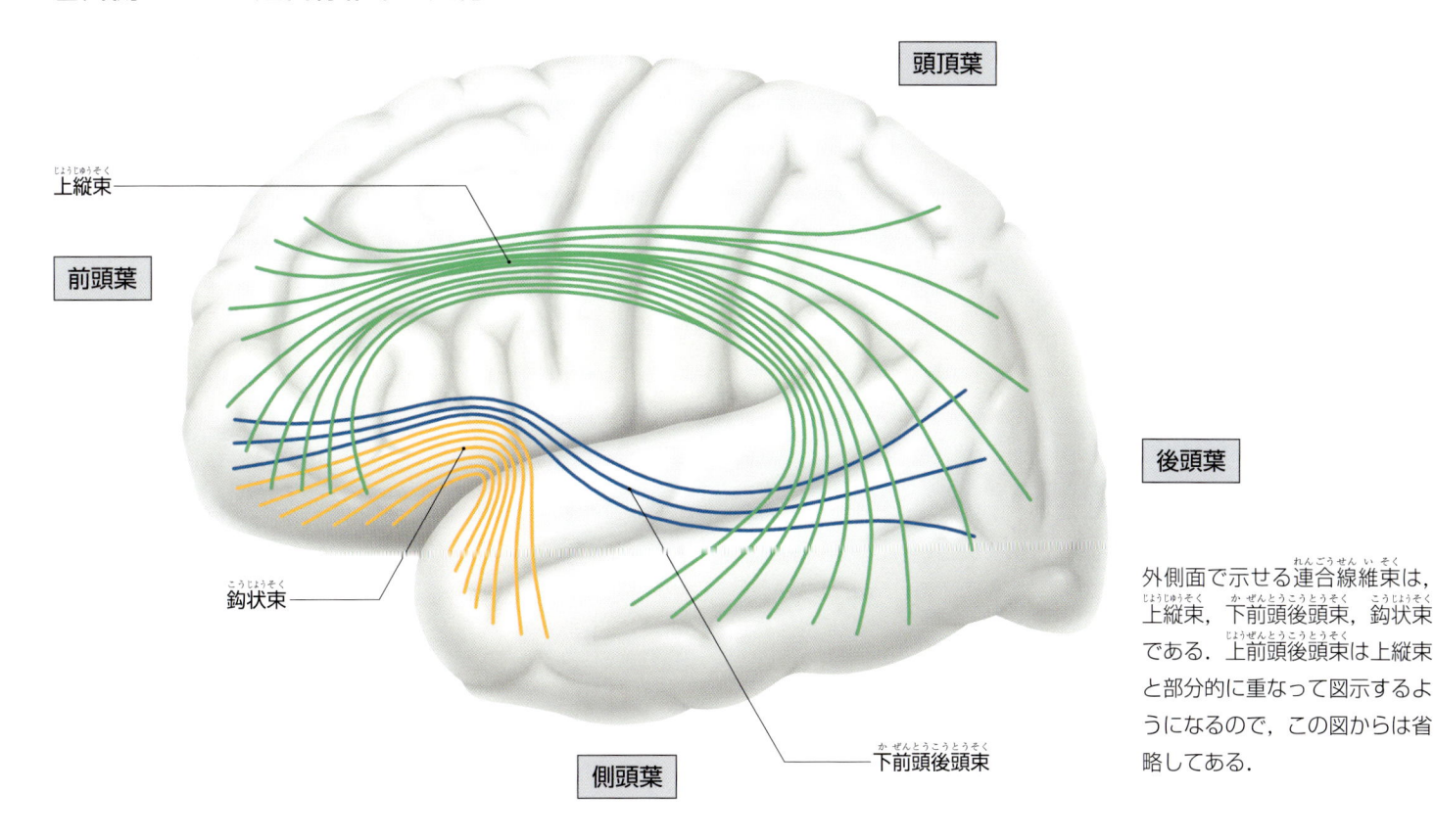

- 上縦束
- 前頭葉
- 頭頂葉
- 鈎状束
- 後頭葉
- 側頭葉
- 下前頭後頭束

外側面で示せる連合線維束は，上縦束，下前頭後頭束，鈎状束である．上前頭後頭束は上縦束と部分的に重なって図示するようになるので，この図からは省略してある．

❹ 内側からみた連合線維束の走行

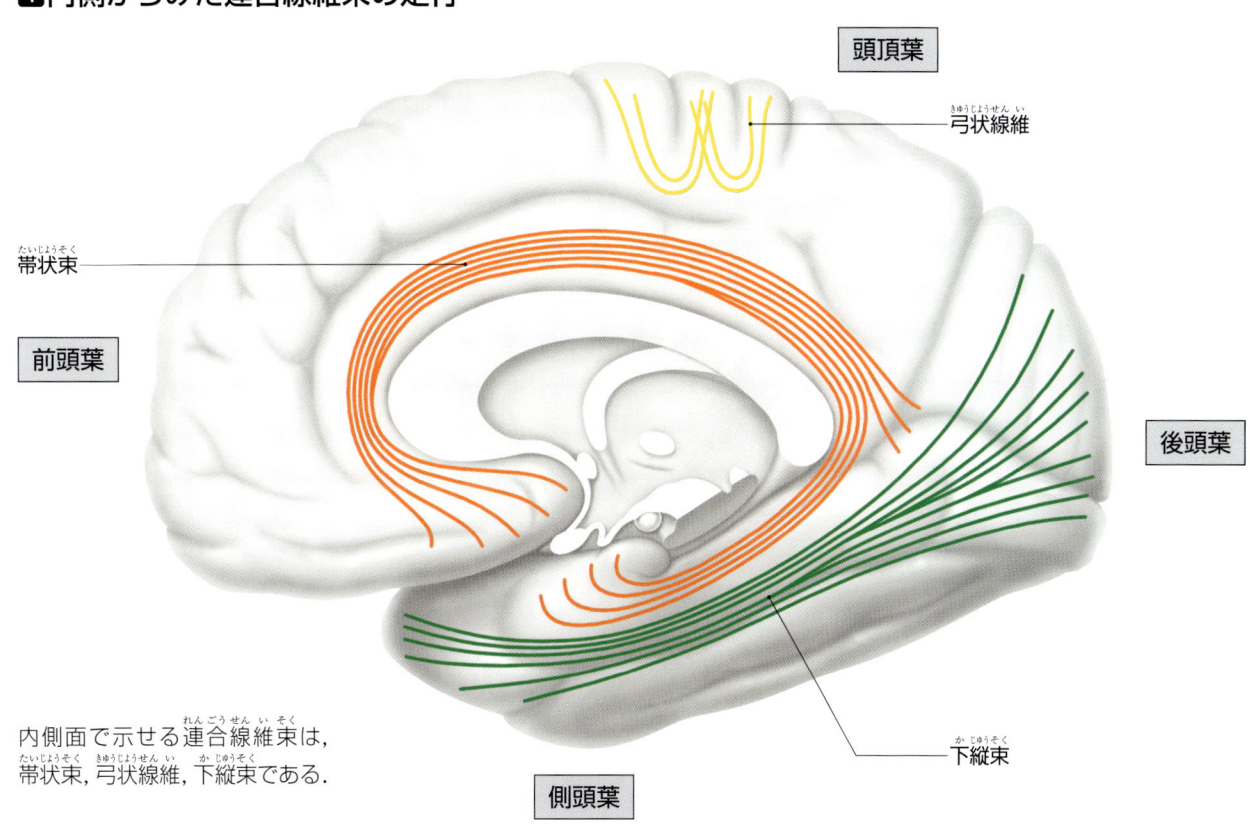

- 帯状束
- 前頭葉
- 頭頂葉
- 弓状線維
- 後頭葉
- 下縦束
- 側頭葉

内側面で示せる連合線維束は，帯状束，弓状線維，下縦束である．

大脳髄質────③投射線維

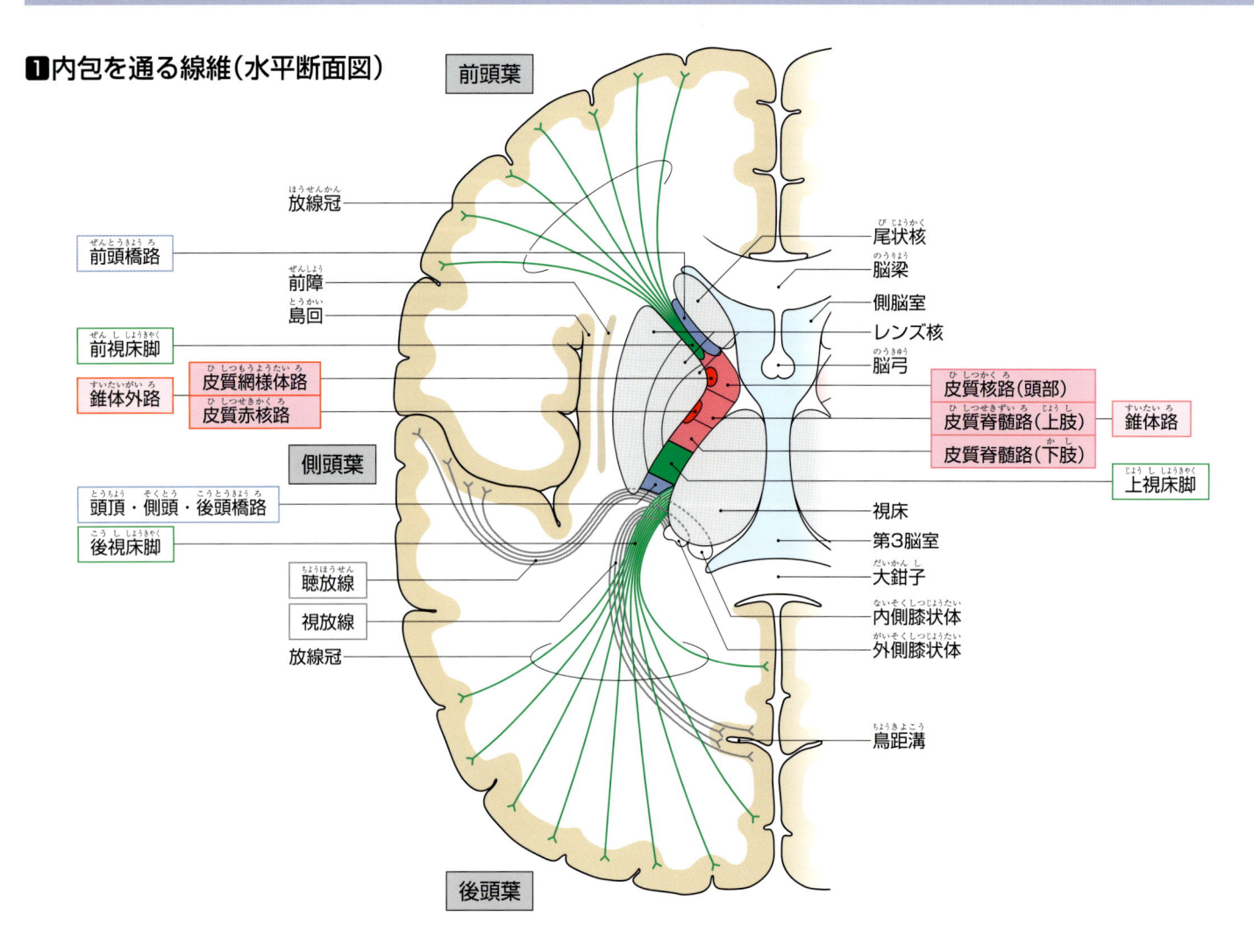

❶内包を通る線維（水平断面図）

（図中ラベル）
前頭葉／放線冠／前頭橋路／前障／島回／前視床脚／皮質網様体路／錐体外路／皮質赤核路／側頭葉／頭頂・側頭・後頭橋路／後視床脚／聴放線／視放線／放線冠／後頭葉／尾状核／脳梁／側脳室／レンズ核／脳弓／皮質核路（頭部）／皮質脊髄路（上肢）／錐体路／皮質脊髄路（下肢）／上視床脚／視床／第3脳室／大鉗子／内側膝状体／外側膝状体／鳥距溝

　内包は水平断面上では〈く〉の字の形をしており，屈曲部を内包膝，これより前方を前脚，後方を後脚という．後脚はさらに視床とレンズ核よりも後方に広がり，レンズ核後端より後方を走る線維群をレンズ後部，レンズ核後脚の腹側を走る線維群をレンズ下部という．
　内包を通る線維束は図❶のようにそれぞれ一定の場所を占める．錐体路である皮質核路と皮質脊髄路の外側の一部には，錐体外路の皮質網様体路と皮質赤核路が通る．皮質脊髄路は上肢と下肢に向かう線維束に分かれる．前視床脚と後視床脚から出る放射状の線維が放線冠であるが，水平断面図の都合上，上視床脚から出る線維と下視床脚はみえない．外側膝状体から出る視放線は，レンズ後部を通って後頭葉の鳥距溝の周囲にある視覚野に終わる．内側膝状体から出る聴放線は，レンズ下部を通って側頭葉の横側頭回にある聴覚野に終わる．

●投射線維

　大脳皮質はそれより下位にある脳と密接な連絡をもっている．下位の脳から皮質に上行してくる求心性線維と皮質より下行する遠心性線維はどちらも投射線維という．終脳で認められる投射線維は2種類である．ひとつは脳弓で，もうひとつは内包である．

【脳弓】　原皮質である海馬（終脳）と間脳の乳頭体を結ぶ線維束である．そのようすは「交連線維」の項（68ｼﾞの図❷）に示してあるので，合わせて参照されたい．

【内包】　視床とレンズ核（淡蒼球と被殻）のあいだ，およびレンズ核と尾状核のあいだを分断して走る線維束で，大脳皮質に出入りする線維が通る（図❶）．
　皮質に入る線維は，視床で中継されてくる上行性の線維束であり，体性感覚系が多い（46～47ｼﾞ参照）．上行性の線維は前，後，上，下の視床脚（46ｼﾞの図❷参照）を通って狭い内包から大脳皮質全域に分布するので，途中で放射状に広がる放線冠とよばれる広がりをみせる（68ｼﾞの図❶参照）．
　一方，皮質から出ていく線維としては，中心前回（運動野）より出発し，脳幹の脳神経運動核と脊髄の前角細胞にコンタクトする錐体路とよばれる線維束が，ヒトではもっとも目立つ存在かもしれない．前者にコンタクトする経路を皮質核路，後者にコンタクトする経路を皮質脊髄路という．この系の機能は随意筋（骨格筋）の運動開始の引き金役をすることである．
　さらに，大脳皮質の発達とあいまって小脳も大きくなると，大脳皮質の情報を小脳に伝える連絡路ができるようになる．この系ではその連絡路の途中に橋核が介在するので，皮質から橋核までの経路はそれぞれ前頭橋路，頭頂橋路，側頭橋路，後頭橋路とい

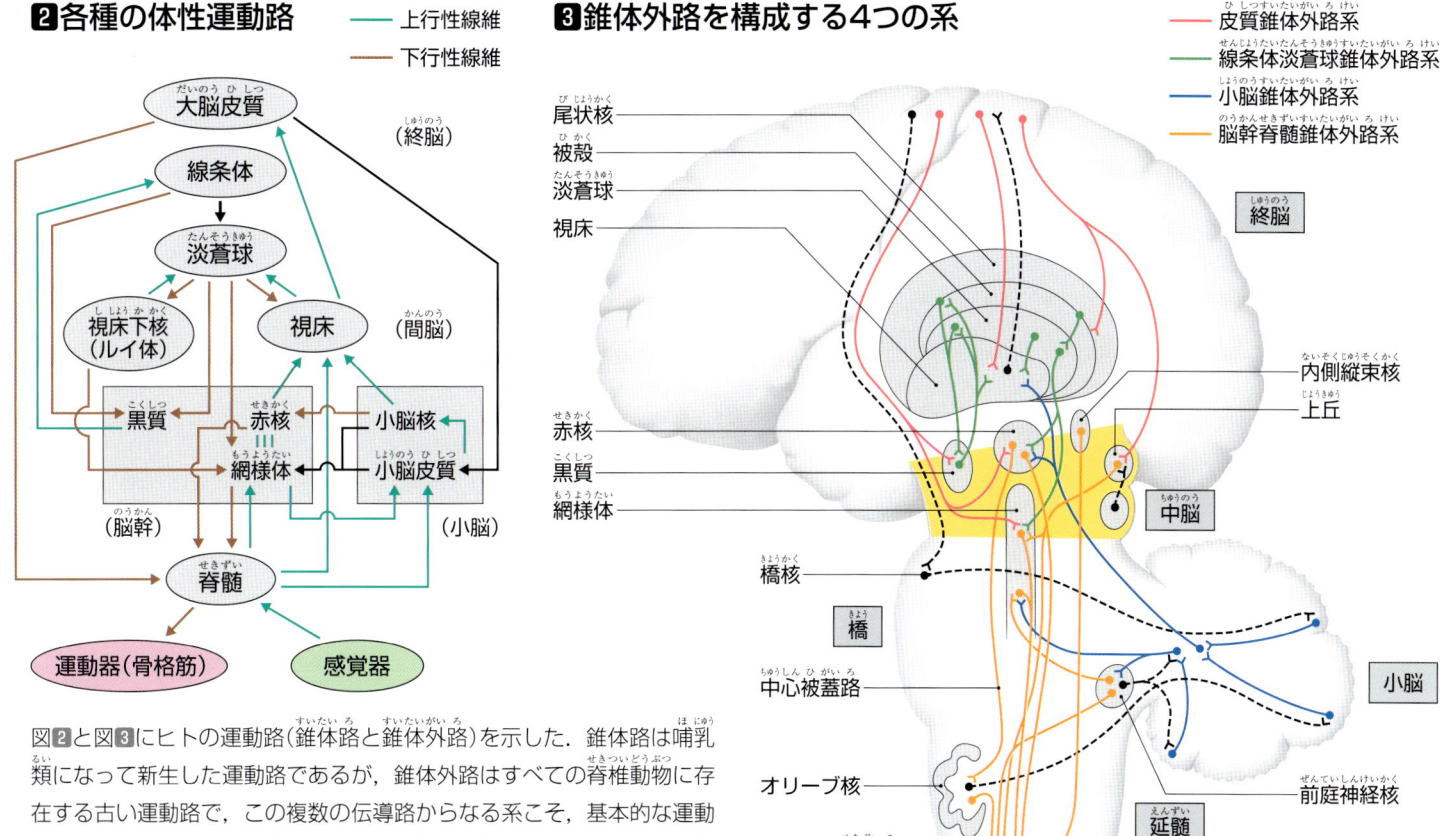

❷各種の体性運動路
- 上行性線維
- 下行性線維

（終脳）大脳皮質 → 線条体 → 淡蒼球
（間脳）視床下核（ルイ体），視床
（脳幹）黒質，赤核，網様体
（小脳）小脳核，小脳皮質
脊髄 → 運動器（骨格筋）
感覚器

❸錐体外路を構成する4つの系
- 皮質錐体外路系
- 線条体淡蒼球錐体外路系
- 小脳錐体外路系
- 脳幹脊髄錐体外路系

尾状核，被殻，淡蒼球，視床，赤核，黒質，網様体，橋核，中心被蓋路，オリーブ核，オリーブ脊髄路，前庭脊髄路，視蓋脊髄路，内側縦束，網様体脊髄路，赤核脊髄路，脊髄前角細胞，内側縦束核，上丘，前庭神経核

終脳，中脳，橋，小脳，延髄，脊髄

図❷と図❸にヒトの運動路（錐体路と錐体外路）を示した．錐体路は哺乳類になって新生した運動路であるが，錐体外路はすべての脊椎動物に存在する古い運動路で，この複数の伝導路からなる系こそ，基本的な運動路である．系統発生の段階にしたがって体性運動に関与する中枢が新生するために複数の系で構成される．発生学的にもっとも古い基本的な系は脳幹脊髄錐体外路系で，脳幹の運動核（網様体や赤核など）が脊髄前角細胞から効果器に情報を伝える．この系は視覚脳，平衡脳や他の系とも連絡をもち，効果器に情報を伝える．その他は新生の系で，線条体淡蒼球錐体外路系は黒質のドーパミンを受けて骨格筋の緊張を調節する．皮質錐体外路系は錐体路とは別の大脳皮質からの新生系である．小脳錐体外路系は小脳由来の系で，平衡感，筋のバランス感を効果器に伝える．

うが，橋核で橋小脳路と接続するので，両者を合わせて皮質橋小脳路という．機能的には運動系でも感覚系でもない．

著者にはもっともたいせつに思われる体性運動路は，錐体路をのぞいた基本的運動路群の総称である錐体外路（21ページ参照）である．この複合の系では，発生学的にも他の点でも運動路の中心的役割を果たしてきた脳幹網様体と赤核へ，皮質からの連絡が入る．前者を皮質網様体路，後者を皮質赤核路という．ただし，この両者は発生学的にはおなじ核と考えられる．

● 4つの系に区分される錐体外路

これまでくりかえし述べたように，脳は段階を追って発達・分化してきた．まず脳幹が，ついで間脳と終脳が，最後に大脳新皮質がとくに大きく発達し，この新皮質の発達に合わせて小脳も大きく発達した．運動路にせよ，感覚路にせよ，一定のはたらきをするにあたっては，発生の区切り区切りにこれらの新たな中枢（核）との連絡が加わりつつ，最終的には大脳新皮質や小脳とも，より長い線維結合をもつようになった．このことを体性の基本的な運動路群である錐体外路にあてはめてみよう．

運動路の最終ニューロンは脊髄の前角細胞もしくは脳幹の脳神経運動核であるが，運動路としての錐体外路の基本は，より上方の灰白質（核）から脳幹の網様体や赤核などを介して最終ニューロンまで2個のニューロン連鎖で構成されることである．つまり，大脳皮質，大脳核（淡蒼球など），小脳などからの情報は，脳幹の網様体や赤核を通して脊髄の前角細胞のような最終ニューロンに伝えられる．したがって，発生過程にそって錐体外路を区分すると，皮質錐体外路系，線条体淡蒼球錐体外路系，小脳錐体外路系という新しい系と，脳幹脊髄錐体外路系という由来の古い系の，4者に分類される．なお，脊髄の前角から運動効果器までの経路は，全運動路の共通路としてはたらく．

これらの錐体外路系は全体として，全身の骨格筋のはたらきがよどみなく，律動的な調和のとれた運動をするように，無意識的反射的に調節している．なお，平衡感覚に関する反射的運動調節は内側縦束（19ページ参照）を参照されたい．

以上のような線維連絡の新生は，身体各所の構造の発達・分化に対応してより高度な新しい中枢が発生・発達した結果，脊髄の反射弓のようなもっとも単純な神経路に，新たなニューロン連鎖が順々に加わったことを示している（20〜21ページ参照）．

大脳核

●大脳核の区分

大脳半球の最深部に灰白質の大塊があって，これを大脳核もしくは大脳基底核という．系統発生学的にはこの核群を線条体（広義）として，発生の古い順にそれぞれ，原線条体（扁桃体），古線条体（淡蒼球），新線条体（被殻と尾状核）とよんでいる．このほかに前障も大脳核としてあつかわれるが，発生学的には島回に由来する説と線条体原基に由来する説があり，なお定かではない．

図①は，外側と背側からみたときの大脳半球の輪郭と大脳核（正確には淡蒼球，被殻，尾状核）との位置関係を示した透視図である．図②は，中枢神経系の中心をなす中心管の拡張，ここでは側脳室を基点にしたときの大脳核と視床とを合わせた立体模式図である（間脳の構造と大脳の深部とは外見上，単純には区別できないため合わせて示した．また，この模式図は厚切りした顕微鏡用標本を立体に再構築したものである）．間脳と大脳深部の相互の位置関係を，「間脳と終脳の内部」を示した図譜（117～127ページ参照）と合わせて両図で自分なりに立体的に理解してほしい．

●レンズ核と線条体

レンズ核という表現があるが，これは淡蒼球と被殻を合わせた呼称である．レンズ核は，内側より淡蒼球の内節，中間が淡蒼球の外節，外側が被殻で構成される3層構造の凸レンズ状に形づくられているため，このようによばれる．レンズの軸が内外に向いているので，この軸に近ければ前額断でも水平断でも近似した形状となっている．

さらに，大脳半球の新皮質の発生にともなって，新皮質との連絡用の線維束が新線条体を二分するように内部を突きぬけるので，内側の灰白質を被殻，外側を尾状核とよび分けるようになり，2つを合わせて線条体（狭義）という．被殻と尾状核は本来は一体の構造であるので，なお現状でも頭端，尾端ともに連続している（図②）．この内部を通る線維束は内包とよばれる．

●発生順にみた大脳核

【扁桃体】 扁桃体は辺縁葉の一部をなす海馬傍回鈎の内側に位置し，海馬に隣接（117～127ページの図譜を参照）して，前方は嗅内野（梨状葉）につづいている．核の尾端は側脳室下角の頭端の背側壁をつくり，ここで尾状核尾と接触している（図②-②）．

扁桃体は嗅覚の中枢とも考えられる嗅内野と隣接するばかりでなく，嗅球からの線維が直接入っており，海馬とともに亜鉛が多いことなどから，嗅覚に関与していると考えられる．このほかにも，機能的には1歩すすんで辺縁系（本能と情動行動）の一部として重要な役割を果たしている．また，線維束の入力，出力から判断して自律神経機能とも深く関与している．これらのことは，終脳の系統発生が嗅脳からスタートすることと，それぞれの発達段階の場でもつ機能との連携と流れを考慮すると，当然のことと思われる．なお，扁桃体は皮質核，内側核（以上は古い核），基底核，外側核（以上は新しい核）および介在核などの亜型に分けられるが，上記の経緯を考えると興味深い．

■ 大脳半球内における大脳核の配置

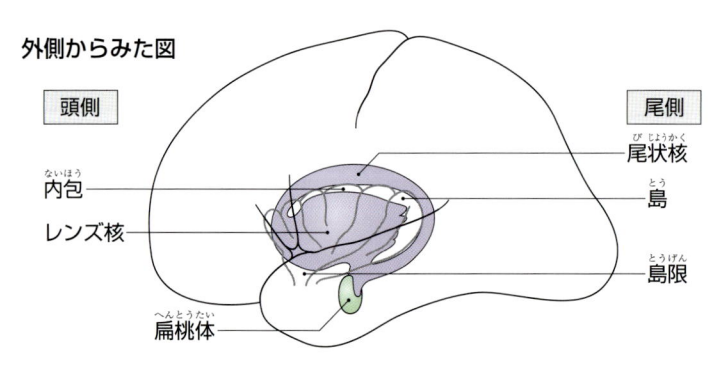

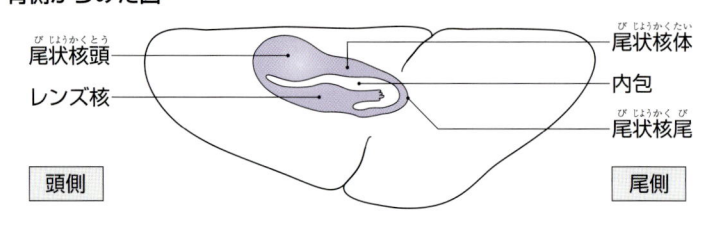

外側からみた図

[頭側] 尾状核／内包／島／レンズ核／島限／扁桃体 [尾側]

背側からみた図

[頭側] 尾状核頭／レンズ核／尾状核体／内包／尾状核尾 [尾側]

【淡蒼球】 淡蒼球は扁桃体についで古い大脳核である．被殻とのあいだは外側髄板によって仕切られているが，前述したように被殻といっしょにレンズ核としてあつかわれる．淡蒼球と他の灰白質との連絡の要点は，線条体（被殻と尾状核），黒質のほかに腹側視床などから線維が入り，線条体，黒質，腹側視床，視床下部のほかに脳幹の網様体と赤核へ線維が出ていくことである．この核の機能についてはつぎの線条体と合わせて述べる．

【線条体（被殻と尾状核）】 被殻はレンズ核として淡蒼球とともに中心部に位置している．一方，尾状核は内包によって被殻とは仕切られて外側位にあり，側脳室に隣接している．側脳室は終脳の発達と形状を合わせた形の変化をみせており，尾状核も弧状もしくはC字状の彎曲をみせる．そして頭より尾状核頭，尾状核体，尾状核尾に区別される．なかでも尾状核頭はもっとも体積が大きく膨隆しているが，側脳室の外壁をなしつつ徐々に縮小していき，回転して腹側へ向かうときには細く尾のようになる．この尾は側脳室下角の背側に移動し，その先端部は扁桃体の尾外側部に接する．

線条体（被殻と尾状核）は大脳皮質からの線維を広範に受けるほかに，黒質や視床の一部からも入力を受けて淡蒼球と黒質に線維を送る．線条体と淡蒼球は錐体外路の重要な役割を果たしており，線条体淡蒼球錐体外路系とよばれて，相互連絡のもとに黒質で産生されたドーパミンを軸索輸送によって受けて，全身の骨格筋の筋緊張を調節している．

【前障】 前障は島回のすぐ内側にあって，島回と平行する厚さ1～2mmの薄い灰白質である．島回とは最外包という白質板で仕切られており，内側は外包という白質板で被殻と隔てられている．この核の線維連絡としては，視床，扁桃体からの線維を受けるほかに，辺縁葉を含めた大脳皮質の全域と両側性に連絡する．ただし，機能的には定かなことはわからない．

❷大脳核と視床の立体像（右側）

終脳と間脳の内部の構築は単純ではないので，側脳室を軸にして，その周囲につく大脳核と視床の灰白質の構造を立体的に把握するために，6方向からの図を示した．内包は後方からの④図ではみえない．それ以外の方向からは内包の線維束が描かれていないため，空白部分として表されている．＊印を付した空白部分は内包とは別の皮質下の線維性の構造である．いずれの図も前障は省略して描いてある．

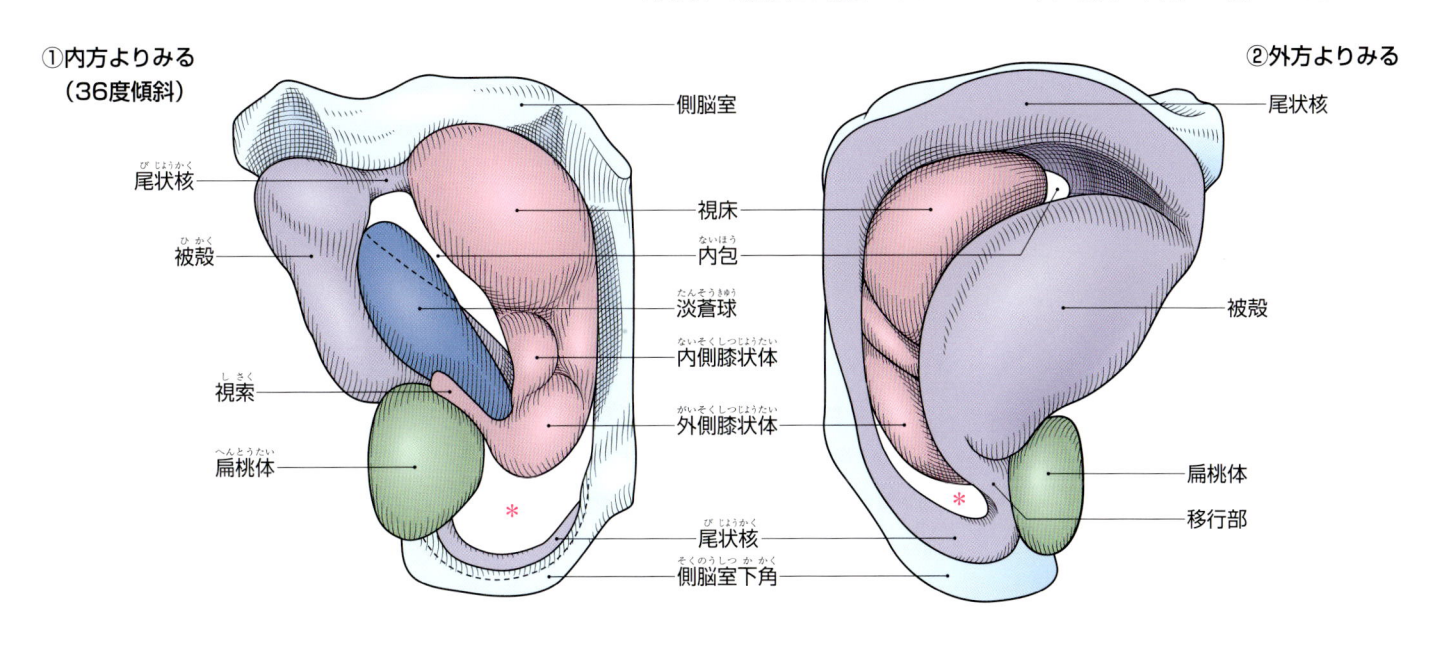

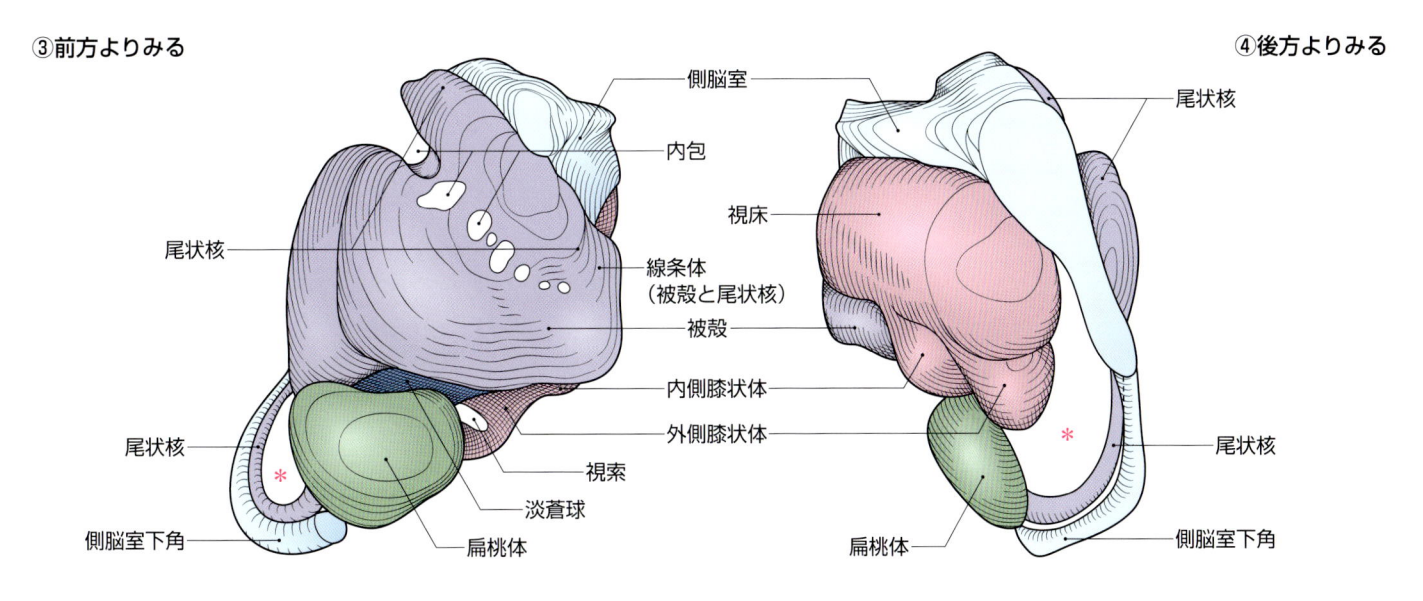

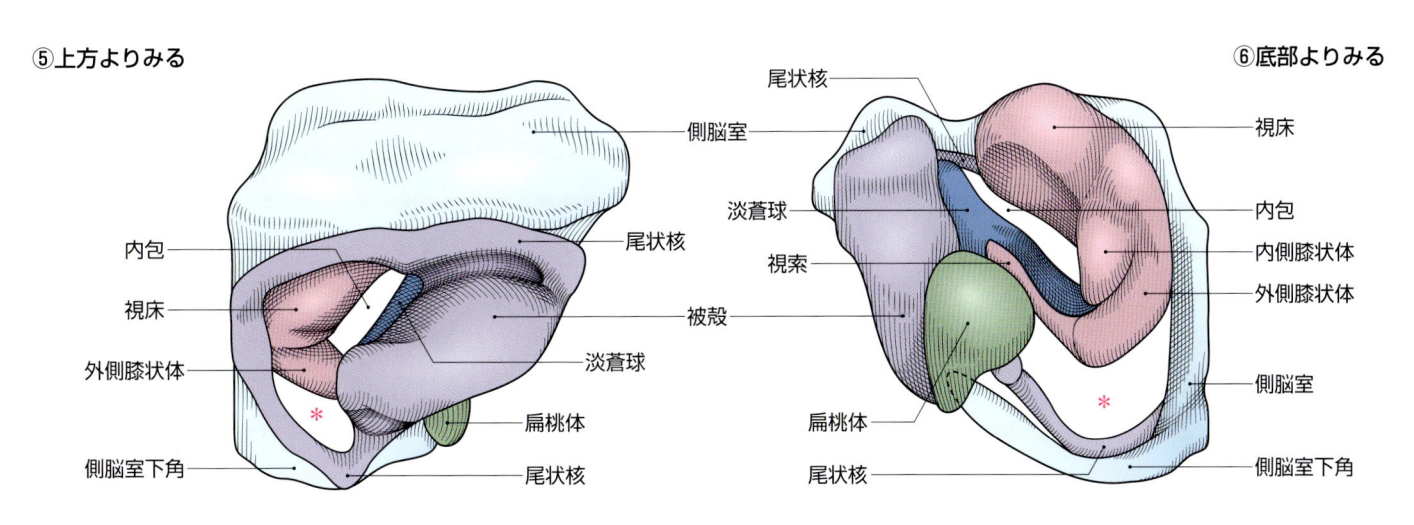

①内方よりみる（36度傾斜）

側脳室／視床／内包／淡蒼球／内側膝状体／外側膝状体／尾状核／側脳室下角／尾状核／被殻／視索／扁桃体

②外方よりみる

尾状核／被殻／扁桃体／移行部

③前方よりみる

側脳室／内包／線条体（被殻と尾状核）／被殻／内側膝状体／外側膝状体／視索／淡蒼球／扁桃体／尾状核／側脳室下角

④後方よりみる

尾状核／視床／尾状核／扁桃体／側脳室下角

⑤上方よりみる

側脳室／尾状核／被殻／淡蒼球／扁桃体／尾状核／側脳室下角／外側膝状体／視床／内包

⑥底部よりみる

視床／内包／内側膝状体／外側膝状体／側脳室／側脳室下角／尾状核／扁桃体／視索／淡蒼球／尾状核

上位脳-終脳

脳室，髄膜，血管系

脳室　脈絡叢　脳脊髄液　髄膜　血管系

脳室ができるまで──発生と形状の変化

❶終脳の外形と側脳室の形状の変化

（外表から側脳室を透視した模式図）

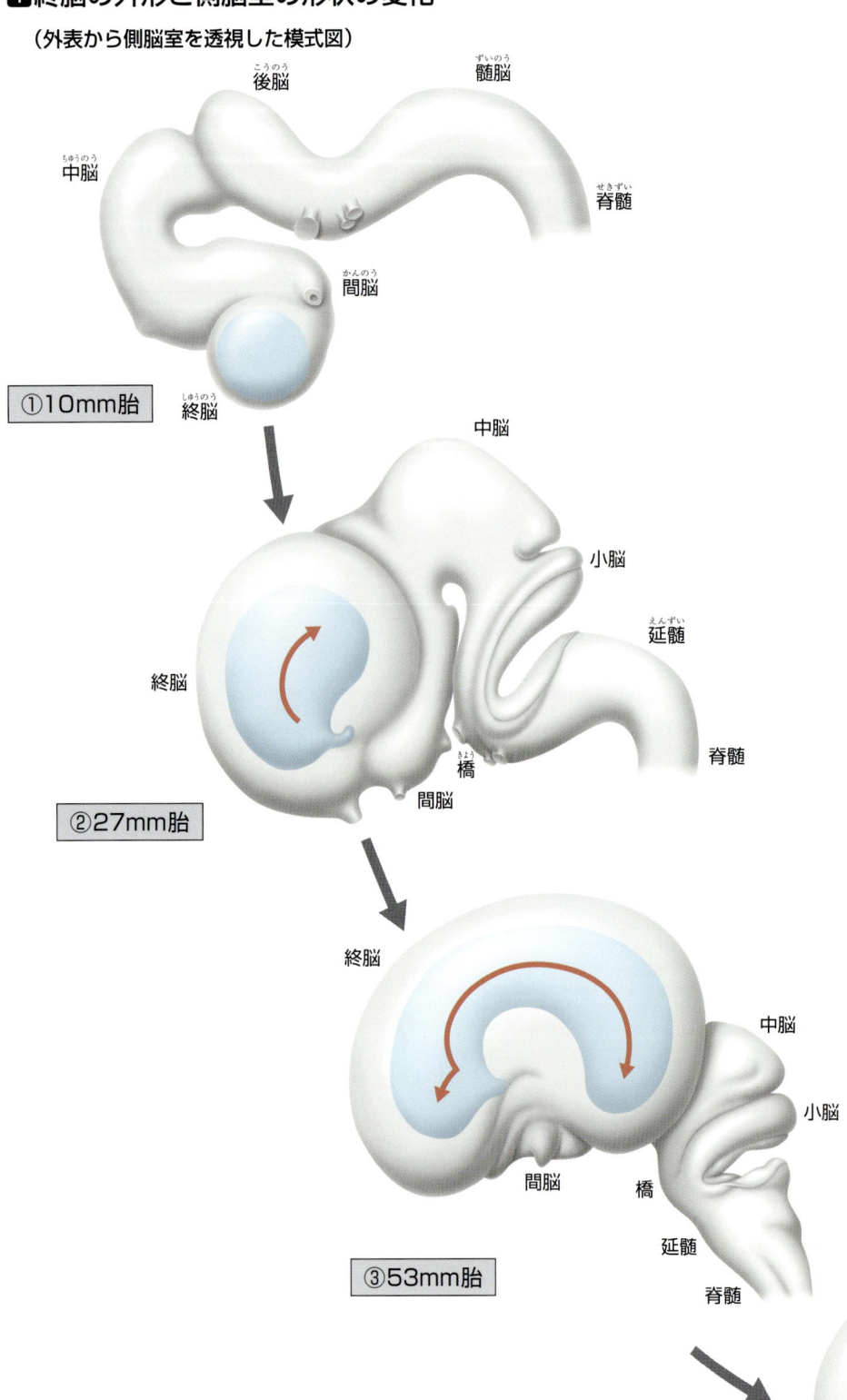

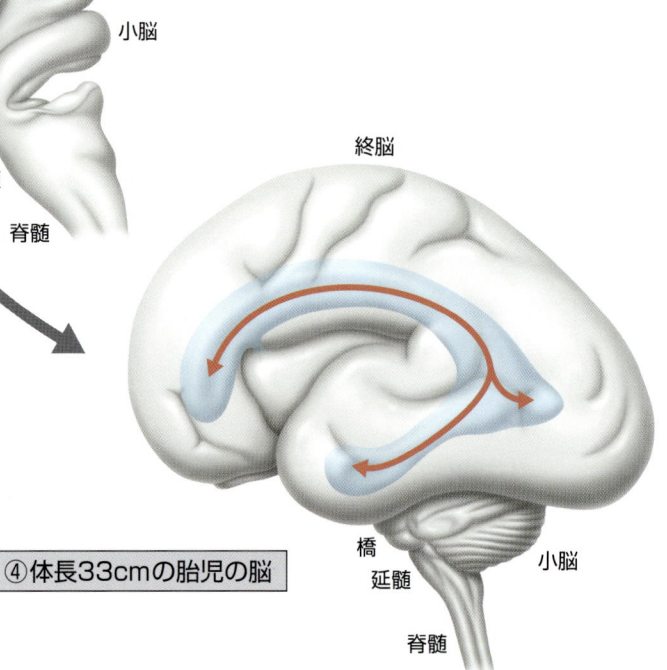

①10mm胎 — 中脳、後脳、髄脳、脊髄、間脳、終脳

②27mm胎 — 終脳、中脳、小脳、延髄、橋、間脳、脊髄

③53mm胎 — 終脳、中脳、小脳、間脳、橋、延髄、脊髄

④体長33cmの胎児の脳 — 終脳、橋、延髄、小脳、脊髄

中心管の拡大した腔を脳室というが，いいかえれば，脳室は発生初期より脳の中心部に位置する腔といえる．発生のスタート時には，脳自体も内部の脳室も形はいたって単純である．しかし，脳表と脳室のあいだに存在する脳実質が成長・増大するにつれて，脳の外形も脳室の形状も順次変化していく．一定の容積の頭蓋腔のなかに納まりつつ脳が大きくなっていくためには，必然的にできるかぎり球に近い形状で体積を増していかなければならない．そうした成長のようすは，脳そのものをみるよりも，脳の中心部に位置する脳室の形の変遷をみていくほうが，より認識が深まるであろう（図❶の➡印の方向）．

図❶-④は胎生の終わりに近い状態の脳であるが，脳表のようすとともに成体の形状に近い側脳室の形ができあがっている．脳室の輪郭を形づくるのは，発達した脳実質，すなわち灰白質の塊である．これらいくつもの灰白質塊群が，脳室とのあいだにどのような配置をとるかについては，図❷とともに，「大脳核」の項で示した上位脳内部の灰白質塊群の立体模式図（75ページの図❷）を合わせて参照して理解してほしい．

2 脳実質の発達にともなう脳室の形状の変化

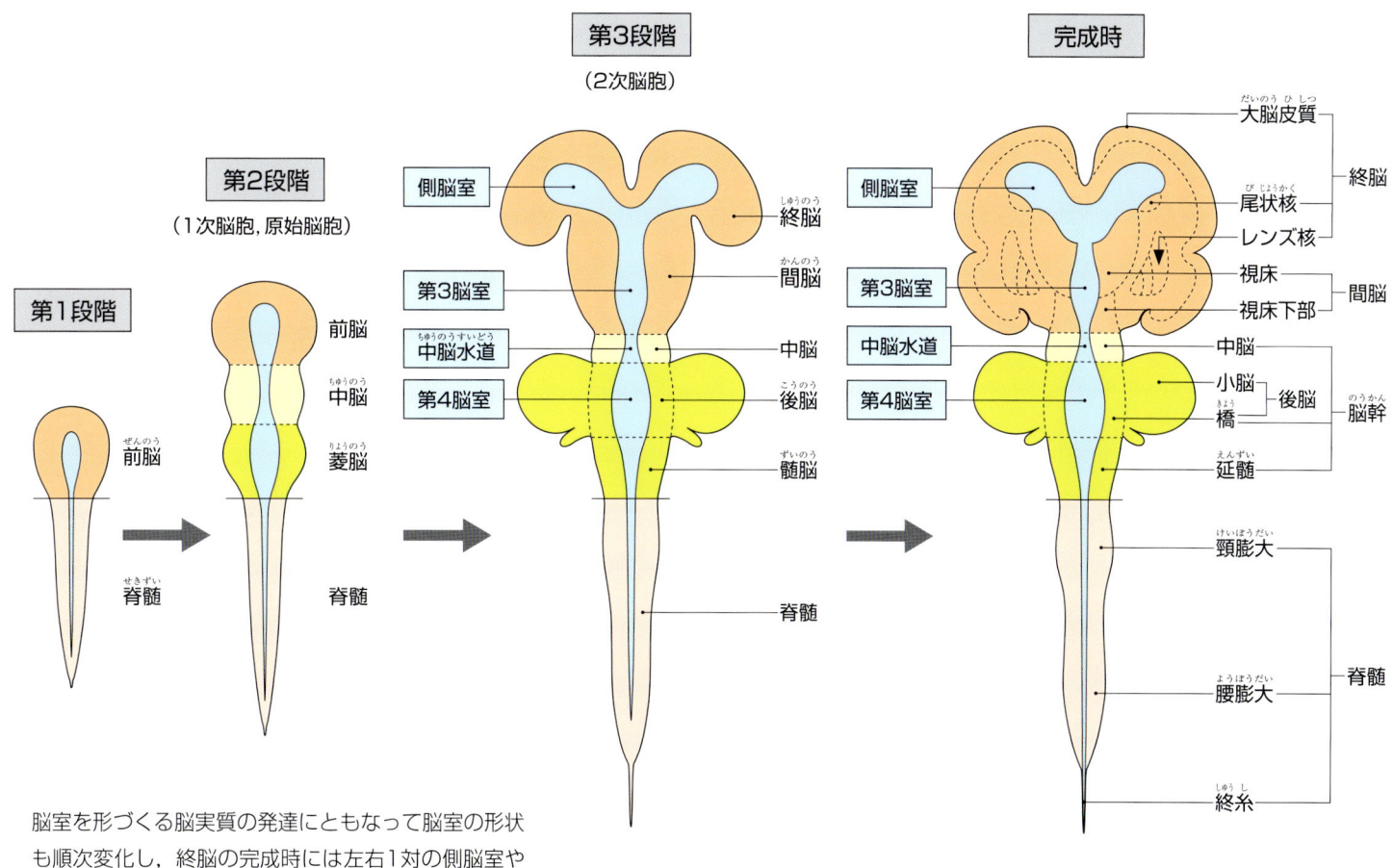

脳室を形づくる脳実質の発達にともなって脳室の形状も順次変化し，終脳の完成時には左右1対の側脳室や第3脳室，第4脳室の形状がきまる．これら各脳室の輪郭を形づくるのに関与している灰白質塊群を，名称とともに〈完成時〉の図に示した．

●脳の成長・発達につれて中心管は拡張する

受精卵の外胚葉が頭尾方向に陥凹をはじめて神経溝をつくり，この溝の両側の神経ヒダが融合して神経管ができる．この管が脳と脊髄の発生のスタートであり，外表から閉鎖された内腔は中心管とよばれる（14ページ参照）．

脳が発達する領域では，脳の成長とともに中心管は拡張して脳室とよばれるようになる．もっとも大きく成長をとげる終脳の内部には，脳室として最大の側脳室が左右1対でき，間脳の正中位には第3脳室ができる（図1，図2）．左右の側脳室と第3脳室のあいだは室間孔（モンローMonro孔）によってつながれる．

間脳の尾側は中脳であるが，ここは脳の他の部位にくらべてそれほど大きく成長せず，中心管の内腔も脳室とよばれるほどには大きく広がらないので，中脳水道とよばれるにとどまる．中脳水道の頭側は第3脳室につづき，尾側は第4脳室につづいている（図2）．

後脳ではその背側に小脳が発生し，腹側は脳幹の一部である橋となる．この小脳と橋とに囲まれた内腔が第4脳室である．第4脳室は延髄背側の頭側半におよぶ拡張を示すが，その後，中心管にもどり，内腔は急激に縮小する（図2）．そして，少なくとも脊髄レベルでは，中心管は肉眼的には管腔と認識できないほどになる．

発生初期にはたんに脳実質に囲まれた単純な管腔の広がりである脳室も，成長・増大する脳実質の経時的変化にともなって，各脳室それぞれの形状がきめられていく．つまり，脳の成長・発達につれて脳室もその影響を受けて大きさが変えられ，形状が定まっていくのである．

●脳室の形状の変化によってわかること

最終的にできあがった成人の脳室は，レントゲン診断学的に重要な役割を果たしている．たとえば，頭蓋内に空間占拠性の腫瘍や外傷，脳出血による血腫形成が生じた場合には，脳室の形状は大きく変えられる可能性があり，その診断学的意義は大きい．また，脳室の壁面の形状は脳実質の中枢もしくは核の形を反映しているために，脳血管撮影によって障害を受けた部位の特定ができ，しかもその場が有する神経機能の損傷の程度を知ることができるので，神経学的診断のうえでも重要な意義をもっている．

脳室の構成と区分

1 脳室の位置
① 脳室の全体像（左側方からみる）

- 中心溝
- 側脳室前角
- 室間孔（モンロー孔）
- 側脳室中心部
- 外側溝（シルヴィウス溝）
- 松果陥凹
- 松果上陥凹
- 側脳室後角
- 視床間橋
- 視交叉陥凹
- 漏斗陥凹
- 側脳室下角
- 第3脳室
- 中脳水道
- 外側陥凹
- 第4脳室
- 室頂

② 側脳室の全体像（背側からみる）

- 側脳室下角
- 側脳室後角
- 側脳室中心部
- 側脳室前角

前　　後

脳表からは，実際の脳室の存在位置も，形も，大きさも明らかではない．①は，造影された側脳室，第3脳室，第4脳室の形状を終脳，間脳，脳幹の輪郭とともに描いた図であり，②は背側（上方）からみた側脳室の形状を示した図である．これらから，脳の外形と各脳室とのおおよその位置関係を把握できる．

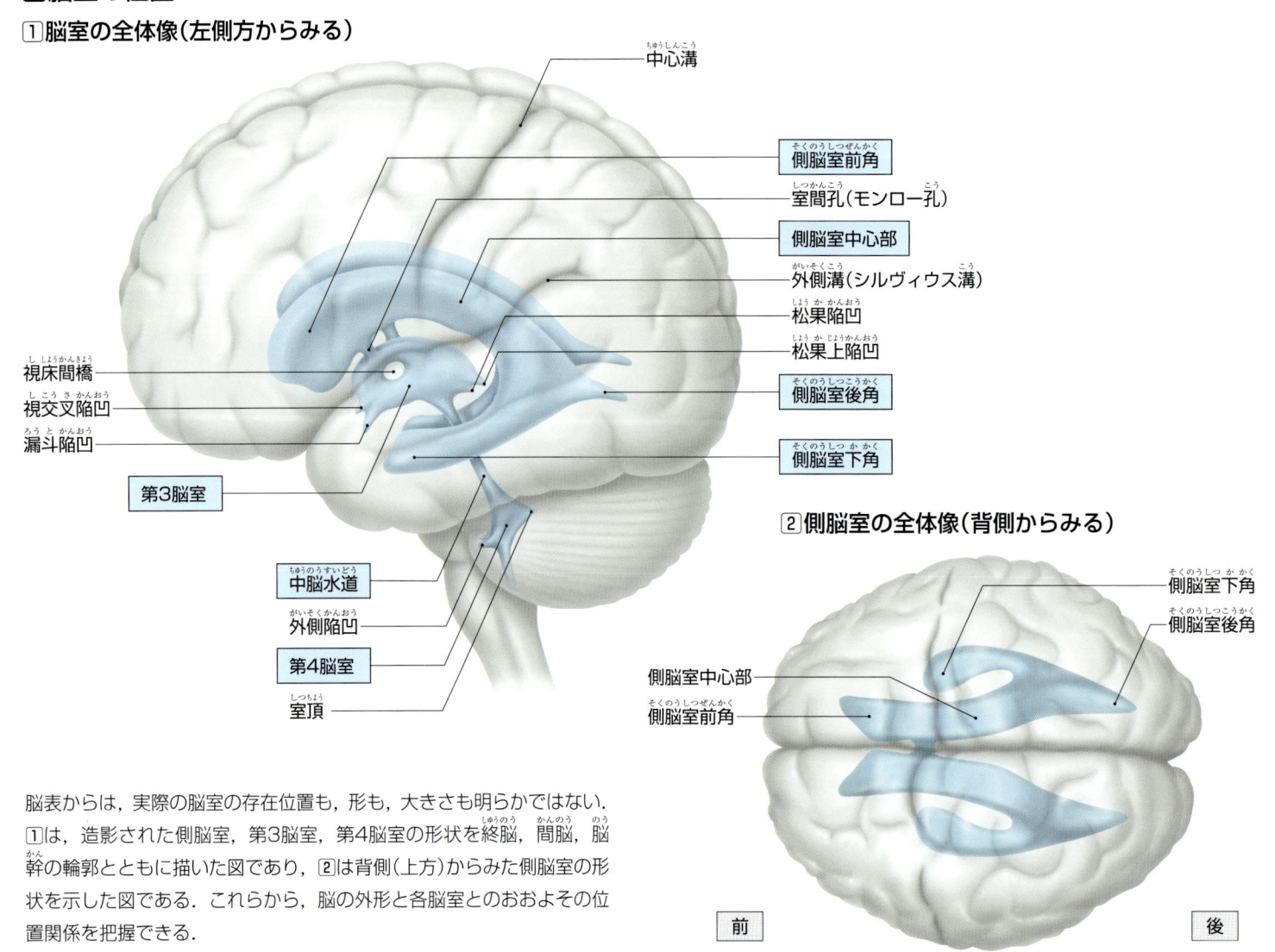

●側脳室

側脳室は終脳の中心部にあるもっとも大きな，しかもやや形態が複雑な脳室である．図①は，造影された各脳室の形状を脳（終脳，間脳と脳幹）の輪郭とともに描いた模式図であるが，終脳の輪郭と側脳室との位置関係を明らかにするために，図に中心溝と外側溝（シルヴィウス溝）のラインを入れてあるので参考にしてほしい．側脳室は左右で1対あるので，右を第1脳室，左を第2脳室ともいい，それぞれ前角，中心部，下角，後角から構成される．

【前角】　側脳室と第3脳室をつなぐ室間孔（モンロー Monro 孔）より前方（頭側）の部分をさす．内側壁の形は透明中隔によって，外側壁の形は尾状核頭によって，そして前壁と上壁，下壁の形は脳梁によって，それぞれつくられている．

【中心部】　中央および背側に位置する部位である．その形状は背腹径が短く，平たくなっている．上壁の形は脳梁幹によってつくられる．下壁の形は外側から内側に向かって，まず前方よりひきつづく尾状核の尾によって，ついで分界条，付着板によって，さらに内側域に入ると脳弓体と側脳室脈絡叢によってつくられる．

【下角】　側頭葉内に突出した部分である．この部位は後端付近をのぞくと，つぎのように整理できる．脳室腔は背腹径がごく短く，左右が長く，平たい．下壁は海馬体から出る海馬白板とその集合である海馬采が占める．内側壁は場所により厚みを増すところもあるが，ここで眼につくのは側脳室脈絡組織のつづきである．上壁はその前端部は外側に尾状核尾が，内側端までの大半を扁桃体が占める．これより後方（尾方）は外側に尾状核尾が，内側寄りに分界条の存在が目立つ．ただし上壁後方の一部ではもっとも内側部を外側膝状体が形成する．残りの上壁と外側壁では，たとえば壁板（脳梁膨大から放散する脳梁線維）などの線維束がみられる．下角後端部については後角のところでまとめて述べる．

【後角】　後頭葉のなかに向かって突出した部分である．この部分の腔はまれに他部と連絡を絶って閉鎖空間となる．後角の内側面の腹側は鳥距溝の切れこみでできる鳥距の隆起が認められる．その背側は脳梁膨大から尾方に向かう大柑子が後角球とよばれる隆

2 側脳室の区分（X線造影図）

脳室の形状の変化は臨床的に非常に重要な意味をもっている．図は，実際に側脳室が透視によってどのように写しだされるかを示したものである．側方，前方，後方の3方向からの透視像を示した．

1 側方からみた左側脳室の全体像

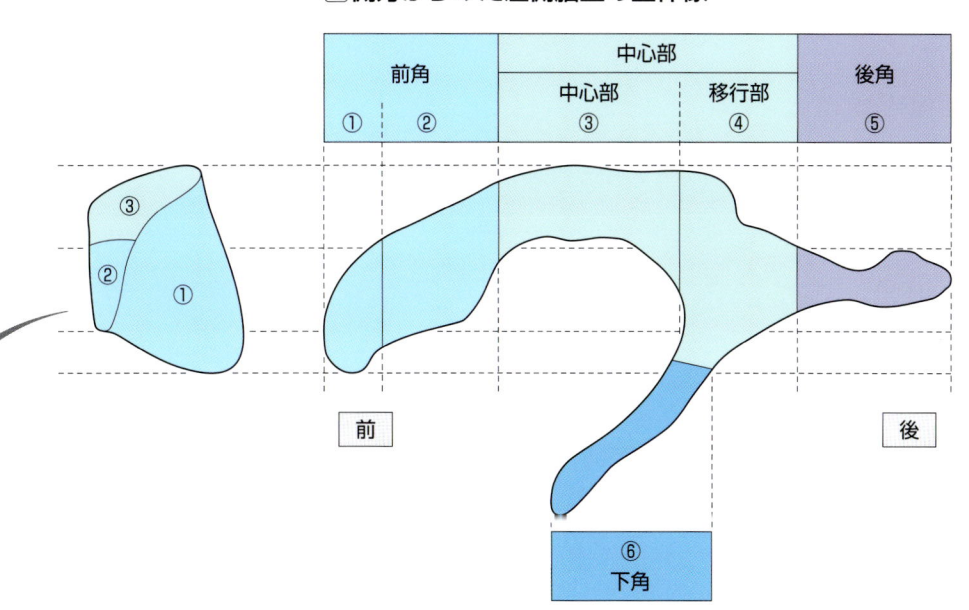

前角		中心部		後角
		中心部	移行部	
①	②	③	④	⑤

⑥ 下角

2 側脳室前角と中心部だけの前面像

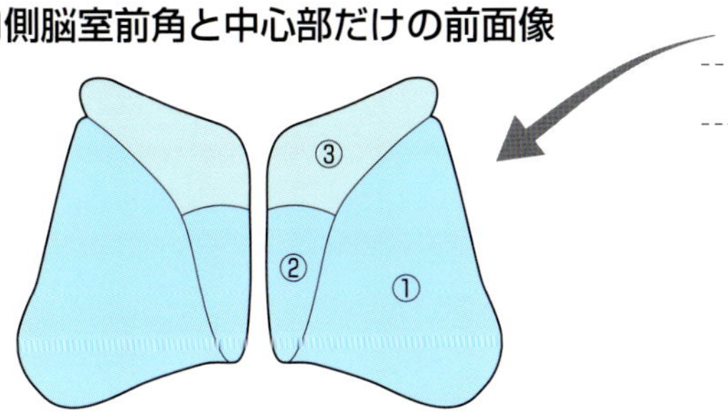

（右側脳室）（左側脳室）

3 前方からみた側脳室の全体像

（後面側）（前面側）
（右側脳室）（左側脳室）

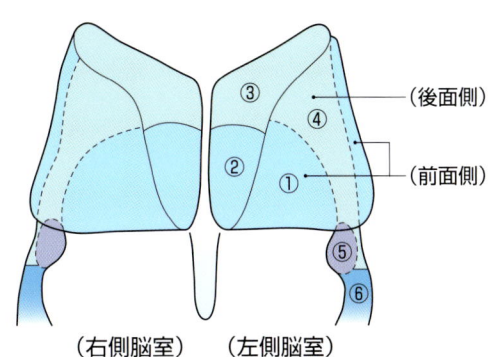

4 後方からみた側脳室の全体像

（後面側）（前面側）
（左側脳室）（右側脳室）

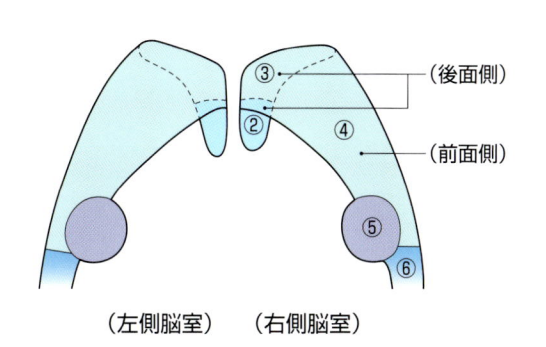

起をつくる．上壁と外側壁は下角と同じく壁板からなる．なお下角底から後角底にかけては側副溝の切れこみがつくる側副隆起のたかまりがあり，尾方の三角形に広がった部分は側副三角とよばれる（63ページの図2-2参照）．

● 第3脳室

第3脳室は，左右の間脳にはさまれた正中位で前後方向に細長い幅の狭い腔である．左右の側壁には視床下溝が目立つ．この溝より背側が視床脳で，腹側が視床下部である．ただし，視床脳は狭義の視床核のうち内側核が壁の構成の大部分を占める．中央部には左右の視床をつなぐ視床間橋が認められるが，この構造はときに欠損することがある．

前壁は終脳の頭端である終板と前交連によって形成される．後壁は視床上部にあたり，背側尾端には松果上陥凹をつくり，その腹側に松果体のなかに入りこむ松果陥凹が認められる．上壁は第3脳室脈絡組織によってつくられる．下壁は終板と視交叉のあいだに視交叉陥凹がつくられ，その後方に下垂体漏斗のなかに入る漏斗陥凹が認められる．さらに後方は灰白隆起と乳頭体によってつくられる．

● 第4脳室

第4脳室は，脳幹背側面（橋・延髄開放部）と小脳腹側面とのあいだに形成される腔である．天井（第4脳室蓋）はテント上に張って小脳に深く入りこんでおり，その頂点は室頂とよばれる．第4脳室蓋の前面（頭側部）は上髄帆とよばれる薄い白質板でつくられ，その白質板は左右の上小脳脚に付着している．後面（尾側部）は第4脳室脈絡組織と下髄帆とよばれる薄い白質板で形づくられている（32ページの図1参照）．

第4脳室は3ヵ所の孔によって脳室の外のクモ膜下腔と交通する．つまり，左右の第4脳室外側陥凹に開く第4脳室外側口（ルシュカLuschka孔）と，菱形窩の尾端にある閂のすぐ頭側に開く第4脳室正中口（マジャンディーMagendie孔）の3つの孔である（82ページの図2参照）．なお，外側口と正中口はともに発生の途上で2次的に生じたもので，これらの孔が開かなければ水頭症となる．

脈絡叢の形成

1 脈絡叢ができるまで

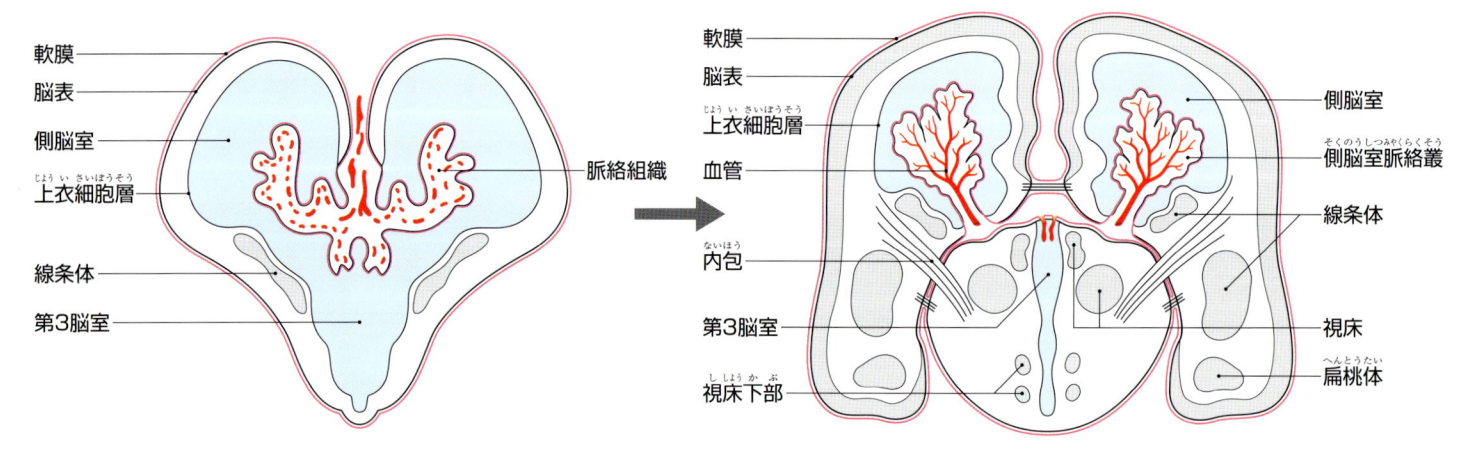

① 上衣細胞層と軟膜は一体となって脈絡組織をつくり，脳室内へ房状の突出をはじめる．

② 脈絡組織は結合組織や血管をとりこんで脳室内に膨出し，ブドウの房のような外観を呈する脈絡叢がつくられる．

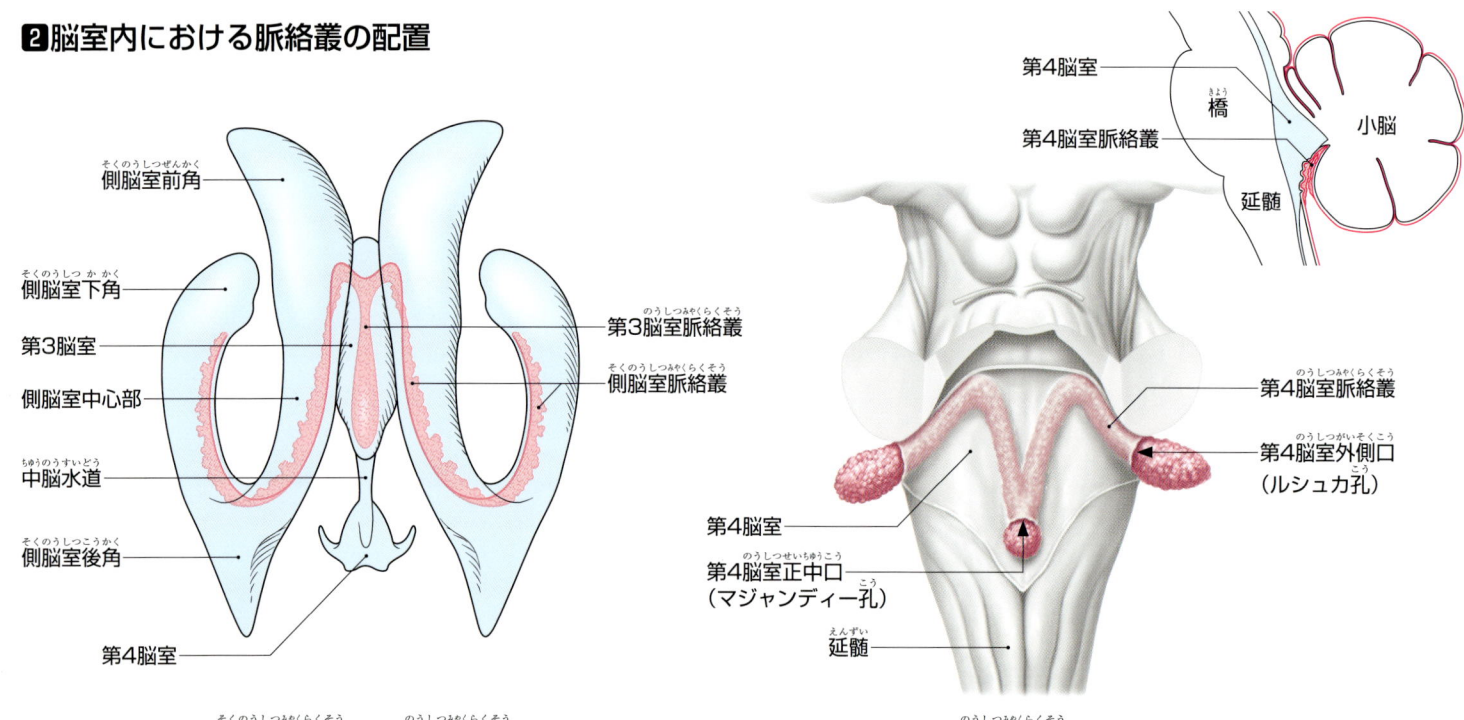

2 脳室内における脈絡叢の配置

① 完成した側脳室脈絡叢と第3脳室脈絡叢の配置を背側（上方）からみた図．

② 完成した第4脳室脈絡叢を背側と側方からみた図．

●すべての脳室に存在する脈絡叢

　脳室を構成する一部である脈絡叢は，側脳室，第3脳室，第4脳室のすべての脳室に存在する．脈絡叢の発生初期の状態では，ニューロンやニューログリアを発生し終わった上衣細胞層は単層の立方形の上皮（上皮板あるいは脈絡叢上皮）として脳室表面に残り，その外側に密着している脳軟膜と一体となって脈絡組織をつくる（図1-①）．脈絡組織はその周囲にある脳室外の結合組織や血管をとりこんで脳室内に膨出し，多数に分枝してブドウの房のような外観を呈する脈絡叢を形成する（図1-②）．この脈絡叢が脳脊髄液を産生する．図2に側脳室，第3脳室，第4脳室内における脈絡叢の配置を示した．

●脈絡叢を形成する動脈

　なお，脈絡叢にとりこまれる血管は，図3に示したように前後の脈絡叢動脈である．ただし，これらの動脈は側脳室と第3脳室の脈絡叢に入るが，第4脳室の脈絡叢に入る血管については，のちに述べるように小脳を養う動脈（98～99ページ参照）は自由度が高いことから，周囲を走るどの血管でも脈絡叢の形成に関与することができる．

❸ 脳室の脈絡叢を形成する動脈

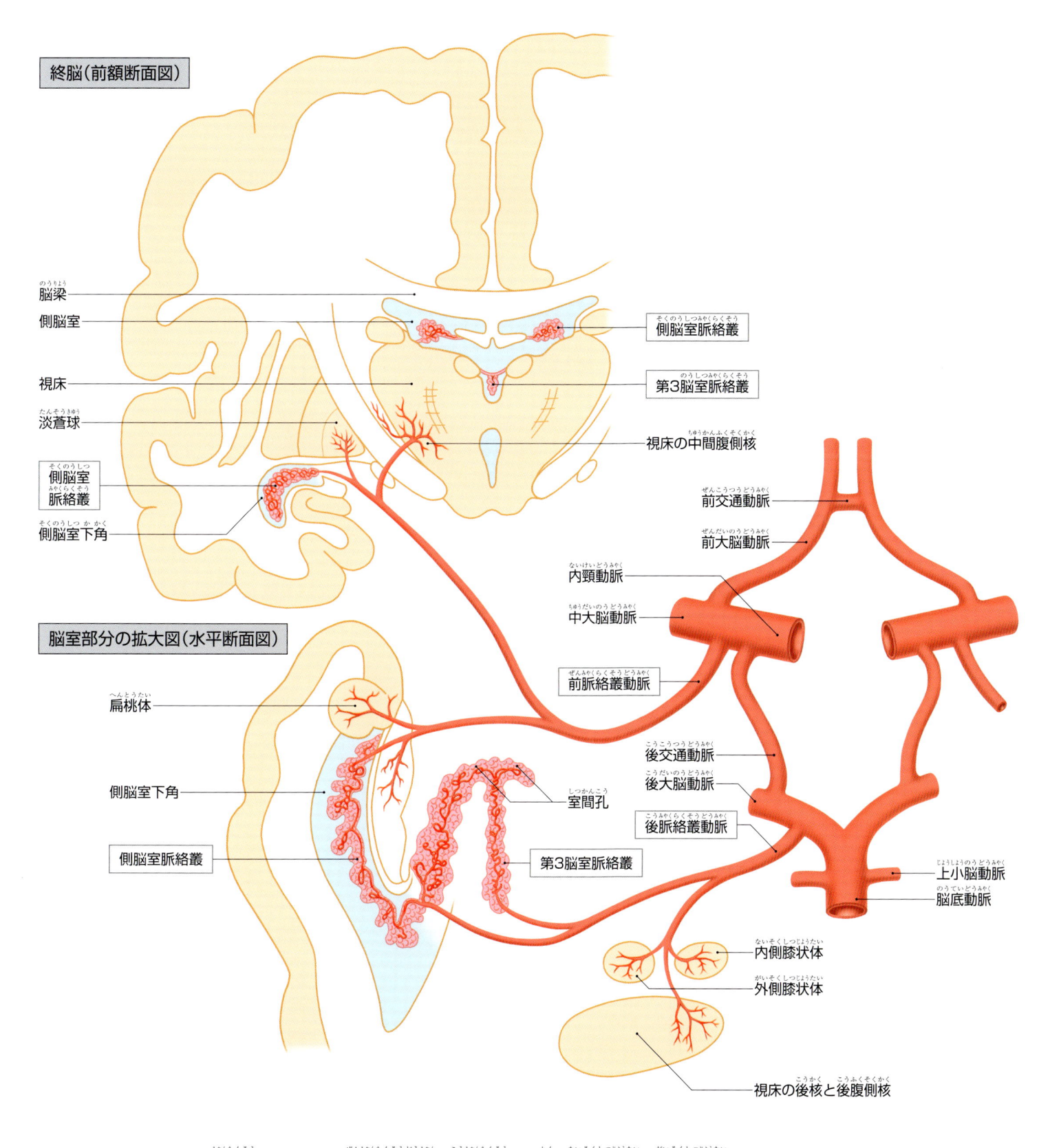

終脳（前額断面図）

- 脳梁
- 側脳室
- 視床
- 淡蒼球
- 側脳室脈絡叢
- 側脳室下角
- 側脳室脈絡叢
- 第3脳室脈絡叢
- 視床の中間腹側核
- 前交通動脈
- 前大脳動脈
- 内頸動脈
- 中大脳動脈
- 前脈絡叢動脈

脳室部分の拡大図（水平断面図）

- 扁桃体
- 側脳室下角
- 側脳室脈絡叢
- 室間孔
- 第3脳室脈絡叢
- 後交通動脈
- 後大脳動脈
- 後脈絡叢動脈
- 上小脳動脈
- 脳底動脈
- 内側膝状体
- 外側膝状体
- 視床の後核と後腹側核

図は，側脳室と第3脳室の脈絡叢へ血流を送る前脈絡叢動脈と後脈絡叢動脈を模式的に示したものである．脳室以外にも，前脈絡叢動脈は淡蒼球，視床の中間腹側核，扁桃体へ，後脈絡叢動脈は視床の後核と後腹側核，内側膝状体，外側膝状体へ血流を送り，脳の実質を支配する血管でもあることに注意されたい（96～97ページ参照）．なお，第4脳室の脈絡叢に入る動脈は脳底動脈の枝（無名の動脈）から出る．

脳脊髄液の流れ

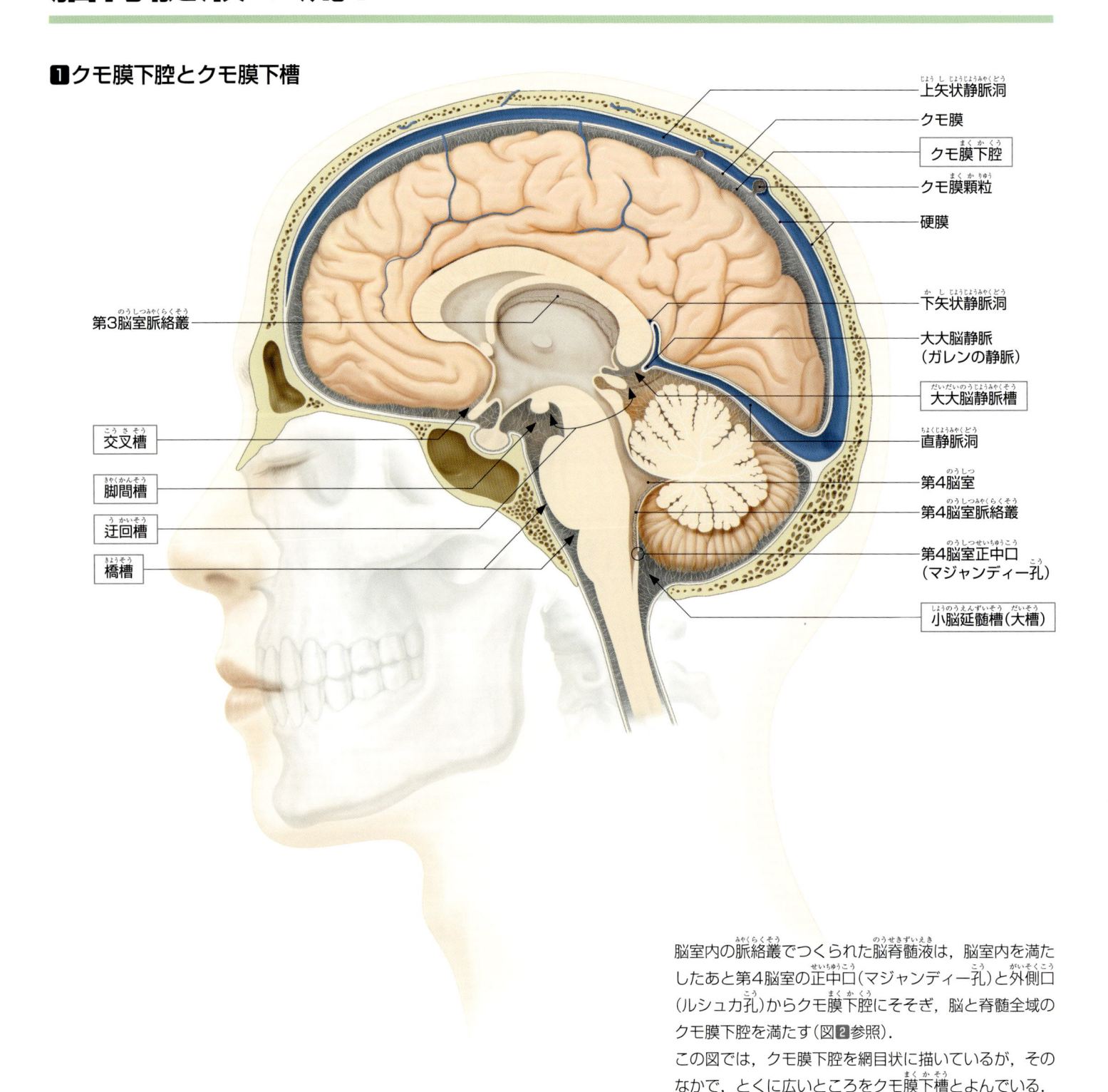

❶クモ膜下腔とクモ膜下槽

図中ラベル（上から）：
- 上矢状静脈洞
- クモ膜
- クモ膜下腔
- クモ膜顆粒
- 硬膜
- 下矢状静脈洞
- 大大脳静脈（ガレンの静脈）
- 大大脳静脈槽
- 直静脈洞
- 第4脳室
- 第4脳室脈絡叢
- 第4脳室正中口（マジャンディー孔）
- 小脳延髄槽（大槽）
- 第3脳室脈絡叢
- 交叉槽
- 脚間槽
- 迂回槽
- 橋槽

脳室内の脈絡叢でつくられた脳脊髄液は，脳室内を満たしたあと第4脳室の正中口（マジャンディー孔）と外側口（ルシュカ孔）からクモ膜下腔にそそぎ，脳と脊髄全域のクモ膜下腔を満たす（図❷参照）．
この図では，クモ膜下腔を網目状に描いているが，そのなかで，とくに広いところをクモ膜下槽とよんでいる．

●脳室内からクモ膜下腔へ

脳脊髄液（Cerebro-Spinal Fluid：CSF）は，脳室内にある脈絡叢によって1日に500mℓ産生される．脳脊髄液はまず脳室内を満たし，ついで第4脳室の正中口（マジャンディー孔）と外側口（ルシュカ孔）を通ってクモ膜下腔に流出し，この腔を満たす．このように脳脊髄液は脳室とクモ膜下腔を満たすことによって，脳と脊髄を外力から守るクッションの役割を果たしている．

クモ膜下腔に出た脳脊髄液は，おもにクモ膜顆粒という特殊な構造物を通じて静脈洞内の静脈血中に吸収されるが，一部は直接に静脈内にもどる（図❷）．クモ膜顆粒は上矢状静脈洞の付近に集中して存在するが，一部は直静脈洞や海面静脈洞の付近にもみられる．クモ膜顆粒とはクモ膜のキノコ状の突起であり，硬膜を押しあげてそれを膨隆させるようなかたちで静脈洞のなかに突出している（図❶および86～87ページの図❷参照）．クモ膜顆粒の大きいものは頭蓋骨まで達し，骨にくいこんでクモ膜顆粒小窩をつくることがある．

❷脳脊髄液の産生から流出まで

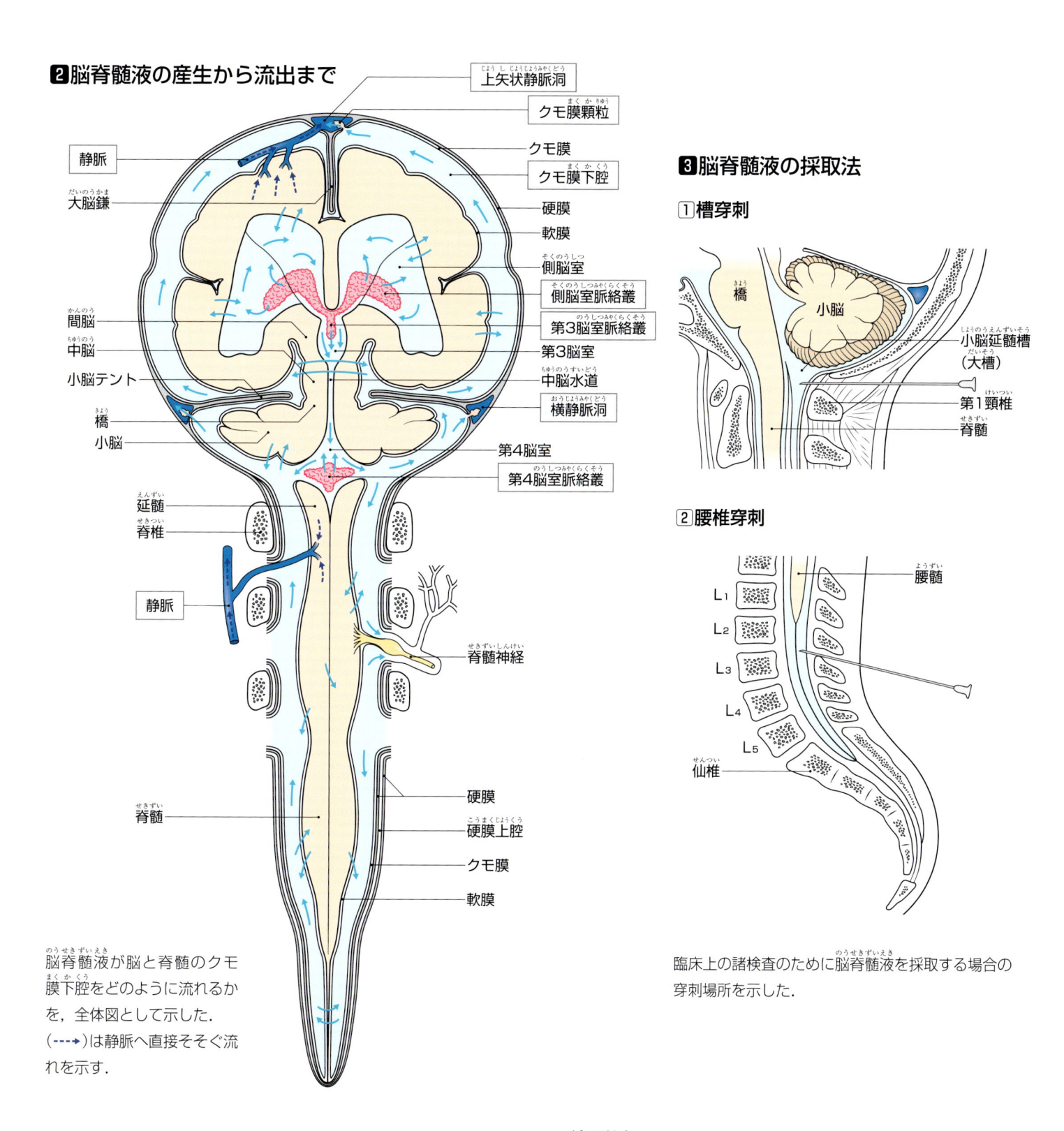

脳脊髄液が脳と脊髄のクモ膜下腔をどのように流れるかを，全体図として示した．
（----→）は静脈へ直接そそぐ流れを示す．

❸脳脊髄液の採取法

①槽穿刺

②腰椎穿刺

臨床上の諸検査のために脳脊髄液を採取する場合の穿刺場所を示した．

●脳脊髄液の採取はなぜ必要か

　脳脊髄液は脳や脊髄を内外から直接浸しているので，中枢神経系の炎症，腫瘍，出血などの疾患の影響を容易に受けて成分に異常をきたす．したがって，脳脊髄液を採取して検査することは，診断・治療上きわめて重要である．

　脳脊髄液の採取方法にはつぎの3つがある．①脳室穿刺：外科的に頭蓋骨に孔をあけて，側脳室から採取する方法．②槽穿刺：大後頭孔を経て小脳延髄槽（大槽）から採取する方法（図❸-①）．③腰椎穿刺：この方法がもっとも日常的におこなわれるもので，左右の腸骨稜の頂点を結ぶヤコブの線を目印として，通常は第3〜4腰椎間でクモ膜下腔に針を刺して採取する方法（図❸-②）．この方法によると，まれな場合をのぞいて脊髄を損傷する危険性がきわめて少ないので，安全性が高い．しかし，第6胸椎〜第5腰椎の高さでは，大前根動脈とよばれる脊髄の尾側部を養う1本の太い動脈があるので，これを損傷しないように注意する必要がある（90ページ参照）．

脳と脊髄の髄膜

　脳と脊髄は，髄膜とよばれる結合組織性のおおいに包まれて保護されている．髄膜は硬膜(Pachymèninx)と広義の軟膜(Leptomèninx)に区別される．後者は，発生学的にはおなじものであるが硬膜に隣接するクモ膜と脳表につく軟膜(狭義)に区分される．硬膜については脳硬膜と脊髄硬膜に分けて解説する．

● 脳硬膜

　脳硬膜は頭蓋骨の内壁に付着する硬い膜である．頭蓋骨との結合は小児では密着しているが，成体ではゆるくなる．脳硬膜は外層(骨膜層)と内層(髄膜層)の2層に区分されるが，硬膜静脈洞のあるところが解離する以外は両層はしっかりと密着している(図2)．脳硬膜は頭蓋骨に付着するだけでなく，左右の大脳半球のあいだ，すなわち大脳縦裂のなかに入りこんだり(大脳鎌)，左右の大脳後頭葉と小脳のあいだにテント状に張りだして(小脳テント)，脳各部を仕切り，固定する役割を果たしている(図1)．

【大脳鎌】　大脳鎌は，鶏冠から頭蓋冠の正中面に沿って内後頭隆起まで張っている．その上縁は上矢状静脈洞を囲み，下縁には下矢状静脈洞が入っている．下縁の後部は小脳テントの背側縁と癒着し，この癒着部には下矢状静脈洞から尾方につづく直静脈洞が通っている．直静脈洞は内後頭隆起の正中部で横静脈洞にそそぐが，ここでは上矢状静脈洞も横静脈洞に合流し，直静脈洞と合わせて静脈洞交会をつくっている(101ページの図3参照)．

【小脳テント】　背側面は大脳鎌の下縁と癒着するが，テント状に張りだした部分は両側とも後頭蓋窩と中頭蓋窩のあいだの仕切りとなって，その背側には後頭葉が，腹側には小脳が納まっている．テントの後縁は横静脈洞を収納しつつ前外方に向かい，横静脈洞がS状静脈洞に移行するところでこれと分かれて，側頭骨の錐体上縁(上錐体洞)に沿って上錐体静脈洞をおおいながら前内側方向に走り，蝶形骨の後床突起の付近に終わっている(6ページの「本書の利用にあたって」および101ページの図3参照)．小脳テントの前縁は自由縁で，V字状に開いている．ここはテント切痕とよばれ，脳幹である橋と中脳が通っている．

【小脳鎌】　小脳鎌は，静脈洞交会を含む部位から大脳鎌と小脳テントの合流部をはなれて後頭蓋窩の正中位を腹側に走り，左右の小脳半球のあいだに入りこむが，大脳鎌よりはるかに小さい．

【硬膜上・下腔】　脳硬膜と頭蓋骨のあいだには硬膜上腔とよばれる狭いすきまがあり，ここを硬膜の栄養血管と脳神経の硬膜枝が走っている．硬膜の大半を養うのは，棘孔を通って頭蓋内に入る中硬膜動脈(外頸動脈→顎動脈終枝の1枝)である．前方の一部は前篩骨孔から入る前硬膜動脈(内頸動脈→眼動脈→前篩骨動脈→)の支配を受け，後方の一部は頸静脈孔，破裂孔，舌下神経管のいずれかを通る後硬膜動脈(上行咽頭動脈の枝)の支配を受ける．また硬膜下腔とは，脳硬膜とクモ膜のあいだにある潜在的な裂隙である．頭蓋の外傷で硬膜動脈を損傷すると急性硬膜上血腫を生じ，緊急な治療が必要となる．脳表を走る大脳静脈と上矢状静脈洞を橋渡しする橋静脈の損傷では，硬膜下血腫を生じる．

1 脳硬膜の立体像

ラベル：大脳鎌，下矢状静脈洞，小脳テント(右側)，小脳テント(左側)，静脈洞交会，大後頭孔，テント切痕，横静脈洞，頭蓋骨，脳硬膜，クモ膜，軟膜，クモ膜下腔，クモ膜小柱，大脳皮質(灰白質)

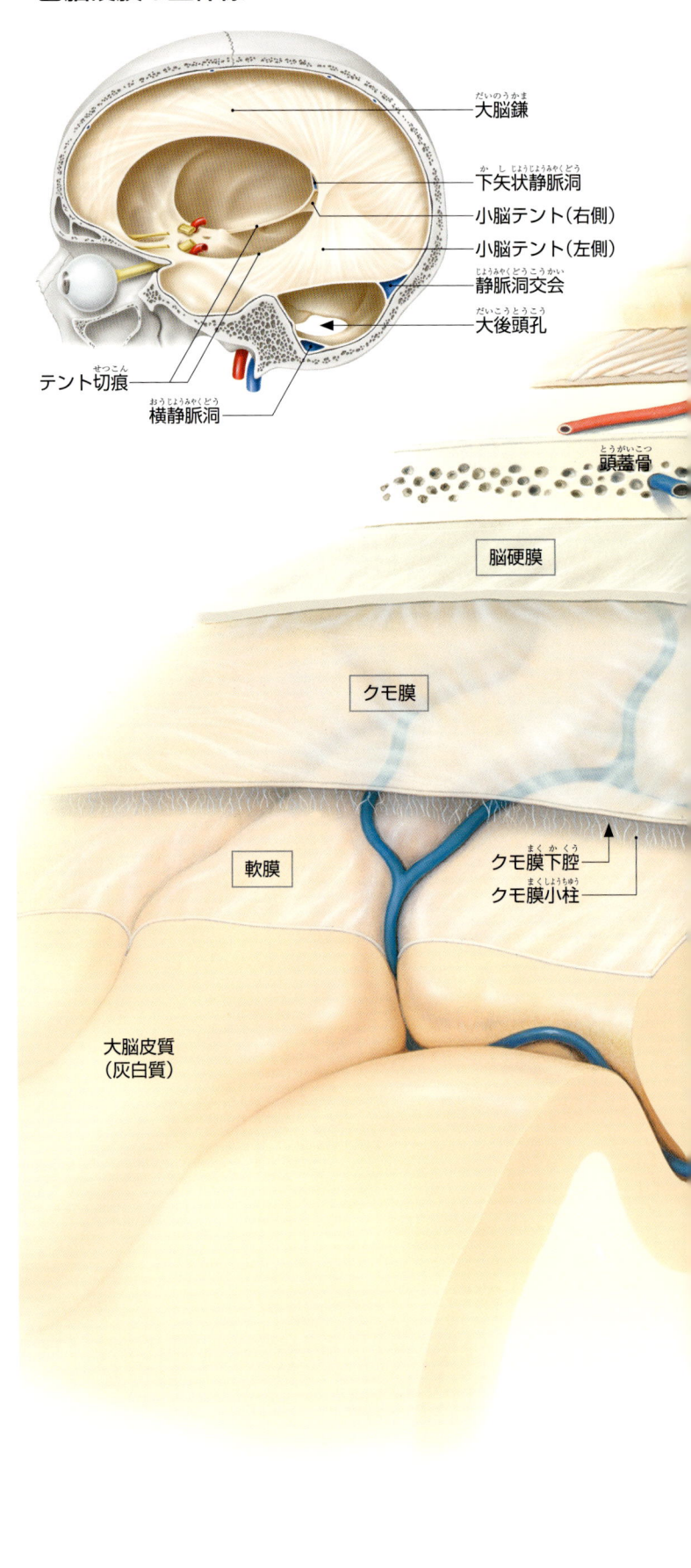

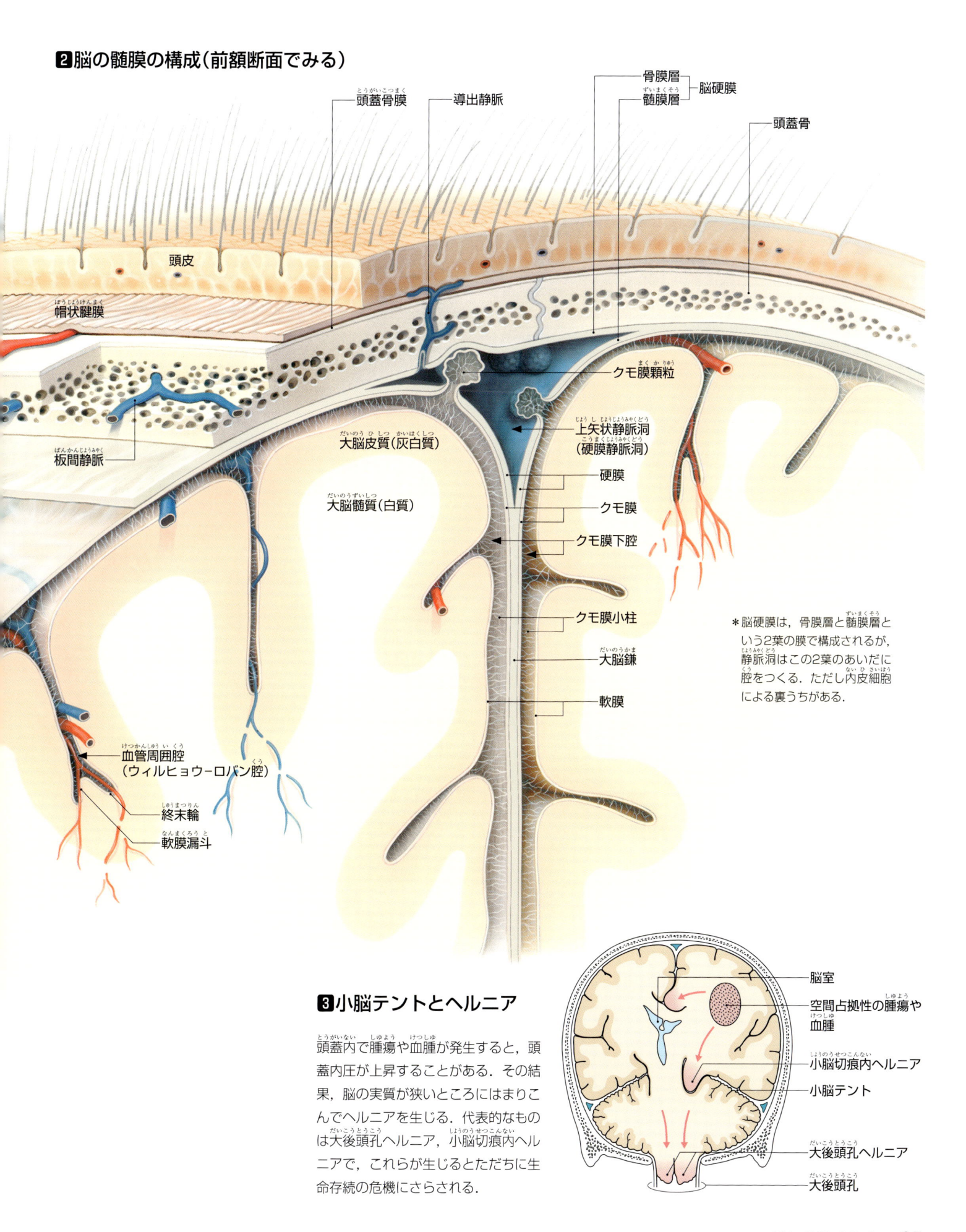

❷脳の髄膜の構成（前額断面でみる）

- 頭蓋骨膜
- 導出静脈
- 骨膜層 ─ 脳硬膜
- 髄膜層
- 頭蓋骨
- 頭皮
- 帽状腱膜
- クモ膜顆粒
- 板間静脈
- 大脳皮質（灰白質）
- 上矢状静脈洞（硬膜静脈洞）
- 大脳髄質（白質）
- 硬膜
- クモ膜
- クモ膜下腔
- クモ膜小柱
- 大脳鎌
- 軟膜
- 血管周囲腔（ウィルヒョウ-ロバン腔）
- 終末輪
- 軟膜漏斗

＊脳硬膜は、骨膜層と髄膜層という2葉の膜で構成されるが、静脈洞はこの2葉のあいだに腔をつくる．ただし内皮細胞による裏うちがある．

❸小脳テントとヘルニア

頭蓋内で腫瘍や血腫が発生すると、頭蓋内圧が上昇することがある．その結果、脳の実質が狭いところにはまりこんでヘルニアを生じる．代表的なものは大後頭孔ヘルニア、小脳切痕内ヘルニアで、これらが生じるとただちに生命存続の危機にさらされる．

- 脳室
- 空間占拠性の腫瘍や血腫
- 小脳切痕内ヘルニア
- 小脳テント
- 大後頭孔ヘルニア
- 大後頭孔

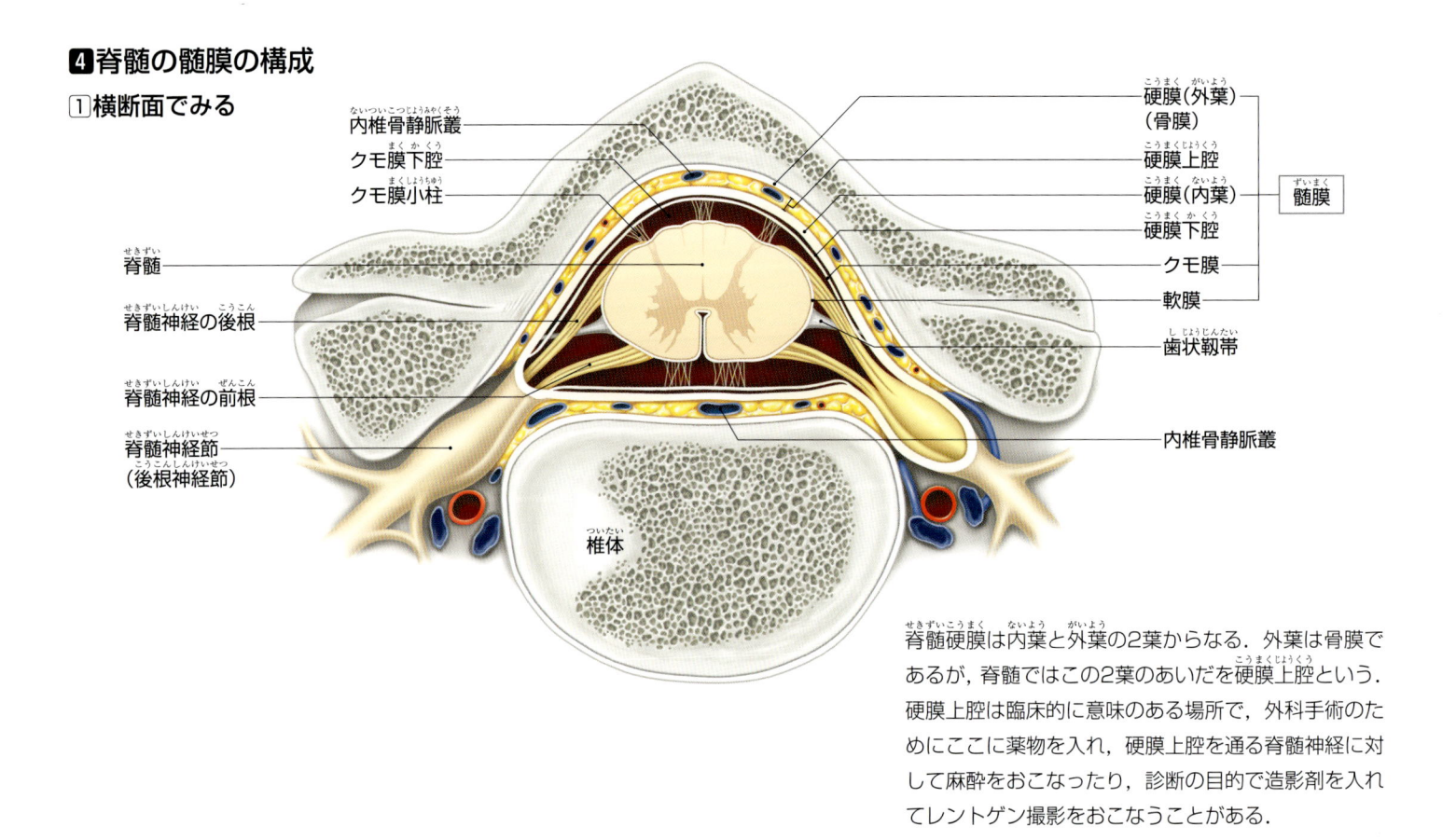

4 脊髄の髄膜の構成
1 横断面でみる

図中ラベル:
- 内椎骨静脈叢
- クモ膜下腔
- クモ膜小柱
- 脊髄
- 脊髄神経の後根
- 脊髄神経の前根
- 脊髄神経節(後根神経節)
- 椎体
- 硬膜(外葉)(骨膜)
- 硬膜上腔
- 硬膜(内葉)
- 硬膜下腔
- クモ膜
- 軟膜
- 歯状靱帯
- 内椎骨静脈叢
- 髄膜

脊髄硬膜は内葉と外葉の2葉からなる．外葉は骨膜であるが，脊髄ではこの2葉のあいだを硬膜上腔という．硬膜上腔は臨床的に意味のある場所で，外科手術のためにここに薬物を入れ，硬膜上腔を通る脊髄神経に対して麻酔をおこなったり，診断の目的で造影剤を入れてレントゲン撮影をおこなうことがある．

●脊髄硬膜

脳硬膜は硬膜静脈洞の部分においてのみ2層に分かれているが，脊髄硬膜は大後頭孔縁より尾方で全域にわたって2葉に分けられる（図4-1，2）．外葉は脊柱管を包む椎骨の骨膜となり，内葉は狭義の硬膜に相当する．脊髄硬膜の外葉と内葉のあいだを硬膜上腔という．ここには血管が走っており，静脈は内椎骨静脈叢を形成して脊髄と椎骨からの血液を運んでいる．また，硬膜上腔は臨床的に重要な意味をもつ場所で，硬膜上麻酔もしくはレントゲン撮影などの硬膜上造影において，ここに注入された液体の広がりが限定されるという特色がある．

●クモ膜

クモ膜は硬膜直下に張る薄い結合組織の膜で，血管はなく，外表面（硬膜側）は内皮様の神経中皮によっておおわれている．クモ膜は軟膜とは異なり，大脳溝や小脳溝のなかには入りこまない（87ページの図2）が，大脳縦裂や大脳横裂のような大きな裂隙では硬膜（大脳鎌と小脳テント）によって他動的になかに押しこまれる．

クモ膜の内面からはクモ膜小柱とよばれる線維性結合組織性の小柱が出て軟膜についている．このクモ膜小柱の張るクモ膜と軟膜のあいだの腔をクモ膜下腔という（図2）．ここは脳脊髄液に満たされており，脳と脊髄を外力から守る液体クッションの役割を果たすとともに，脳と脊髄の実質を養う動静脈も走っている．

クモ膜下腔のなかにはとくに広くなっている場所があり，そこをクモ膜下槽という（84ページの図1参照）．もっとも広いのは，大後頭孔のすぐ上の延髄背側と小脳下面腹側のあいだにある小脳延髄槽で，大槽ともよばれる．ここには第4脳室正中口（マジャンディー孔）と外側口（ルシュカ孔）が開いている．斜台と橋腹側のあいだは橋槽という．その頭側の左右の大脳脚のあいだには脚間槽がある．さらに前方の視交叉の周囲には交叉槽がある．大脳横裂のなかには大大脳静脈（ガレンGalenの静脈）が入る大大脳静脈槽があり，この槽のなかに松果体がある．また，この槽と脚間槽のあいだは中脳の外側を迂回する迂回槽で結ばれている．このほかに，大脳外側窩には大脳外側窩槽がある．

脊髄クモ膜は脳クモ膜とひとつづきである．

●軟膜

軟膜は脳と脊髄の表面に直接付着し，微小血管が豊富に走っている．クモ膜下腔とともに脳表から脳実質内に出入りする動静脈が毛細血管となるまで脳軟膜は脳表面をおおい，終末輪で閉じる（図2）．脳内に入りこむクモ膜下腔を血管周囲腔（ウィルヒョウ－ロバンVirchow-Robin腔）といい，脳脊髄液で満たされている．脊髄軟膜も実質表面に付着しているが，前根と後根の中間にある部分が三角形の突起として左右対称に外表に伸び，その頂点はクモ膜を貫いて硬膜の内面に付着する（図4-1，2）．これらの突起は頸髄から腰髄の中間部までに約20対存在しており，全体として歯列のようにみえるので歯状靱帯とよばれ，脊髄を固定する役割を果たしている．歯状靱帯は胸髄でとくに発達がよい（図5）．

②展開図でみる（膜と一体で脊髄を摘出した状態の図）

❺歯状靱帯の位置（高さ）

- 硬膜（外葉）（骨膜）
- 硬膜（内葉）
- 髄膜
- クモ膜
- クモ膜下腔
- 歯状靱帯
- 軟膜
- 脊髄
- 脊髄神経節（後根神経節）

胎児
- 頸髄上部
- 頸髄下部
- 胸髄部
- 腰髄部

成体
- 頸髄部
- 胸腰髄部

脳室，髄膜，血管系—89

脊髄の動脈系──根動脈，脊髄動脈，内・外頸動脈，椎骨動脈

❶ 脊髄血管の基本形

① 哺乳類の脊髄動・静脈

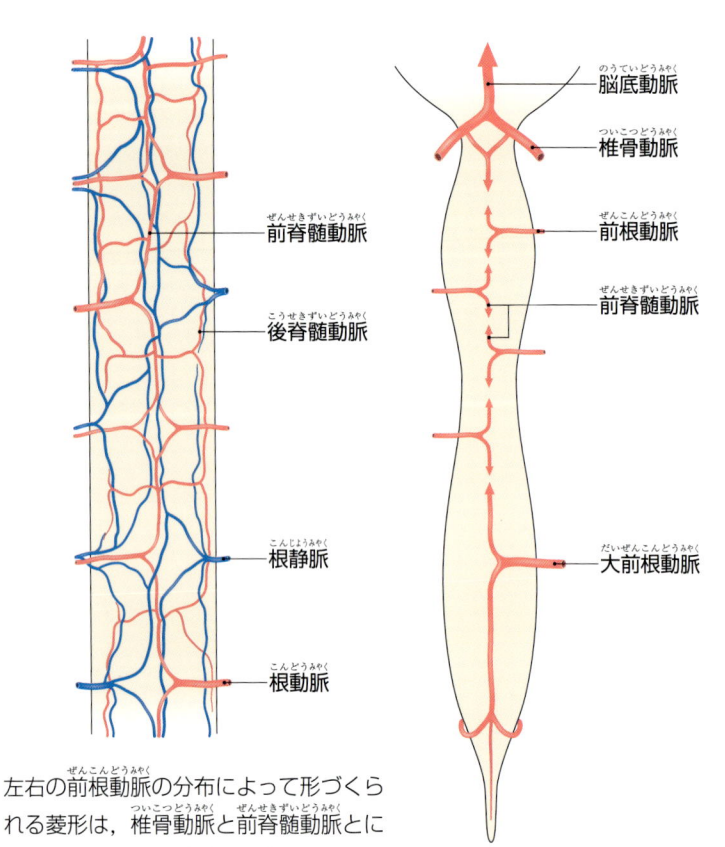

② ヒトの脊髄動脈

左右の前根動脈の分布によって形づくられる菱形は，椎骨動脈と前脊髄動脈とによってつくられる菱形と同義である．

❷ ヒトの脊髄動脈の形態

① 横断面でみる

② 立体図でみる

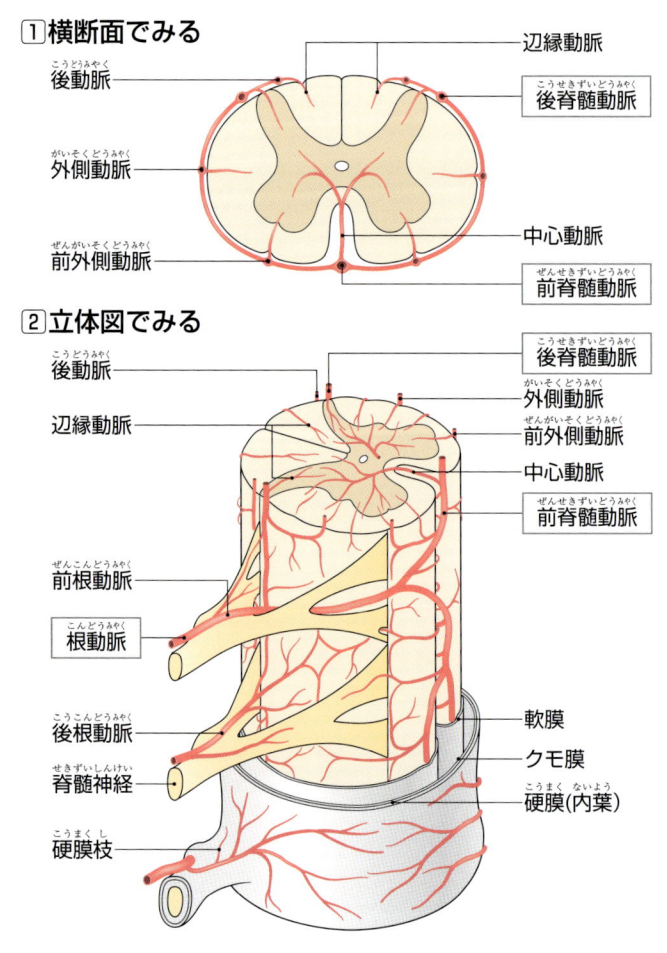

　本体となる脳や脊髄の構造や機能を維持していくためには，その支えとなる血管系の存在とはたらきが欠かせない．しかも，脳血管撮影に代表されるように，血管系を介して臨床的に脳や脊髄の形態や機能の変化を知ることは，きわめて貴重な資料となる．そこで，この項では動脈系の成り立ちを軸にして，その形態について解説をすすめていきたい．ただし，血管の名称(学名)については，発生学的な観点から判断すると適当とはいえないものも少なからずみられるので，記載にあたっては発生学的実態を反映した名称と学名を併記したいと思う．

●脊髄の動脈ができるまで

　脳の動脈の基本も脊髄の動脈の基本と同じであるので，まず脊髄の動脈がどのように形成されるかを理解してほしい．図❶-①は哺乳類の脊髄の動脈と静脈の基本形を示したものである．脊髄は頸髄から尾髄にいたるまで分節性に区分されており(16～17ページ参照)，各髄の神経根に合わせて根動脈と根静脈が分節性に出入りして，各分節の脊髄を養っている．根動脈と根静脈は左右対をなしているが，各分節すべてに根動・静脈がそろっているわけではなく，左右にある神経根のうち，数根に１本ずつ主流となる根動脈と根静脈が形成されていく(図❶-①)．これらの脈管は脊髄の表面では動脈，静脈ともに頭尾に枝分かれし，この上下の脈管がさらに吻合して，縦走する脊髄動脈と脊髄静脈を形づくる(図❶-①)．

　ヒトの脊髄動脈では，腹側正中位を縦走する無対の前脊髄動脈と後根近くを縦走する１対の後脊髄動脈ができる．第６胸神経根から第５腰神経根までのあいだには，大前根動脈とよばれる太い根動脈が必ず１本存在するので，腰椎穿刺の検査時にはこの根動脈を傷つけないように注意する必要がある．また，哺乳類の左右の前根動脈のあいだにできる菱形の吻合は，ヒトにおける椎骨動脈(実際は第１前根動脈)と前脊髄動脈のあいだの菱形(図❶-②)や，後述する大脳動脈輪の七角形(変形菱形)と形態学的に相同であることも，記憶にとどめておいてほしい．

　以上の発生学的経過をたどって完成したヒトの脊髄動脈の形態を図❷に示した．前後の脊髄動脈の形成のようすと配置を，図❶の両図とくらべて確認してほしい．また脊髄の実質内への血管分布は，前脊髄動脈から出る中心動脈が裂から実質内に侵入するのを主流として，辺縁からも縦横に分枝した脈管が入りこむ．中心動脈の脊髄内での分布は，左右いずれか一側への分布を交互にくりかえす様式が基本である．

●内頸動脈と外頸動脈

　図❸-①には，総頸動脈から内頸動脈と外頸動脈が分枝する前

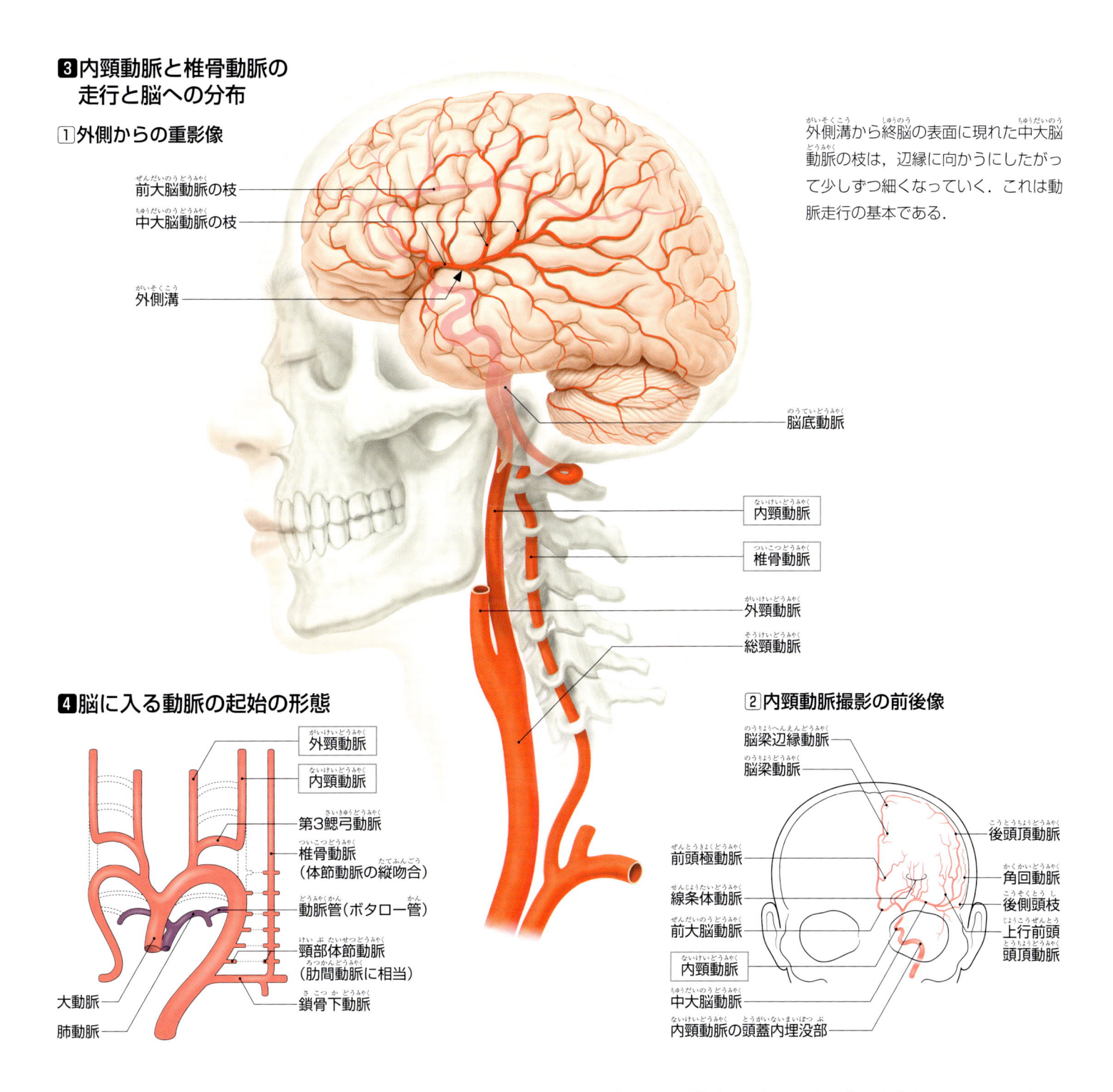

3 内頚動脈と椎骨動脈の走行と脳への分布

1 外側からの重影像

前大脳動脈の枝
中大脳動脈の枝
外側溝
脳底動脈
内頚動脈
椎骨動脈
外頚動脈
総頚動脈

外側溝から終脳の表面に現れた中大脳動脈の枝は，辺縁に向かうにしたがって少しずつ細くなっていく．これは動脈走行の基本である．

4 脳に入る動脈の起始の形態

外頚動脈
内頚動脈
第3鰓弓動脈
椎骨動脈（体節動脈の縦吻合）
動脈管（ボタロー管）
頚部体節動脈（肋間動脈に相当）
鎖骨下動脈
大動脈
肺動脈

2 内頚動脈撮影の前後像

脳梁辺縁動脈
脳梁動脈
後頭頂動脈
前頭極動脈
角回動脈
線条体動脈
後側頭枝
前大脳動脈
上行前頭
内頚動脈
頭頂動脈
中大脳動脈
内頚動脈の頭蓋内埋没部

の末梢側の走行と，分枝したあとの中枢側の走行および大脳半球表面へのおおよその分布が示されている（小脳については98〜99ページ参照）．この大脳半球表面への動脈分布のようすは外側からの重影像であるが，図 3-2 の内頚動脈撮影の前後像と合わせて，立体的に把握してほしい（前・中・後大脳動脈の分布の詳細は96〜97ページ参照）．

とくにたいせつなのは，総頚動脈から内頚動脈と外頚動脈が分枝する際の位置関係である．図 4 は，基本となる軟骨魚類の鰓弓動脈からの，ヒトの頭頚部（もともと鰓弓動脈が支配する鰓弓性器官の存在した領域）の動脈系への形態変遷を示すものである．外頚動脈は前（腹）内側から出るが，上（頭）外側へと向かい，頭蓋骨の外側を養う．内頚動脈は後（背）外側から出るが，上（頭）内側へと向かって頭蓋内へ入り，おもに終脳を養う．つまり，図 3-1 では外頚動脈の走行は省略されているが，内頚動脈と外頚動脈は走行の途中で外側と内側の位置関係を変えるのである．この2つの動脈の総頚動脈からの分枝位置（高さ）には個体差があるので，内頚動脈撮影に際しては考慮に入れておかなければならない．

●椎骨動脈

一方，頭蓋内の脳実質の尾側部，すなわち大脳半球後頭葉，小脳，脳幹を養う椎骨動脈−脳底動脈系は，頚部の体節動脈が横の分節性のつながりを失って縦に吻合し，最終的には第1頚神経根動脈と合流して椎骨動脈とよばれる．さらに，この動脈は頭蓋内の尾方で通常は左右が延髄と橋の境で合流して，脳底動脈と名称を変える．

脳底部の動脈系──内頸動脈，脳底動脈，大脳動脈輪

❶脳底部の動脈分布

前・中・後大脳動脈の中心から辺縁への走行のようすと，脳底部の中心に形成される大脳動脈輪と椎骨動脈－脳底動脈系の形態を把握してほしい．

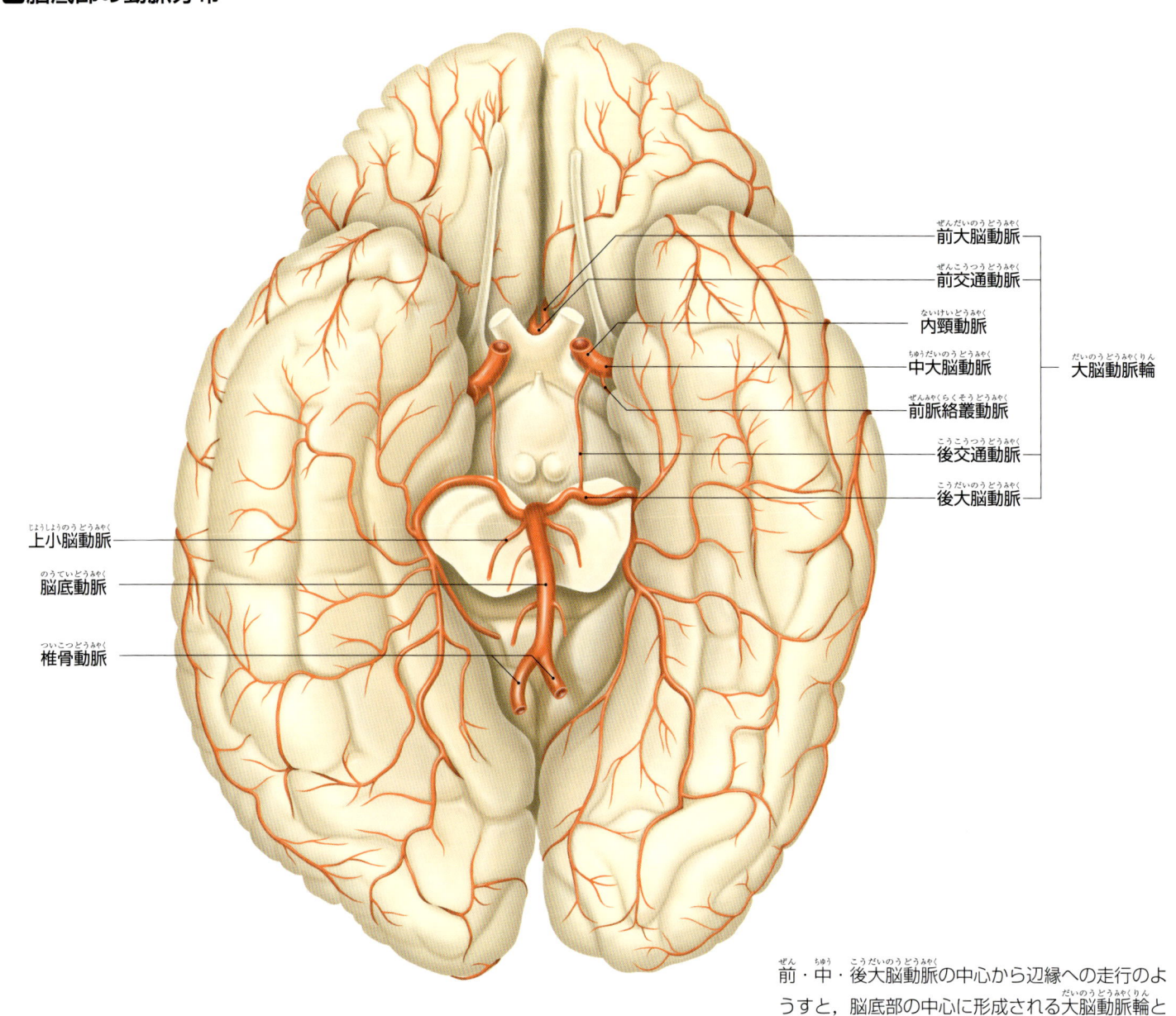

　図❶には，大脳半球底面への動脈の分布のようすと，脳（大脳，小脳，脳幹）の全域に分布するもととなる大脳動脈輪（ウィリスWillis動脈輪）および椎骨動脈－脳底動脈系の形状が脳底部の中心に示されている．後者が発生学的にどのように形成されるかはたいせつなことなので，次項と合わせて詳しく解説する．

●大脳半球底面への動脈分布

　大脳半球の外側面でも，またこの脳底部でもいえることであるが，大脳半球表面での動脈の走行は，中心から末梢へ向けて枝分かれをくりかえしながら分布するにつれ，少しずつ細くなっていき，最終的には100μm径程度にまでなる．その先は，多数の細い枝分かれで終わるか，あるいは，異なる動脈系の分布の境界域で双方の動脈の先端に吻合がみられるかである．発生初期の大脳半球表面は毛細血管の網目によっておおわれているが，発生がすすむにつれて，この血管分布は前，中，後の3種の大脳動脈に区分されるようになる．そのため，その分布の境界域には0.1～1.0mm径までの吻合が少なからず残存することになるのである．こうした吻合は小脳半球表面でも同様に存在する．

●大脳動脈輪の名称と区分

　大脳動脈輪は，一般の成書の記載にならって述べると，左右の前大脳動脈，前交通動脈，左右の後交通動脈，左右の後大脳動脈（近位部）によって脳底部に形成される七角形の動脈の輪，ということになる．

　図❷をみてほしい．この図はヒトの完成した大脳動脈輪を示している．頭蓋腔に入った内頸動脈は前枝と後枝に分かれ，前枝

❷完成したヒトの大脳動脈輪

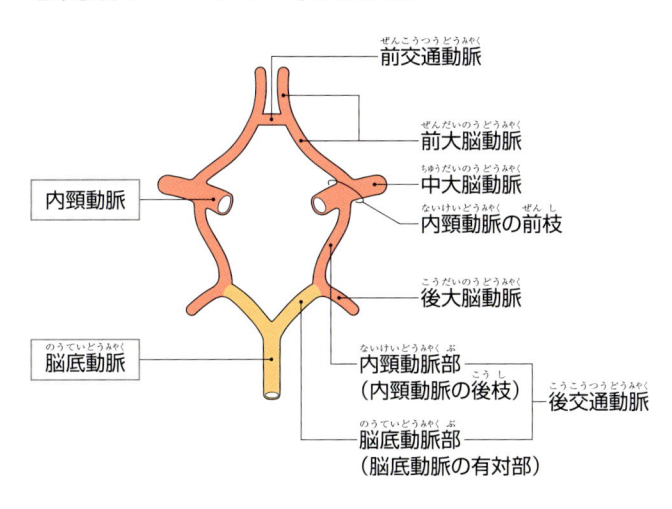

比較解剖学的な区分

（図中ラベル：前交通動脈，前大脳動脈，中大脳動脈，内頸動脈の前枝，内頸動脈，後大脳動脈，脳底動脈，内頸動脈部（内頸動脈の後枝），脳底動脈部（脳底動脈の有対部），後交通動脈）

図❷は完成したヒトの大脳動脈輪である．■領域は内頸動脈系を，■領域は椎骨動脈－脳底動脈系を示す．

図❸は図❷の形態を含む脳底部の動脈の形成過程を示したものである．各段階の要点を以下に示す．

①発生の初期段階

内頸動脈と椎骨動脈－脳底動脈の2つの動脈系は合流せずにはなれている．また，それぞれの動脈系の左右の管も吻合せずに縦に並行して走っている．

②発生の中間段階

内頸動脈系と椎骨動脈－脳底動脈系は吻合して連結する．内頸動脈系は左右の管のあいだが脳実質にブロックされて合管せず，大脳動脈輪の基本型を形成するにとどまるが，脳底動脈系は縦に吻合してその大半が単管となる．しかし，頭端と尾端は左右が分岐したまま残る．また，通常は縦に吻合するところも，一部解離したまま残る例もときにみられる．

③形態形成の完了

ヒト成体での，脳底部の動脈系の形態が完成した状態．

❸ヒトの脳底部の動脈系の形成過程

（■領域は内頸動脈系，■領域は椎骨動脈－脳底動脈系）

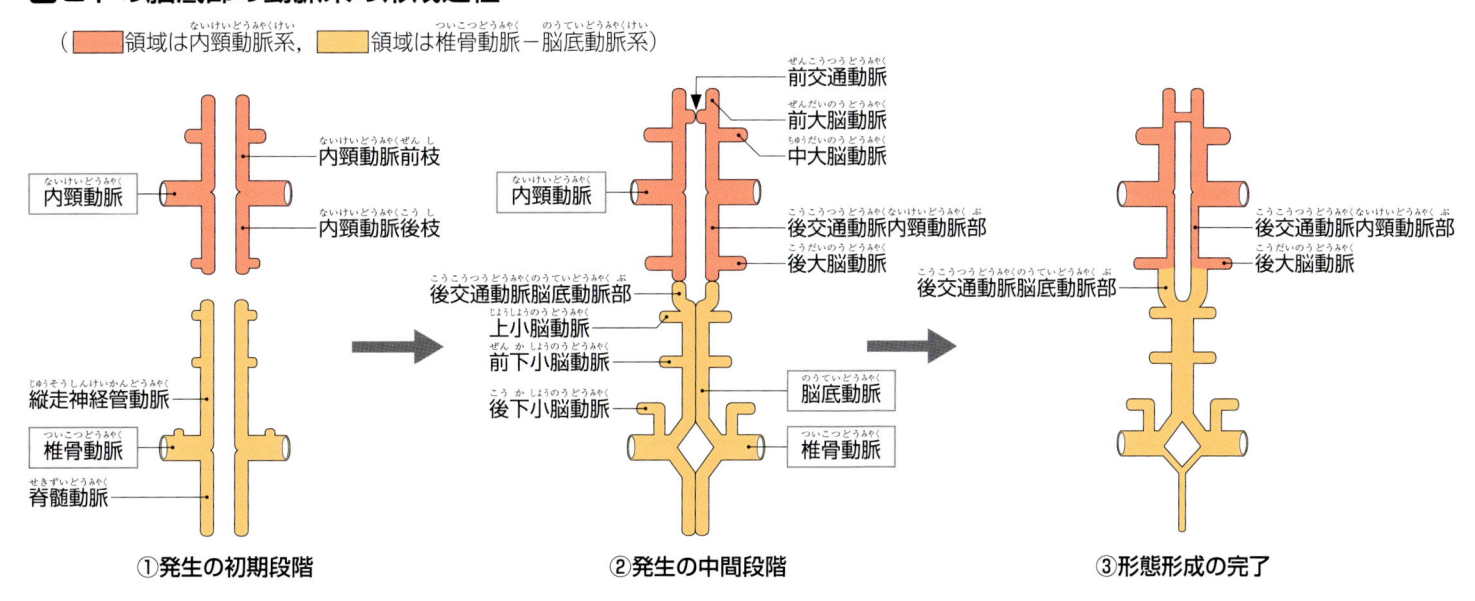

①発生の初期段階：内頸動脈，内頸動脈前枝，内頸動脈後枝，縦走神経管動脈，椎骨動脈，脊髄動脈

②発生の中間段階：前交通動脈，前大脳動脈，中大脳動脈，内頸動脈，後交通動脈内頸動脈部，後大脳動脈，後交通動脈脳底動脈部，上小脳動脈，前下小脳動脈，後下小脳動脈，脳底動脈，椎骨動脈

③形態形成の完了：後交通動脈内頸動脈部，後大脳動脈，後交通動脈脳底動脈部

は前脈絡叢動脈を出したあとで，前大脳動脈と中大脳動脈に分かれる．他方，後枝は後交通動脈とよばれて，尾（後）方より上行してくる脳底動脈と合流する．脳底動脈は当初は有対性であり，左右が合体して1本となったところを脳底動脈とよぶならわしである．しかし，系統発生学的にも，個体発生学的にも，また完成したヒト成体での合流部の形態からも，脳底動脈は頭（前）端が有対のまま残って内頸動脈の後枝である後交通動脈と合流すると理解すべきであることが，裏付けられている（図❸参照）．

したがって，大脳動脈輪の各部の名称はこのような発生学的事実（形態）にもとづけば，図❷のような命名が正しい．ただし，後交通動脈の脳底動脈部は臨床的には後大脳動脈の一部（近位部）としてあつかうことが多いようである．

●内頸動脈系と椎骨動脈－脳底動脈系の合流

図❸は，ヒトの発生学的段階にしたがって，脳底部の動脈の形態がどのように形成されるかを示したものである．まず初期の段階では，脳を養う動脈が内頸動脈と椎骨動脈（第1頸神経根動脈）の2系統であることがわかる（90～91ページ参照）．さらに，椎骨動脈の前方への枝分かれは，対をなす縦走神経管動脈となることもわかる．発生がすすむと（中間段階），それぞれに対をなす内頸動脈系と椎骨動脈系が合流するが，その過程で障害物のない場所（状況下）では左右が合管して不対となる．こうして大脳動脈輪と椎骨動脈－脳底動脈系の基本的な形態ができあがる．脳底動脈になぜ一部有対部が残るのかも，これらの①，②，③図から理解できるであろう．図❷と，図❸－②，③の頭側半は同じ形態である．

大脳動脈輪の形態

❶大脳動脈輪前部の形態と個体差

　大脳動脈輪の前部(頭側部)は，内頸動脈の前枝から出る前大脳動脈と，その左右をつなぐ前交通動脈，さらに中大脳動脈によって形成されている．

　系統発生学的に初期の段階では，前交通動脈は欠損する(A①)．ついで毛細血管網状態の前交通動脈が出現する(A②)．その後，複数の前交通動脈が順次整理されていき(A③→A④→B③，B④)，医学教科書等に一般的に記載されている単管からなる前交通動脈が完成する．

　この大脳動脈輪の前部の形態が形づくられるうえで，複雑さを加えている動脈がもう1本ある．それが，ヒトでは脳梁動脈もしくは第3前大脳動脈とよばれる(学名には採用されていない)動脈の発生である(A⑤)．前交通動脈が横の系の血管整理であるのに対して，この動脈は縦の系の血管整理といえる．この2つの系の整理が完了すると，ヒト成体では大脳動脈輪前部の形態はBの4型にまとめられる．

　B①はサルに代表される型で，左右の前大脳動脈と前交通動脈を欠き，その機能を脳梁動脈が代行する．B②も前交通動脈を欠くが，この場合には左右の前大脳動脈が吻合して補っている．B③がもっとも一般的に医学教科書等に記載されている形態で，左右の前大脳動脈とそのあいだをつなぐ単管の前交通動脈が存在する．B④はこのB③に第3前大脳動脈が加わった型である．なお，それぞれの型の下に入っている数字は，各型の出現頻度を表しており，すべてを合わせて100％となる．

　以上の図を要約すると，系統発生学的に変遷して現れる形態が，ヒト成体の大脳動脈輪に認められる形の個体差として，形態形成の途中の形状まで含めて，すべて観察されることである．

A　発生学的にみた大脳動脈輪前部の形態の変遷(％はヒトでの各型の出現頻度)

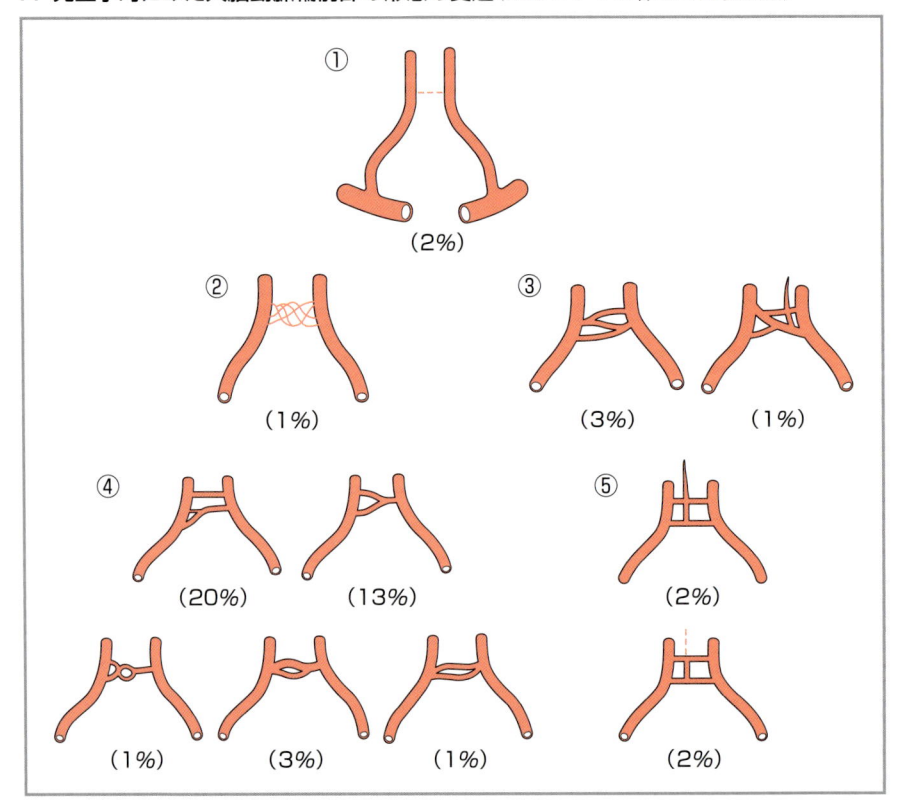

① (2%)
② (1%)　③ (3%)　(1%)
④ (20%)　(13%)　⑤ (2%)
(1%)　(3%)　(1%)　(2%)

B　ヒトの大脳動脈輪前部に認められる4型(％はヒトでの各型の出現頻度)

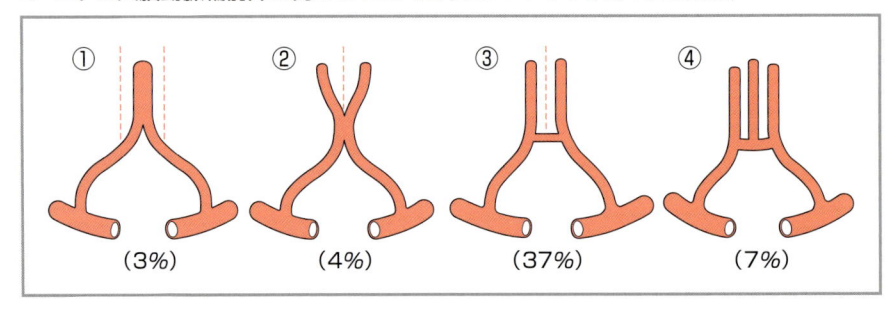

① (3%)　② (4%)　③ (37%)　④ (7%)

　ヒトの大脳動脈輪の形態には，医学教科書等に記載されているような標準的な型ばかりでなく，さまざまな個体差がみられる．ここでは大脳動脈輪を構成する内頸動脈の前枝と後枝にみられる形の多様性について解説する．

●内頸動脈の前枝の個体差

　内頸動脈の前枝の個体差は，前大脳動脈と前交通動脈に多く認められる．中大脳動脈に個体差が認められるのは，著者の観察した約1000例のうちで数例にすぎない．

【前交通動脈の個体差】　まず前交通動脈の形成について解説する．図❶-A①は前交通動脈を欠いた型である．このような型は哺乳類では通常は存在しないが，爬虫類以下では一般的な型である．その下のA②は，左右の前大脳動脈の交通がはじまる初期の段階，すなわち毛細血管網状態の型である．ある種の両生類にこの状態が観察されるという．さらにA③〜A⑤に向かうにしたがって，前交通動脈がしだいに単管に整理されていく経過が推しはかれる．なお，A⑤の2型では，左右の前大脳動脈のあいだに脳梁の上を縦走する脳梁動脈(もしくは第3前大脳動脈ともいうが，学名には採用されていない)が形づくられようとしている姿も，合わせて垣間みられる．

【もっとも整理された形の前大脳動脈と前交通動脈】　最下段に示したB①〜B④の4型が，もっとも整理された状態の形をとる前大脳動脈と前交通動脈の姿である．

　B①では，対をなす前大脳動脈もそのあいだを交通する前交通動脈もなく，正中矢状位に1本だけ動脈が存在する．これはまさに上記の脳梁動脈だけの型である．こうした状態は，哺乳類のうちの齧歯類からサルにいたるまで一般的に観察される．この種の形態では，脳梁動脈が走行する途中で左右に順次枝を出して大脳半球内側面を養うことになる．B②では，左右の前大脳動脈が正

❷大脳動脈輪後部の形態と個体差

大脳動脈輪を構成する後部(尾側部)は，後交通動脈の内頸動脈部(内頸動脈の後枝)と脳底動脈部(脳底動脈の有対部)，およびこの両者から血流を受ける後大脳動脈によって形成されている．この部分の個体差についてはごく単純に説明することができる．要は，後大脳動脈の血流が頭側の動脈優位(すなわち内頸動脈系主流)なのか，尾側優位(すなわち脳底動脈系主流)なのか，それとも両者が均等なのかによって，3つの型に整理することができるのである．この3型を一般型としてA①～③に示した．なお，B①～⑤はまれに現れる型で，臨床上の参考例として示した．

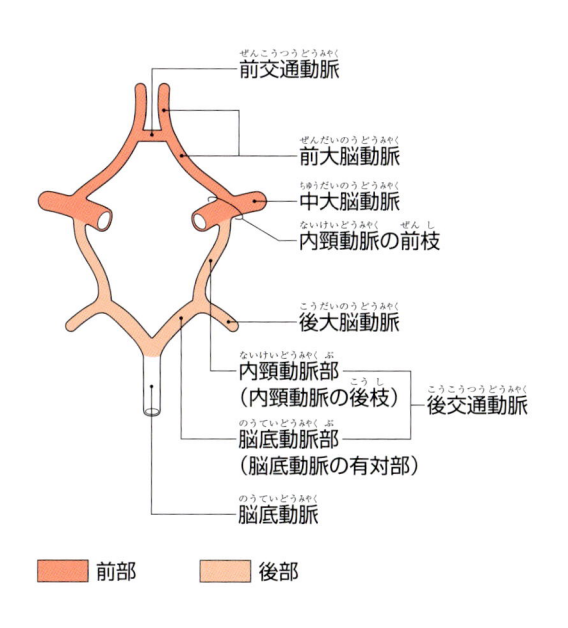

A ヒトの大脳動脈輪後部に認められる3型(％はヒトでの各型の出現頻度)

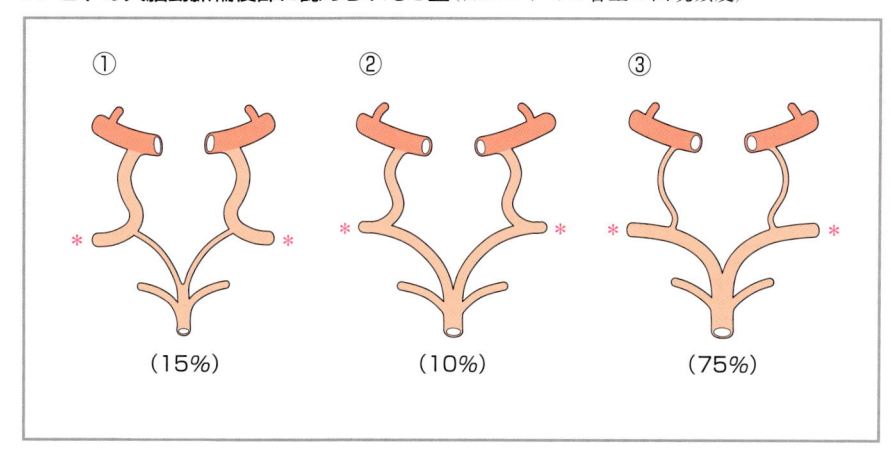

① (15%)　② (10%)　③ (75%)

B 後大脳動脈に認められるまれな個体差

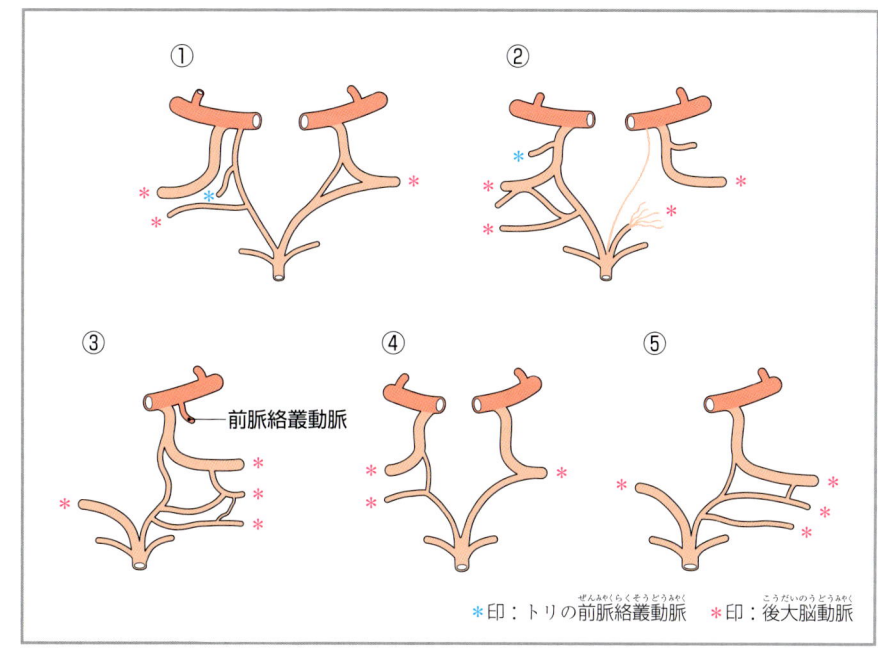

①　②
③ 前脈絡叢動脈　④　⑤

＊印：トリの前脈絡叢動脈　＊印：後大脳動脈

前交通動脈
前大脳動脈
中大脳動脈
内頸動脈の前枝
後大脳動脈
内頸動脈部(内頸動脈の後枝)
後交通動脈
脳底動脈部(脳底動脈の有対部)
脳底動脈

■ 前部　■ 後部

中位で一部合体しており，そのため前交通動脈が不要になっている．B③は左右の前大脳動脈とこれをつなぐ1本の前交通動脈で構成される型で，これがヒトの大脳動脈輪前部の形態として医学教科書等に記載されているが，実際にはこれほどすっきりとした形をとる例は著者の観察では37％にとどまる(( )内の数字は各型の出現頻度を示す)．B④はB③の形態に脳梁動脈が加わった型である．この型もヒトだけに観察できるもので，7％程度みられたので，まれとはいいがたい形態である．

●内頸動脈の後枝の個体差

【後大脳動脈の個体差】　もっとも注目してほしいのは図❷-Aに示した3例である．図はみやすくする目的で左右対称に描いてあるが，この3図をひとことでいえば，後大脳動脈の血流を内頸動脈系から受けるか，あるいは脳底動脈系から受けるか，それとも両者から均等に受けるかで，3つの型が形成されるということである．

哺乳類全般についていいうるが，ヒトの成人の脳ほどに終脳が巨大化していない状況では，後大脳動脈への血流のバランスは一般に中央のA②の型をとる．しかしヒトの成人の大脳半球は，血流という観点からみると急速に巨大化しており，その結果，A③のように脳底動脈系からの血流供給に多くを頼らざるをえなくなった．そのため内頸動脈系主流が少なくなり，脳底動脈系主流の後大脳動脈が75％を占めるようになった．

なお，出現頻度はきわめて低いが，図❷-Bの5型に示すような後大脳動脈の例がみられることがあることも記憶にとどめてほしい．紙幅の都合でこれらの例についての解説は省略するが，前脈絡叢動脈の出る位置についてだけ誤解をまねかないように説明すると，B③がヒトの一般型であるのに対し，B②はトリの形態と同じである．

脳室，髄膜，血管系

大脳半球表面の動脈分布

1 外側面における分布と個体差

前大脳動脈
後大脳動脈
中大脳動脈

分布の1例

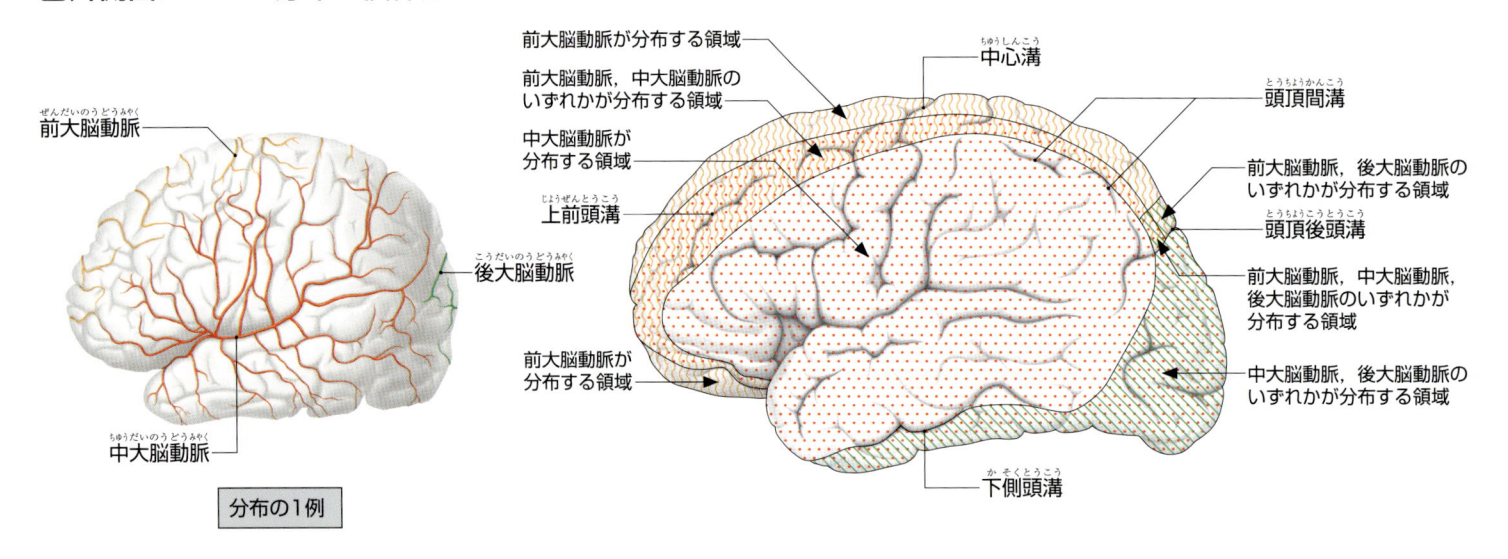

前大脳動脈が分布する領域
前大脳動脈, 中大脳動脈のいずれかが分布する領域
中大脳動脈が分布する領域
上前頭溝
前大脳動脈が分布する領域
中心溝
頭頂間溝
前大脳動脈, 後大脳動脈のいずれかが分布する領域
頭頂後頭溝
前大脳動脈, 中大脳動脈, 後大脳動脈のいずれかが分布する領域
中大脳動脈, 後大脳動脈のいずれかが分布する領域
下側頭溝

2 内側面における分布と個体差

前大脳動脈
中大脳動脈
後大脳動脈

分布の1例

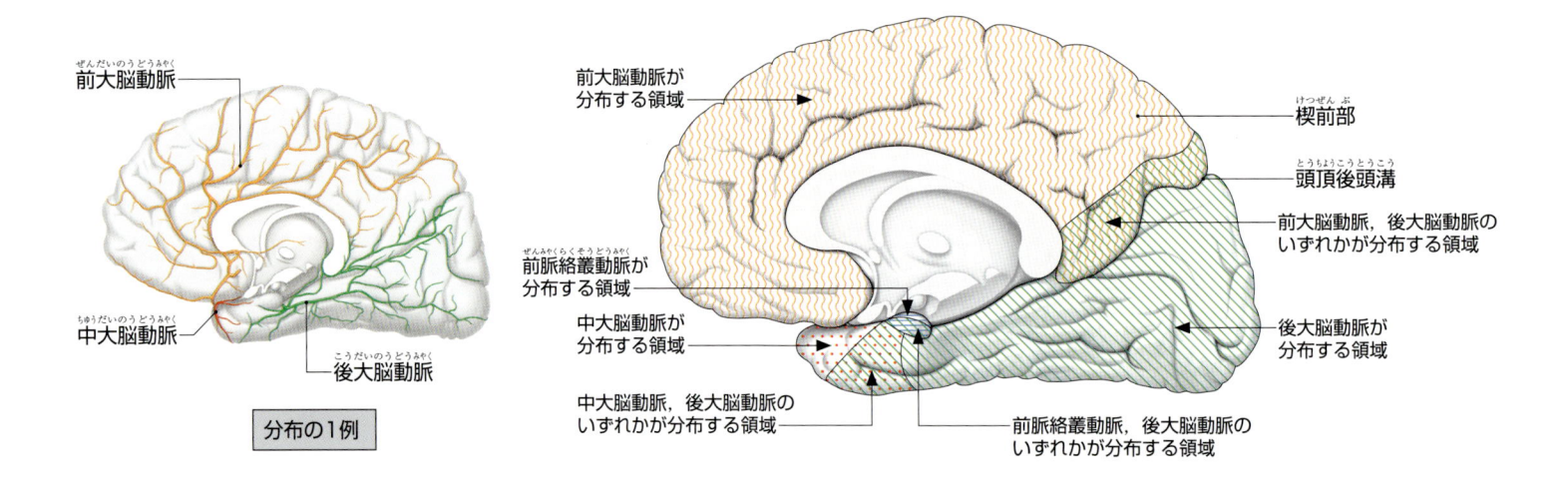

前大脳動脈が分布する領域
前脈絡叢動脈が分布する領域
中大脳動脈が分布する領域
中大脳動脈, 後大脳動脈のいずれかが分布する領域
前脈絡叢動脈, 後大脳動脈のいずれかが分布する領域
楔前部
頭頂後頭溝
前大脳動脈, 後大脳動脈のいずれかが分布する領域
後大脳動脈が分布する領域

　図1～3は, 外側面, 内側面, 底面でみられる大脳半球表面への動脈分布を示したものである. 大脳半球表面への前・中・後大脳動脈の分布境界域では, 大きな個体差が認められている. 大脳皮質表面には多くの機能の局在が決定されていることを考え合わせると, こうした固体差を把握しておくことは臨床上, 重要な意味をもっている. そこで, 図1～3の右側の図に表面における各大脳動脈の分布のようすを整理しておいた. 模様の重複しているところが個体差のみられる領域である. 左側の図には分布の1例を示した. ここで前もって断っておくが, 1個体のおなじ皮質面に複数の動脈が重複して分布することはないことを, まず念頭においてほしい.

● 外側面における分布
　外側面の大半には中大脳動脈が分布するが, 背内側面に前大脳動脈が, また後頭葉から側頭葉外側底面にかけては後大脳動脈の分布がみられる. 背側部では前大脳動脈と中大脳動脈の分布のあいだで個体差がみられる. 模様の重複しているところを尾方へたどっていくと, 頭頂後頭溝付近では後大脳動脈の分布がみられる例も少なくない. さらにこれを腹側にたどると, グリーンの斜線と赤い点とで示した領域がある. ここは中大脳動脈と後大脳動脈の分布が個体ごとに異なる領域である.

● 内側面における分布
　前頭葉と頭頂葉は前大脳動脈の支配域である. 後頭葉から側頭葉底面は後大脳動脈の支配域である. ただし, 頭頂葉の楔前部の尾方半分には後大脳動脈が分布する例も多い. しかし前大脳動脈が頭頂後頭溝をこえて後頭葉領域に入りこむ例はみられなかった. 側頭極は中大脳動脈の支配域であるが, これより尾方では個体によって中大脳動脈と後大脳動脈のあいだで分布のせりあいがおこる. このせりあう領域には嗅内野や鉤, 海馬傍回も含まれる

3 底面における分布と個体差

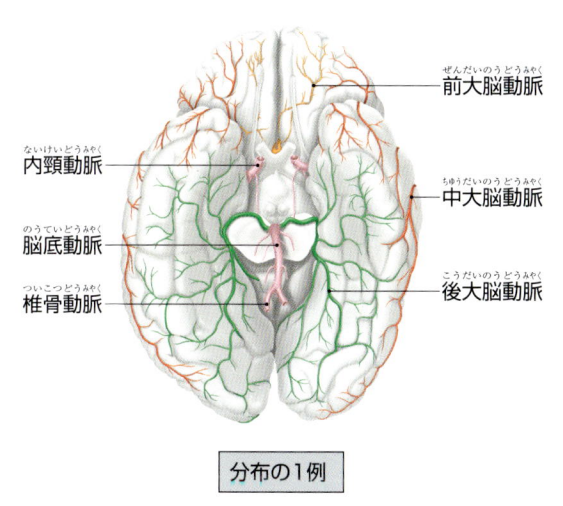

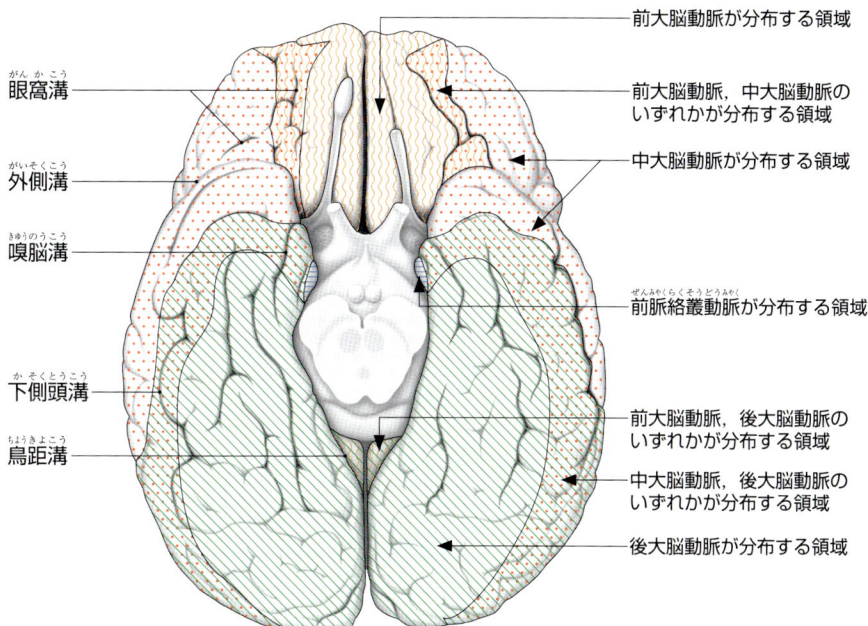

4 底面の鈎領域における分布と個体差

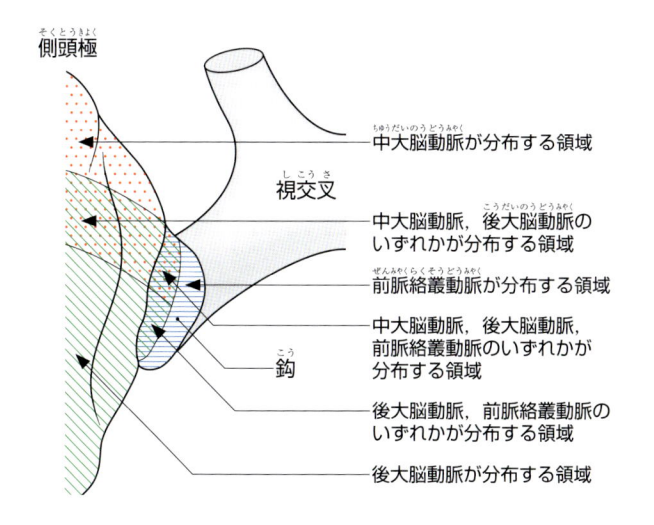

5 皮質表面と皮質下における分布

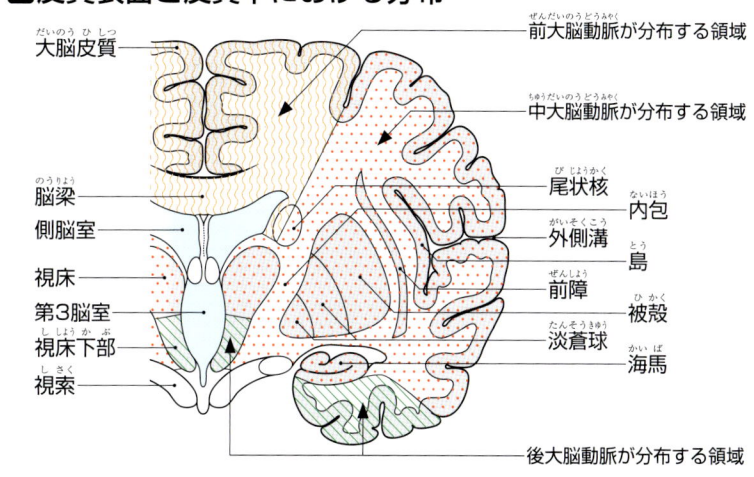

図で明らかなように，各大脳動脈から分岐した動脈細枝は脳表からほぼ垂直に内部に侵入し，分布する．このことから，大脳半球表面の動脈分布のようすで内部の分布の状態を把握することができる．

ので，最後にもう少し詳細に解説する．

●底面における分布

前頭葉では外側域を中大脳動脈が支配し，内側域を前大脳動脈が支配する．側頭葉では，側頭極からそれにつづく側頭葉外側部は中大脳動脈の支配域である．側頭葉と後頭葉の底面の残りの大半は，後大脳動脈が支配する．ただし，中大脳動脈と後大脳動脈の支配域の境界部では，両動脈の分布に個体差がみられる．

●鈎とそれに隣接する海馬傍回における分布

鈎と海馬傍回のおもな支配動脈は前脈絡叢動脈である．ただし，鈎の外側前半部は中大脳動脈もしくは後大脳動脈が分布する例も少なくない．鈎の外側後半部は後大脳動脈が分布する例が多々みられる．この領域でみられる分布の境界域は，底面でみられる中大脳動脈と後大脳動脈の分布の境界域につづいている（図4）．

また1例だけであるが，嗅内野の領域まで前脈絡叢動脈が分布する例がみられた．さらに，本来ならば外側面における分布のところで述べるべき例であるが，これも1例だけ，前大脳動脈の1枝が中心溝を下行しながらつぎつぎと小枝を出して，もともとは中大脳動脈の支配域である中心前回や中心後回の両域を養う例にも遭遇した．嗅内野が嗅覚中枢，中心前回と中心後回がそれぞれ運動領と感覚領であることを思いだすと，たとえ1例だけであっても，このような例の存在そのものが臨床上，貴重でしかも重要な意味をもっている．

●皮質表面と皮質下における分布

図5は，大脳半球中間部の横断面における皮質下への大脳動脈の分布を示している．各大脳動脈から分かれた小枝が，皮質表面からほぼ垂直に内部へ侵入しているのが理解できる．こうした所見は，皮質表面での各大脳動脈の分布のようすによって，皮質下の動脈分布の状態も把握できる貴重な資料である．

脳室，髄膜，血管系——97

小脳の動脈系

❶小脳背側面への分布

①一般例

上小脳動脈（Ⅱ型）
前下小脳動脈（Ⅴ型）
後下小脳動脈（Ⅶ型）

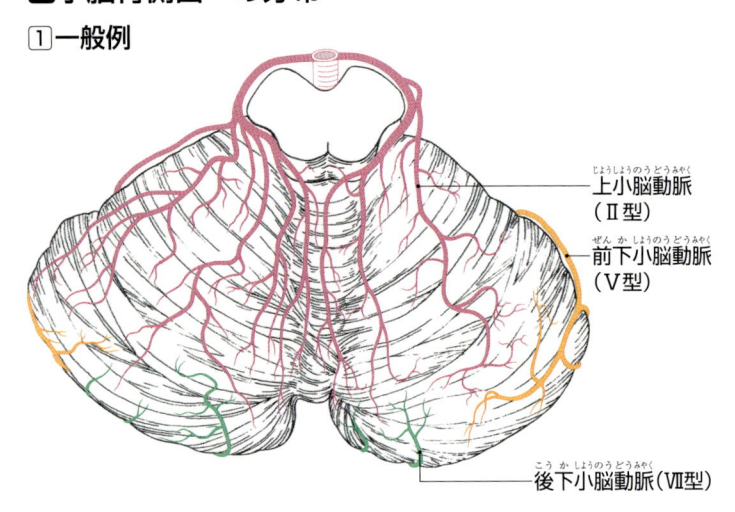

②特殊例（四丘体動脈の分布）

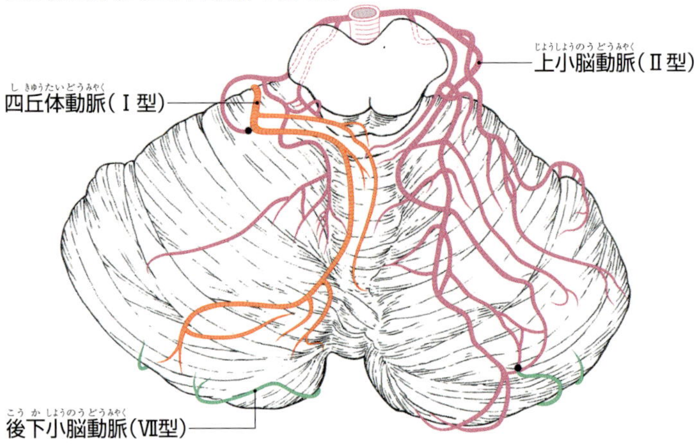

四丘体動脈（Ⅰ型）
上小脳動脈（Ⅱ型）
後下小脳動脈（Ⅶ型）
●印は吻合を示す

❷小脳腹側面への分布

①一般例（1）

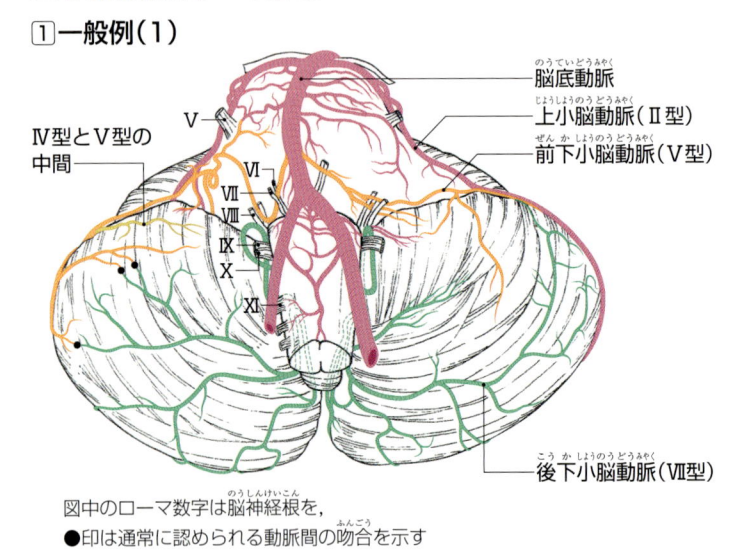

Ⅳ型とⅤ型の中間
脳底動脈
上小脳動脈（Ⅱ型）
前下小脳動脈（Ⅴ型）
後下小脳動脈（Ⅶ型）

図中のローマ数字は脳神経根を，
●印は通常に認められる動脈間の吻合を示す

②一般例（2）

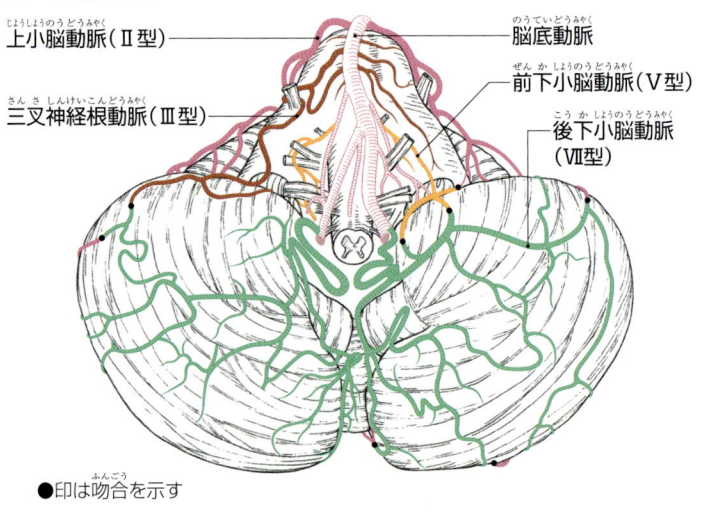

脳底動脈
上小脳動脈（Ⅱ型）
前下小脳動脈（Ⅴ型）
三叉神経根動脈（Ⅲ型）
後下小脳動脈（Ⅶ型）
●印は吻合を示す

●小脳動脈の名称と起始部

　小脳の動脈として，解剖学用語集には上小脳動脈，前下小脳動脈，後下小脳動脈の3本が記載されている．これらの名称は，3本の動脈が小脳皮質表面のどの領域に分布するかによってつけられたものである．しかし，この3本の動脈の起始部はきわめて多様である．著者は，こうした名称のつけかたに疑問を感じるばかりでなく，各動脈の起始部の位置関係に，より重要性を感じる．そこで，脳底部の動脈の形態のうち，頭方の部分については「大脳動脈輪の形態」の項で詳しく解説したので，ここではおもに尾方の部分について解説する．

　また，図❶と図❷の4図は，神経解剖学の実習で学生がスケッチした小脳動脈の皮質表面への分布のようすである．とくに特徴のある例を示してあるので，それぞれの例での動脈の広がりかたや吻合のようす，動脈の型をよく観察してほしい．

●小脳動脈の分類

　椎骨動脈（第1頸神経根動脈）から供給される血流は，縦走神経管動脈，およびその左右が合体した脳底動脈へ流れる．この縦に走る脳底動脈から横に走る多数の小動脈群が出る．このなかには脳神経根動脈（脊髄前根動脈と同義）とよぶことのできる動脈も複数ある．これらは脳幹を輪状に囲み，分枝をくりかえして支配域の脳実質を養っている．

　一方，小脳はその発達にともなって体積も増していくので，脳底動脈からは図❷に示したような複数の位置から小脳を養う血管が出現する．系統発生学的な観点から，出現しうる小脳動脈を表❹にまとめたので，脳神経の位置と小脳動脈を示した図❸と合わせてみてほしい．

【Ⅰ型（四丘体動脈）】　Ⅰ型はムカシトカゲ（爬虫類の原型）にみられる小脳動脈の原始型である．中脳の背側には視蓋（上丘）のみが存在し，その尾方に小さな小脳が存在するだけであり，後大脳動脈から分枝した小枝が視蓋に分布するので二丘体動脈もしくは四丘体動脈とよばれる．この動脈が同時に小さな小脳も養う形になる．

【Ⅱ型】　Ⅱ型（α型）は小脳がある程度発達した動物で最初に発生

❸脳神経の位置と小脳動脈

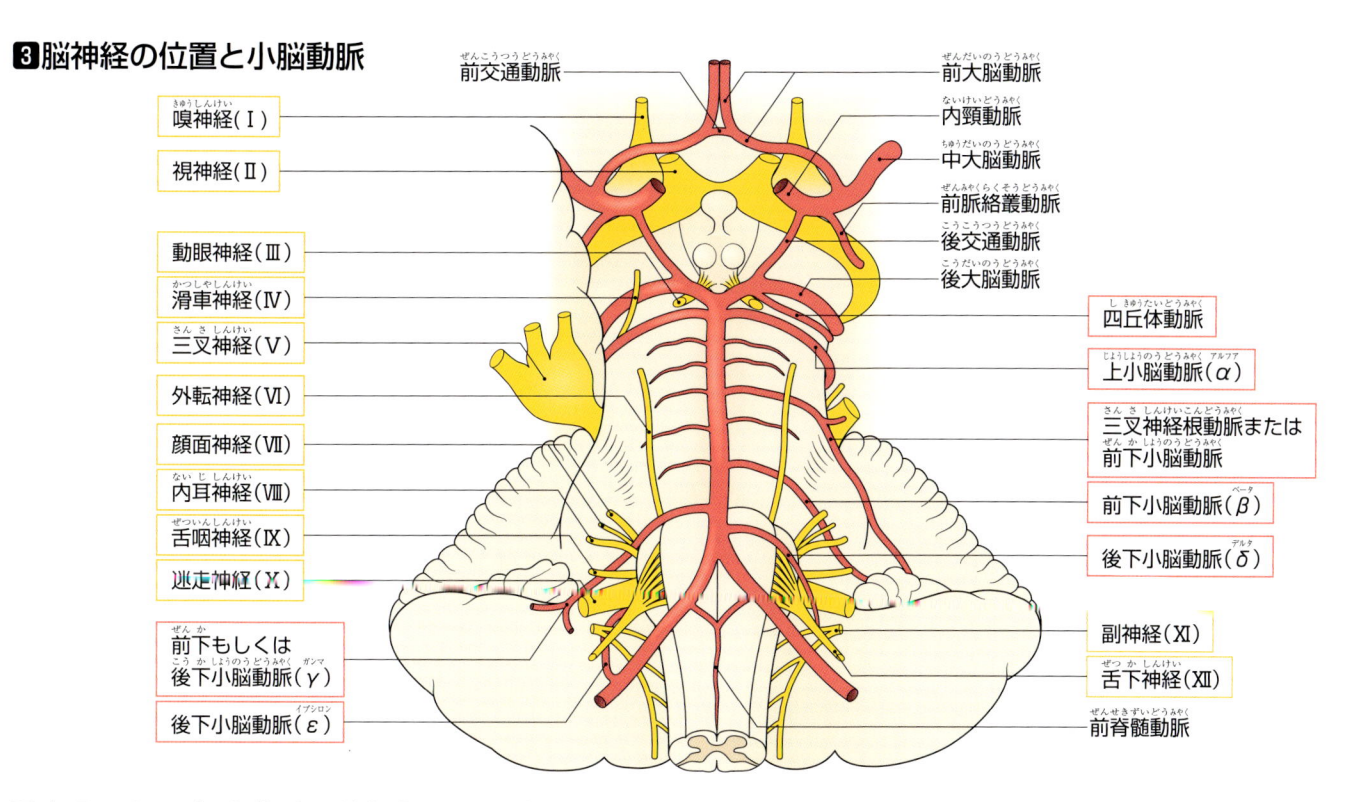

（図：脳底面観、脳神経と小脳動脈の位置関係）

ラベル：前交通動脈、前大脳動脈、嗅神経（Ⅰ）、内頸動脈、視神経（Ⅱ）、中大脳動脈、前脈絡叢動脈、動眼神経（Ⅲ）、後交通動脈、滑車神経（Ⅳ）、後大脳動脈、三叉神経（Ⅴ）、四丘体動脈、外転神経（Ⅵ）、上小脳動脈（α）、顔面神経（Ⅶ）、三叉神経根動脈または前下小脳動脈、内耳神経（Ⅷ）、前下小脳動脈（β）、舌咽神経（Ⅸ）、後下小脳動脈（δ）、迷走神経（Ⅹ）、副神経（Ⅺ）、前下もしくは後下小脳動脈（γ）、舌下神経（Ⅻ）、後下小脳動脈（ε）、前脊髄動脈

❹出現しうる小脳動脈の分類（原による）

		発生学的分類	小脳動脈と脳神経との局所関係	形態的特徴	分布領域	解剖学用語集における解剖学的名称
頭側 ↓ 尾側	Ⅰ型	四丘体動脈	〈動眼神経根〉	後交通動脈脳底動脈部より出る小脳動脈の原始型	四丘体と小脳背側正中位に分布	［無名］
	Ⅱ型	α型		小脳背側面に，もっとも古い分布		上小脳動脈
	Ⅲ型	三叉神経根動脈	（三叉神経根）	本来，三叉神経根にのみ分布していた動脈	小脳脚と小脳腹側面に分布	前下小脳動脈
	Ⅳ型	β型		経路の途中に顔面神経根と内耳神経根がある	小脳脚と小脳腹側面に分布	前下小脳動脈 後下小脳動脈
	Ⅴ型	γ型	〈外転神経根〉	経路の途中に顔面神経根と内耳神経根がある	小脳脚と小脳腹側面に分布	前下小脳動脈 後下小脳動脈
	Ⅵ型	δ型	〈舌咽・迷走神経根〉	椎骨動脈の合流部で分流する	小脳脚と小脳腹側面に分布	後下小脳動脈
	Ⅶ型	ε型	〈舌下神経根〉	第1頸神経根動脈，すなわち椎骨動脈より分流するもっとも新しい型	小脳脚と小脳腹側面に分布	後下小脳動脈

するもっとも由来の古い小脳動脈で，小脳背側面に分布する．この動脈を上小脳動脈とよんでいる．ヒトでこの動脈が欠損している例を著者はいままでみたことがない．ただし，上記の四丘体動脈が存在する例（ヒトでは数パーセント）では，小脳皮質の背内側部分はこの四丘体動脈の支配域となる．

【Ⅲ～Ⅶ型】 ヒトのように小脳が大きな体積をもつようになると，下面（尾側面）の表面積も大きく広がり，Ⅲ型以下の第2，第3の小脳動脈が発生する．ヒトでは起始部の型がⅢ～Ⅶ型のどの型をとろうと，分布先によって前下小脳動脈と後下小脳動脈の名称で解剖学用語集に収載される．しかし，ヒトの小脳下面への動脈分布の状況は，実際にはこの2種類の前下小脳動脈と後下小脳動脈が存在する例は30％程度である．むしろ，起始部で前下小脳動脈と後下小脳動脈が合わさり，1本となって脳底動脈から分かれる下小脳動脈と名づけるべき形態がこれよりやや多く，全体の3分の1ほどにみられる．

なお，起始部の発生学的な分類の型は，爬虫類や哺乳類に属する動物の一般型とそれぞれ対応できるが，これに関する考察は本書の主題からはずれるので省略する．ただし，ヒトではⅦ型（ε型）が一般的であること，また，動物ごとに小脳の大きさと起始部の型のあいだには相関があることだけは記載しておきたい．

脳と脊髄の静脈系

❶大脳表面の静脈（浅大脳静脈系）

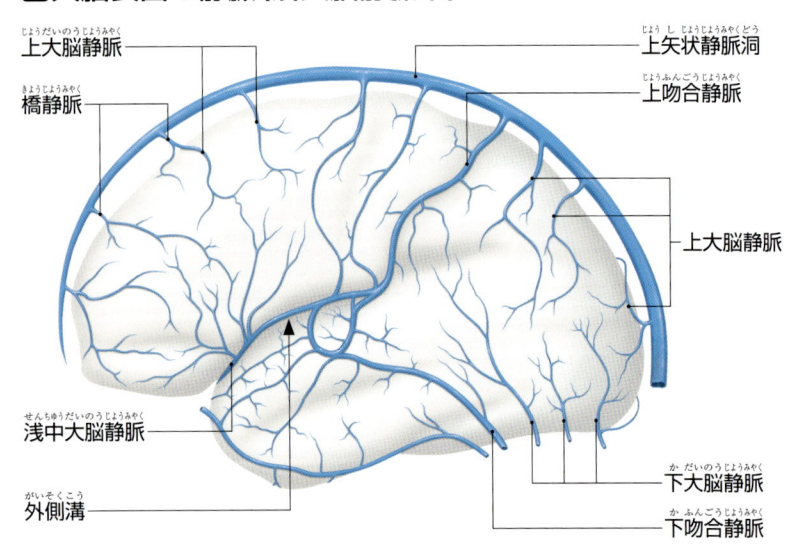

上大脳静脈／橋静脈／上矢状静脈洞／上吻合静脈／上大脳静脈／浅中大脳静脈／外側溝／下大脳静脈／下吻合静脈

10～15本ある上大脳静脈は，半球外側面と内側面の血流を上矢状静脈洞に送る．下大脳静脈も複数あり，おもに半球外・腹側面と下面の血流を集めて海綿静脈洞，錐体静脈洞，横静脈洞に送る．外側溝表面に沿って走る浅中大脳静脈は，半球外側面の血流を海綿静脈洞に送るほかに，上吻合静脈と合流することで上矢状静脈洞と，また下吻合静脈と合流することで横静脈洞と交流する．

❷大脳基底部の静脈（深大脳静脈系）

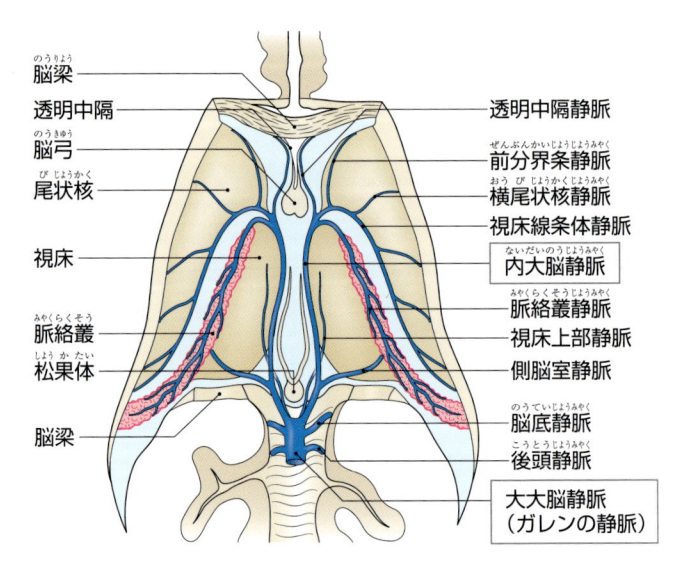

脳梁／透明中隔／脳弓／尾状核／視床／脈絡叢／松果体／脳梁／透明中隔静脈／前分界条静脈／横尾状核静脈／視床線条体静脈／内大脳静脈／脈絡叢静脈／視床上部静脈／側脳室静脈／脳底静脈／後頭静脈／大大脳静脈（ガレンの静脈）

大脳基底部でかつ尾方にある，発生学的に由来の古い大大脳静脈（ガレンの静脈）とその系の静脈の走行がみえるように，周囲の終脳実質を切除した図である．

●2つの静脈系

【浅大脳静脈系】 大脳皮質と皮質下からの血流を上矢状静脈洞，海綿静脈洞，錐体静脈洞，横静脈洞に送る静脈系を浅大脳静脈系という．動脈と静脈は並んで走る（伴行する）とよく表現されるが，頭蓋腔のなかで動脈と静脈が伴行するのは脳表だけである．細動脈となって脳実質内に入った血管は，内部で毛細血管の網目となって吻合しあい，最後に細い静脈となって脳表に帰り，上大脳静脈，下大脳静脈，浅中大脳静脈，上吻合静脈，下吻合静脈に集合して（図❶），上記に示した近くの静脈洞にそそぐ．なお，上大脳静脈が上矢状静脈洞にそそぐ合流部近くを，〈橋渡しをする〉という意味で橋静脈というが，頭蓋に強い外力が加えられたとき，この橋静脈が切れて硬膜下血腫ができることがある．

【深大脳静脈系】 脳表から動脈が脳実質内に侵入し，静脈として脳表に出る経路のほかに，脳表から脳実質内に入った血流を動・静脈の伴行なしに脳底部で単独に帰流させる静脈系がある．この系は浅大脳静脈系より由来の古い静脈系で深大脳静脈系とよばれ，静脈系の本流といえる（図❷）．

室間孔から尾方の視床背内側表面に向かって走る左右対をなす内大脳静脈は，正中面で合管して不対の大大脳静脈（ガレンGalenの静脈）となり，直静脈洞にそそぐ．内大脳静脈には，視床線条体静脈，脈絡叢静脈，透明中隔静脈，視床上部静脈，海馬静脈，鳥距静脈などが合流する．これらの静脈の名称はその分布域と関連しており，たとえば〈視床と線条体からの血流を受ける静脈〉であるので視床線条体静脈とよばれる．また，脳底部には脳底静脈があり，前大脳静脈，深中大脳静脈，線条体静脈を集めて，やはり大大脳静脈にそそぐ．

●頭蓋底に走る静脈洞

内頸動脈と椎骨動脈－脳底動脈の2系統の動脈によって脳を養った血液は，最終的に静脈洞に帰流し（図❸），内頸静脈となって頭蓋腔の外に出る．脳の静脈洞は脳硬膜におおわれて保護されているようにみえるが，頭蓋骨に接して走っているので，頭蓋骨に外力が加えられた場合には，骨折による損傷を受ける可能性が少なくない．たとえば外後頭隆起に生じた縦の骨折線は静脈洞を損傷させるので，致命率が高いという．

静脈洞については，硬膜の形態と硬膜静脈洞は切りはなして解説できないため「脳と脊髄の髄膜」の項で解説したので，該当ページ（86ページ）を参照されたい．ただし，髄膜のところで述べた静脈洞はほとんどが頭蓋腔の背側にあるので，ここではおもに頭蓋底に走る静脈洞（図❹）について解説する．

錐体上縁を走る上錐体静脈洞に対して，錐体下縁には下錐体静脈洞が走っている．この2つの静脈洞は，トルコ鞍のなかで下垂体を囲むように存在する海綿静脈洞と海綿間静脈洞につづいている．トルコ鞍の尾方は蝶形骨の斜台であるが，ここには海綿静脈洞と下錐体静脈洞へとつづく脳底静脈叢がある．斜台を尾下方に走るこの静脈叢は脊柱管内の静脈叢につづき，しかも後頭静脈を通って横静脈洞と合流する．図❺は，脊柱管の硬膜上腔に存在する内椎骨静脈叢であるが，脳の硬膜静脈洞につづくようすが観察できる．

3 静脈洞と静脈系の連絡

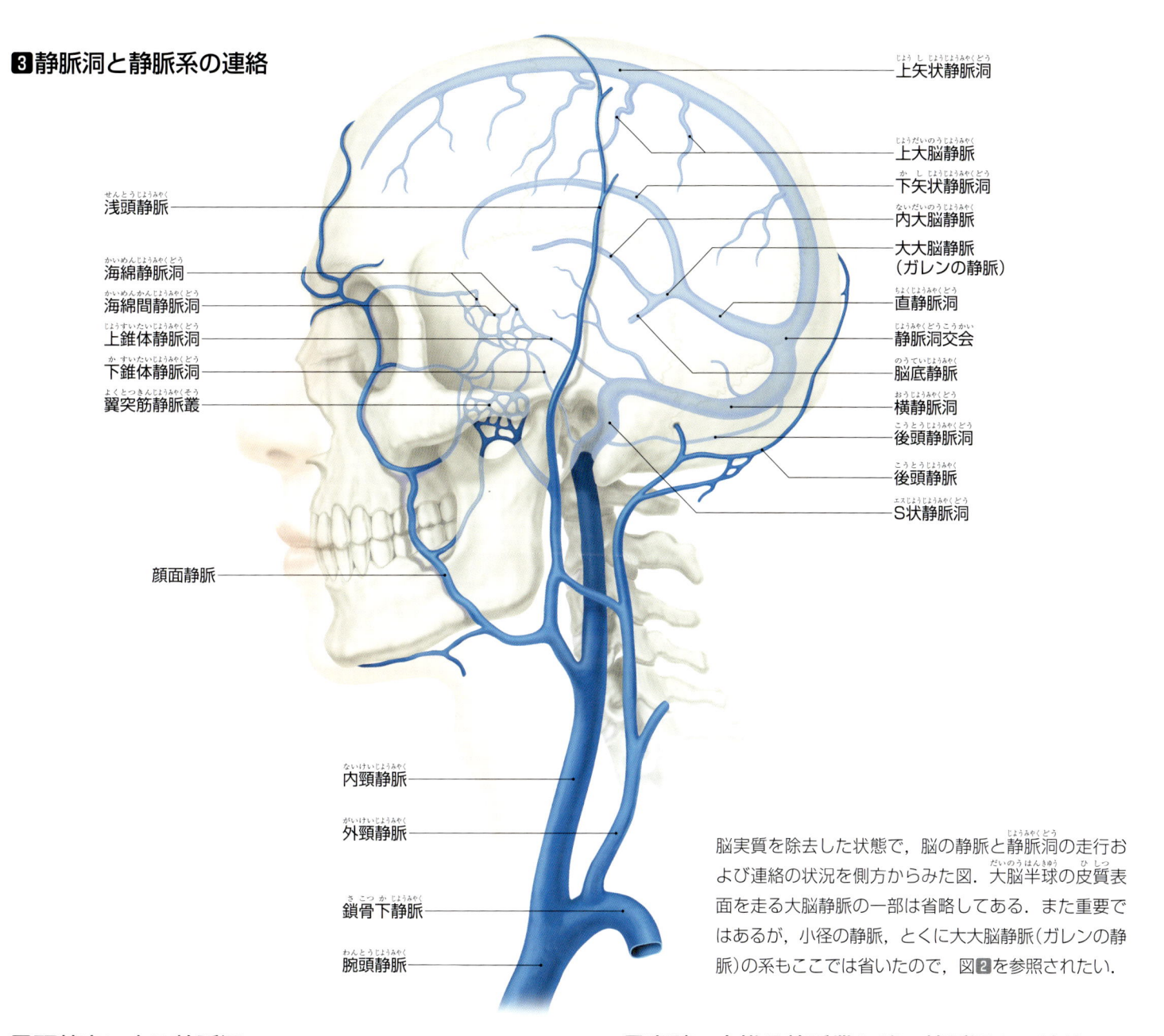

- 上矢状静脈洞
- 上大脳静脈
- 浅頭静脈
- 下矢状静脈洞
- 内大脳静脈
- 海綿静脈洞
- 大大脳静脈（ガレンの静脈）
- 海綿間静脈洞
- 上錐体静脈洞
- 直静脈洞
- 下錐体静脈洞
- 静脈洞交会
- 翼突筋静脈叢
- 脳底静脈
- 横静脈洞
- 後頭静脈洞
- 後頭静脈
- S状静脈洞
- 顔面静脈
- 内頸静脈
- 外頸静脈
- 鎖骨下静脈
- 腕頭静脈

脳実質を除去した状態で，脳の静脈と静脈洞の走行および連絡の状況を側方からみた図．大脳半球の皮質表面を走る大脳静脈の一部は省略してある．また重要ではあるが，小径の静脈，とくに大大脳静脈（ガレンの静脈）の系もここでは省いたので，図2を参照されたい．

4 頭蓋底に走る静脈洞

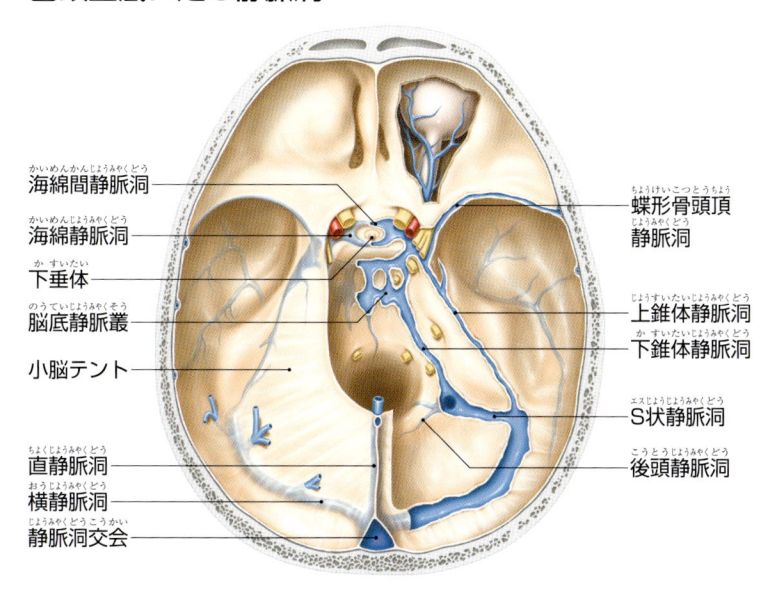

- 海綿間静脈洞
- 蝶形骨頭頂静脈洞
- 海綿静脈洞
- 下垂体
- 上錐体静脈洞
- 脳底静脈叢
- 下錐体静脈洞
- 小脳テント
- S状静脈洞
- 直静脈洞
- 後頭静脈洞
- 横静脈洞
- 静脈洞交会

頭蓋骨の天井を除去して，頭蓋底にみられる静脈洞の走行を上方からみえるようにした図．

5 脊髄の内椎骨静脈叢と脳の静脈洞との連絡

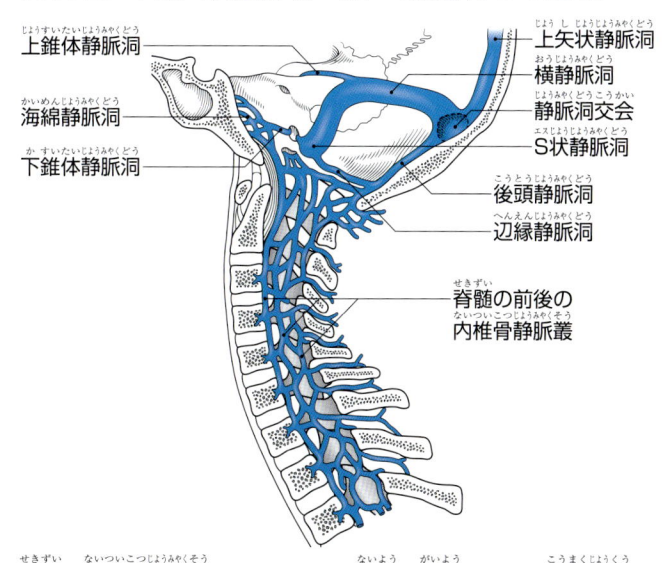

- 上錐体静脈洞
- 上矢状静脈洞
- 横静脈洞
- 海綿静脈洞
- 静脈洞交会
- S状静脈洞
- 下錐体静脈洞
- 後頭静脈洞
- 辺縁静脈洞
- 脊髄の前後の内椎骨静脈叢

脊髄の内椎骨静脈叢は，脊髄硬膜の内葉と外葉がつくる硬膜上腔内にある．図は脊髄の上方で内椎骨静脈叢が脳の静脈洞に連絡しているようすを示す．

図譜でみる脳の内部

脳幹の内部　　間脳と終脳の内部

【標本の作製と描画法】　中枢神経系(脳と脊髄)の内部は灰白質(神経細胞体の集合)と白質(神経線維束)に区分される．灰白質は細胞体のなかにメラニンを有するので，灰色の色調を帯びる．しかしそれだけでは中枢神経の内部構築を詳細に観察することはできない．そこで，脳を固定し(一般的には10％フォルマリンに浸す)，必要な大きさに切りだして包埋した後に，連続切片をつくる．切片の厚さはパラフィン包埋が10μm厚程度，セロイジン包埋が35μm厚程度だが，使用目的によって包埋剤の種類と切片の厚さが変わる．この手順の後にやっと染色をするが，灰白質と白質を別々に染色して，内部構築の観察が可能になる．光学もしくは実体顕微鏡で弱拡大で観察する．所見を記録するには，先端をごく細く研いだ丸ペンで描く．ただし標本のスケッチには前もって(写真用)拡大機で下絵をとっておく．線維を黒でニューロンを赤で描く．

【脳幹部の図譜】　脳幹部の観察に使った標本はパラフィン包埋，10μm厚，横断面の連続切片で，髄鞘をクリューバ-バレラKlüver-Barrera法によって青緑色に染め，細胞体をニッスルNissl染色によって青黒ないし紫色に染色してある．図譜は医学部専門課程の約3年間で描いた．

【間脳と終脳の図譜】　間脳と終脳の標本はセロイジン包埋，35μm厚，前額断の連続切片である．なお脳幹の水平断の標本も同じ方法をとっている．これらの標本では髄鞘をワイゲルトWeigert法によって黒く染め，細胞体にはカルミンをかけて桃色ないし赤色に染めてある．ただ故あって図譜には細胞を描かなかった．この系の図譜はおもに学生，研修医と助手の時代に描いた．

　これらの図譜はいずれも自分の知識を正確にするための勉強として描いたものである．きちんと観察して，極力正確にスケッチしたために，必要以上の時間をとった．しかし，かけた時間に相当して，多年を経たいまでもしっかりとした記憶として残っていることを感謝している．

脳幹の内部

脳幹と近隣の構造

	運動系		感覚系		不分類	
	灰白質	白質	灰白質	白質	灰白質	白質
基本構造（被蓋）	前角 網様体 迷走神経背側核 疑核 舌下神経核 側索核（外側網様核） 外転神経核 顔面神経核 橋被蓋網様核 三叉神経運動核 脚間核（嗅反射） 黒質（錐体外路） 動眼神経核 赤核 脚内核（錐体外路）	前根 前索 内側縦束 背側縦束 舌下神経根 顔面神経膝 顔面神経根 外転神経根 滑車神経根 反屈束	後角 後索核 薄束核 楔状束核 副楔状束核 三叉神経核（脊髄路核，中脳路核，主知覚核） 弧束核 前庭神経核（内側核，下核，上核，外側核） 内側膝状体 外側膝状体	後索 薄束 楔状束 脊髄小脳路 三叉神経脊髄路 弧束 毛帯交叉 内側毛帯 内弓状線維 脊髄視床路 三叉神経根	最後野 中心灰白質 上中心核 縫線背核 青斑核 乳頭体	後正中溝 側索 前正中裂 軟膜 中心管 後中間溝 縫線 第4脳室 中心被蓋路 中脳水道 上丘交連
新生付加構造		外側皮質脊髄路 錐体交叉 錐体	台形体核（背側核，腹側核） 下丘 上丘	台形体（腹側聴条） 外側毛帯 下丘腕 上丘腕 被蓋放線	オリーブ核 内側副オリーブ核 下オリーブ核 オリーブ核門 背側副オリーブ核 歯状核 橋核	外弓状線維 オリーブ小脳路 下小脳脚 中小脳脚 橋縦束 上小脳脚 上小脳脚交叉 大脳脚 脚間窩

*この表は，次ページ以降の図譜において，主として名称を示した脳幹と近隣の構造を分類したものである．

第1頸髄の横断面

図中ラベル:
- 後索（薄束、楔状束）
- 三叉神経脊髄路
- 後脊髄小脳路
- 網様体
- 外側皮質脊髄路
- 白交連
- 前索
- 前根
- 後正中溝
- 後中間溝
- 後根
- 後角
- 側索
- 中心管
- 前角
- 錐体交叉
- 軟膜
- 前脊髄動脈
- 前正中裂

1cm

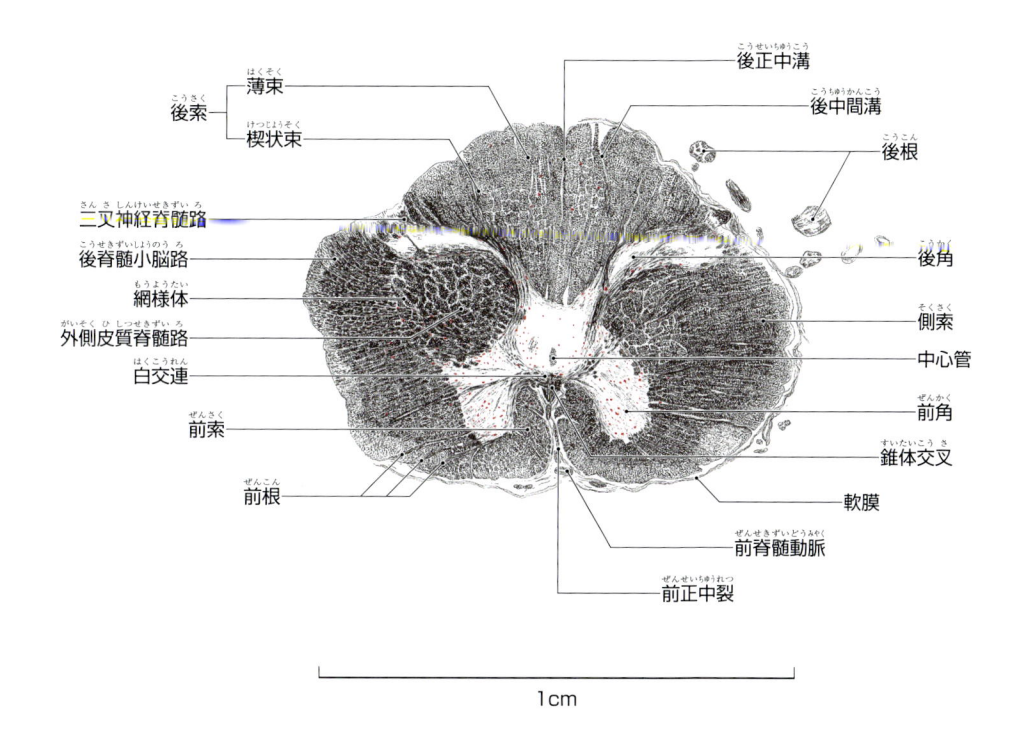

頸髄のレベルであるが，錐体交叉はまだ終わっていない．
線維を黒で，細胞を赤で表現した．

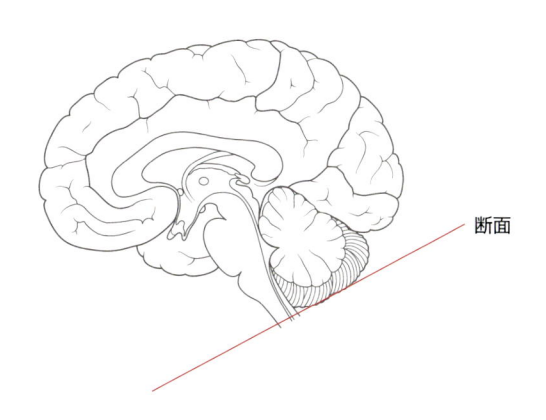

断面

延髄下端（錐体交叉の高さ）の横断面

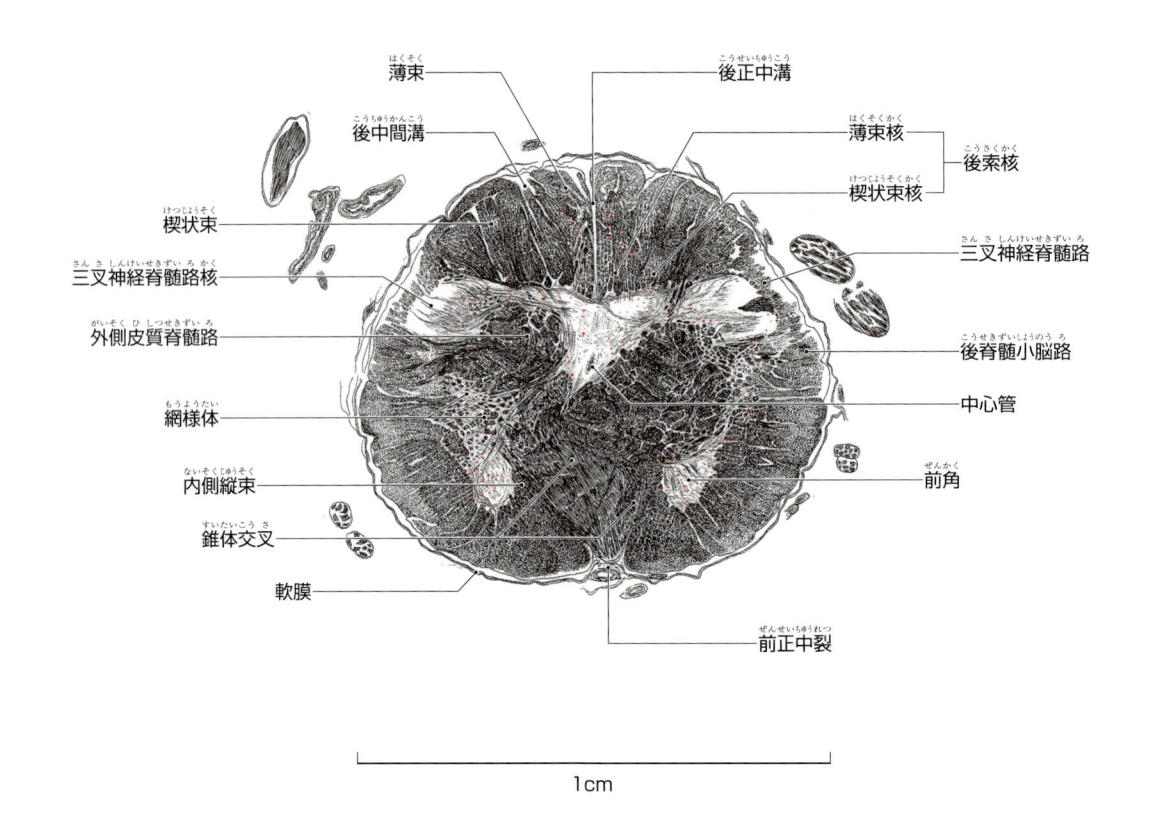

薄束
後正中溝
後中間溝
薄束核
後索核
楔状束核
楔状束
三叉神経脊髄路
三叉神経脊髄路核
外側皮質脊髄路
後脊髄小脳路
網様体
中心管
内側縦束
前角
錐体交叉
軟膜
前正中裂

1cm

錐体交叉がなお盛んである．脊髄のレベルの錐体路である外側皮質脊髄路の形態が完成状態に近い．線維を黒で，細胞を赤で表現した．

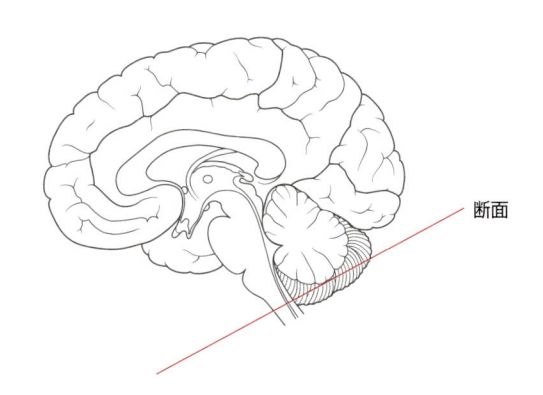

断面

延髄下部（毛帯交叉の高さ）の横断面

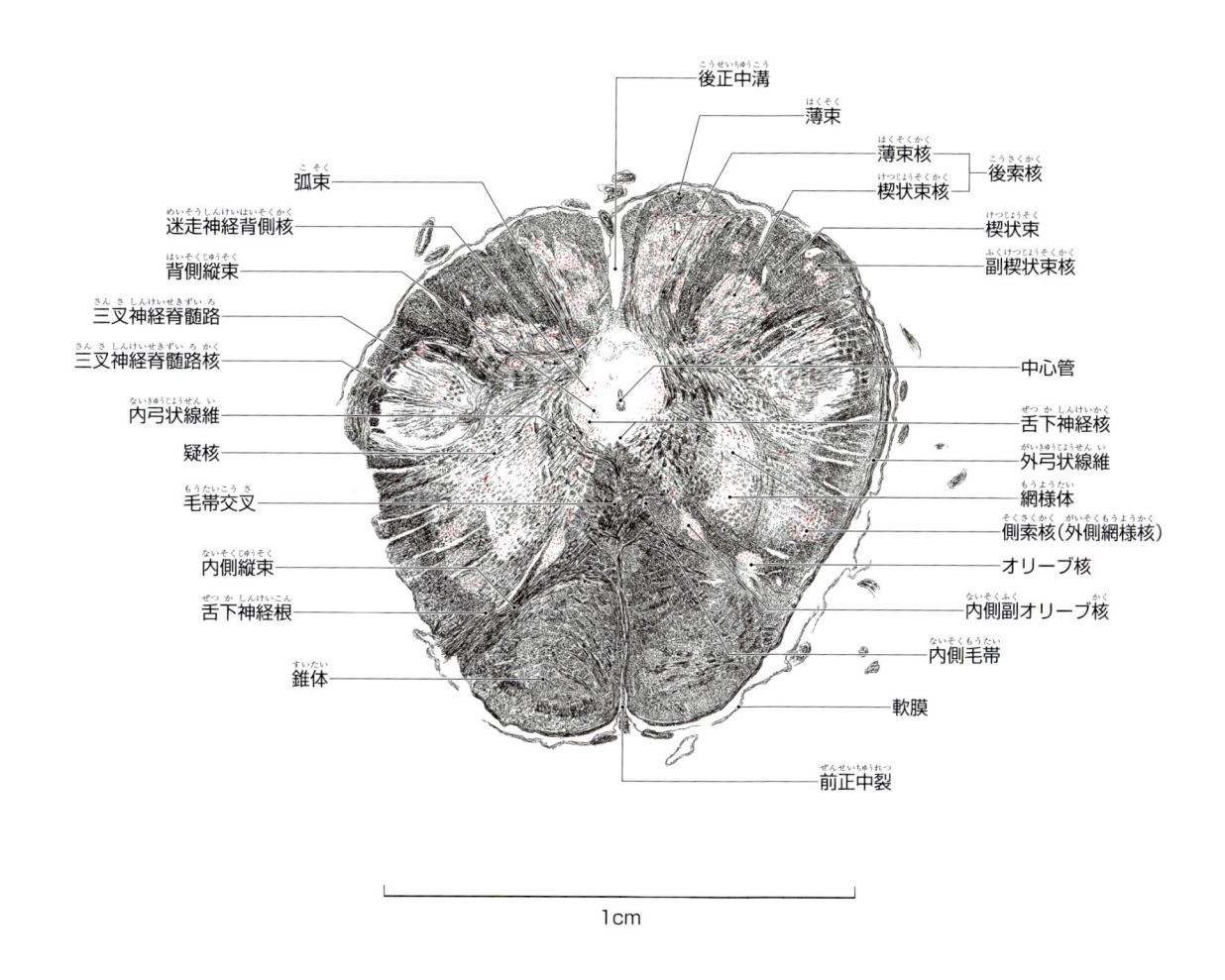

触覚と圧覚の伝導路の線維束の交叉である毛帯交叉が特徴的である．
線維を黒で，細胞を赤で表現した．

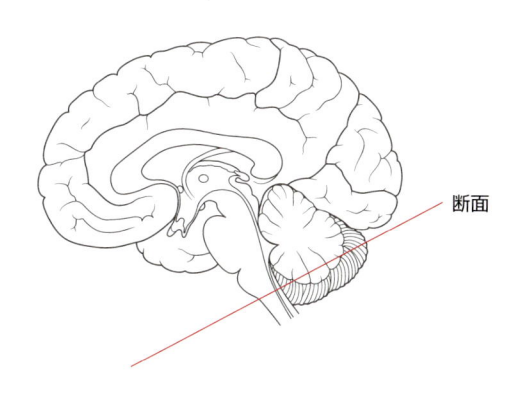

延髄中央部（第4脳室開放直後）の横断面

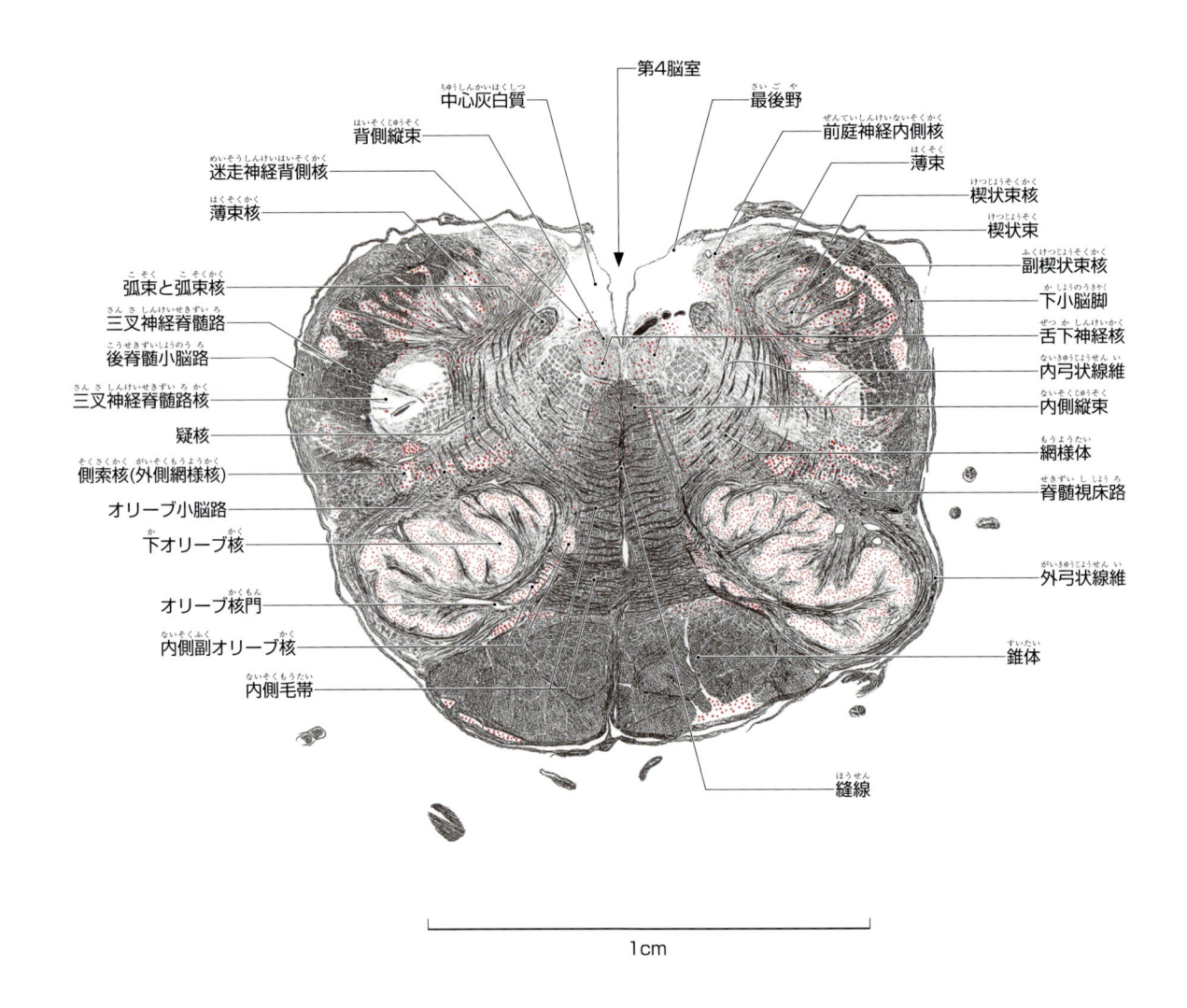

図中のラベル（左側、上から下へ）：
- 中心灰白質
- 背側縦束
- 迷走神経背側核
- 薄束核
- 弧束と弧束核
- 三叉神経脊髄路
- 後脊髄小脳路
- 三叉神経脊髄路核
- 疑核
- 側索核(外側網様核)
- オリーブ小脳路
- 下オリーブ核
- オリーブ核門
- 内側副オリーブ核
- 内側毛帯

図中のラベル（上部中央・右側）：
- 第4脳室
- 最後野
- 前庭神経内側核
- 薄束
- 楔状束核
- 楔状束
- 副楔状束核
- 下小脳脚
- 舌下神経核
- 内弓状線維
- 内側縦束
- 網様体
- 脊髄視床路
- 外弓状線維
- 錐体
- 縫線

1cm

下オリーブのふくらみが特徴である．中心管が第4脳室へ開いたレベル．
線維を黒で，細胞を赤で表現した．

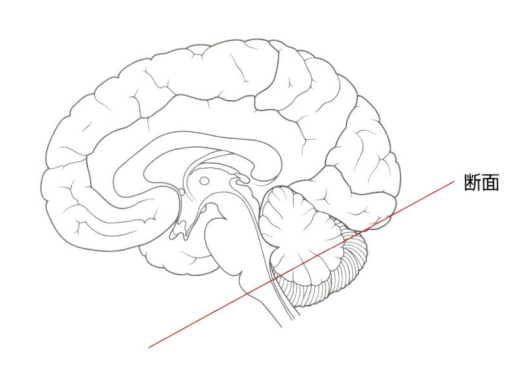

断面

108

延髄上部(オリーブ最盛)の横断面

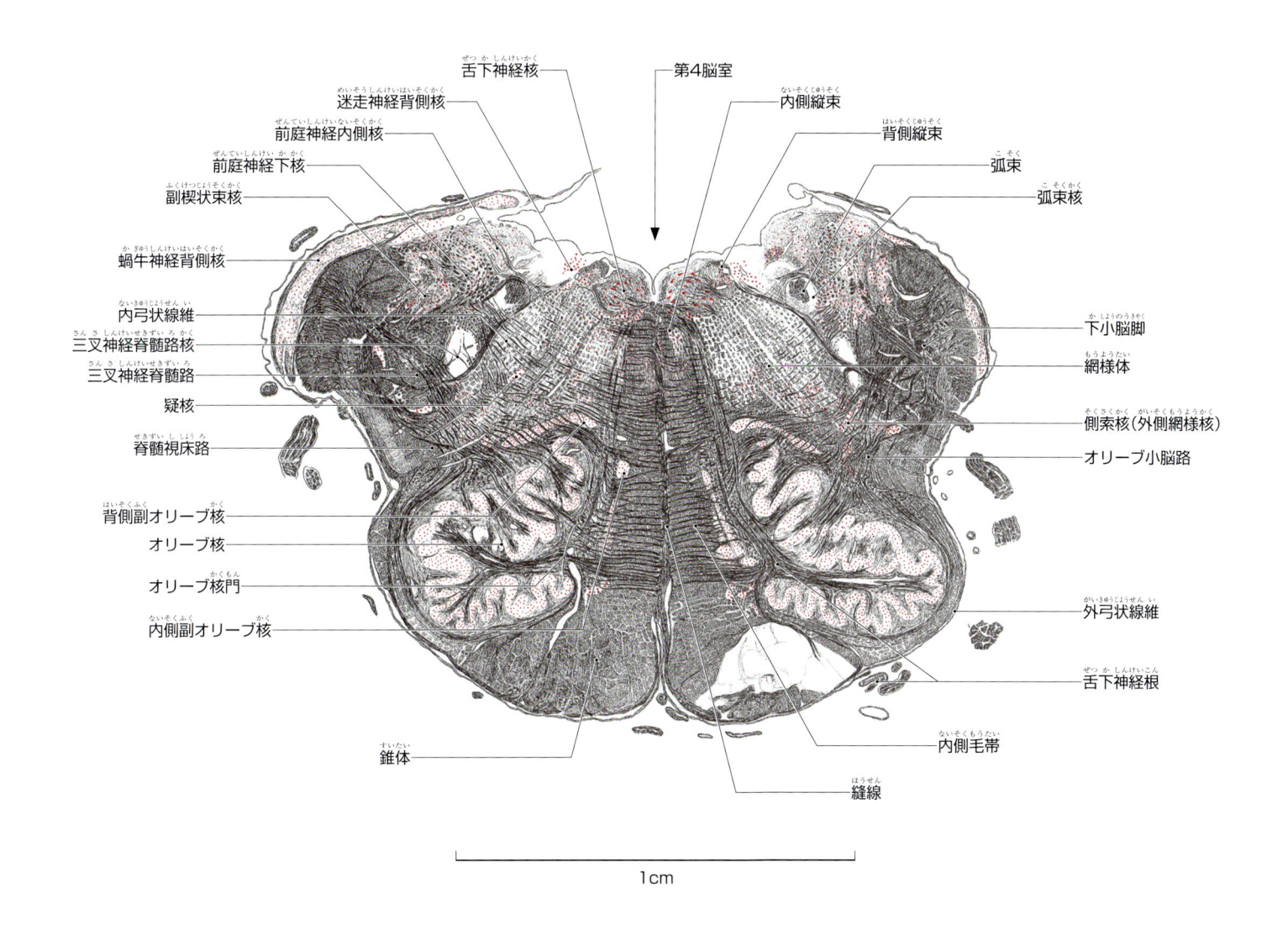

図中のラベル（時計回りに上から）:
- 舌下神経核
- 第4脳室
- 内側縦束
- 迷走神経背側核
- 背側縦束
- 前庭神経内側核
- 弧束
- 前庭神経下核
- 弧束核
- 副楔状束核
- 下小脳脚
- 蝸牛神経背側核
- 網様体
- 内弓状線維
- 三叉神経脊髄路核
- 側索核(外側網様核)
- 三叉神経脊髄路
- オリーブ小脳路
- 疑核
- 脊髄視床路
- 背側副オリーブ核
- オリーブ核
- 外弓状線維
- オリーブ核門
- 舌下神経根
- 内側副オリーブ核
- 内側毛帯
- 錐体
- 縫線

1cm

下オリーブのふくらみが特徴である．延髄としてはもっとも特徴的なレベル．
線維を黒で，細胞を赤で表現した．

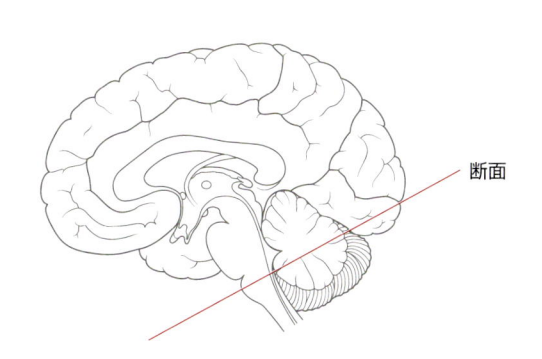

断面

図譜-脳幹——109

橋最下端部（外転神経と顔面神経の高さ）の横断面

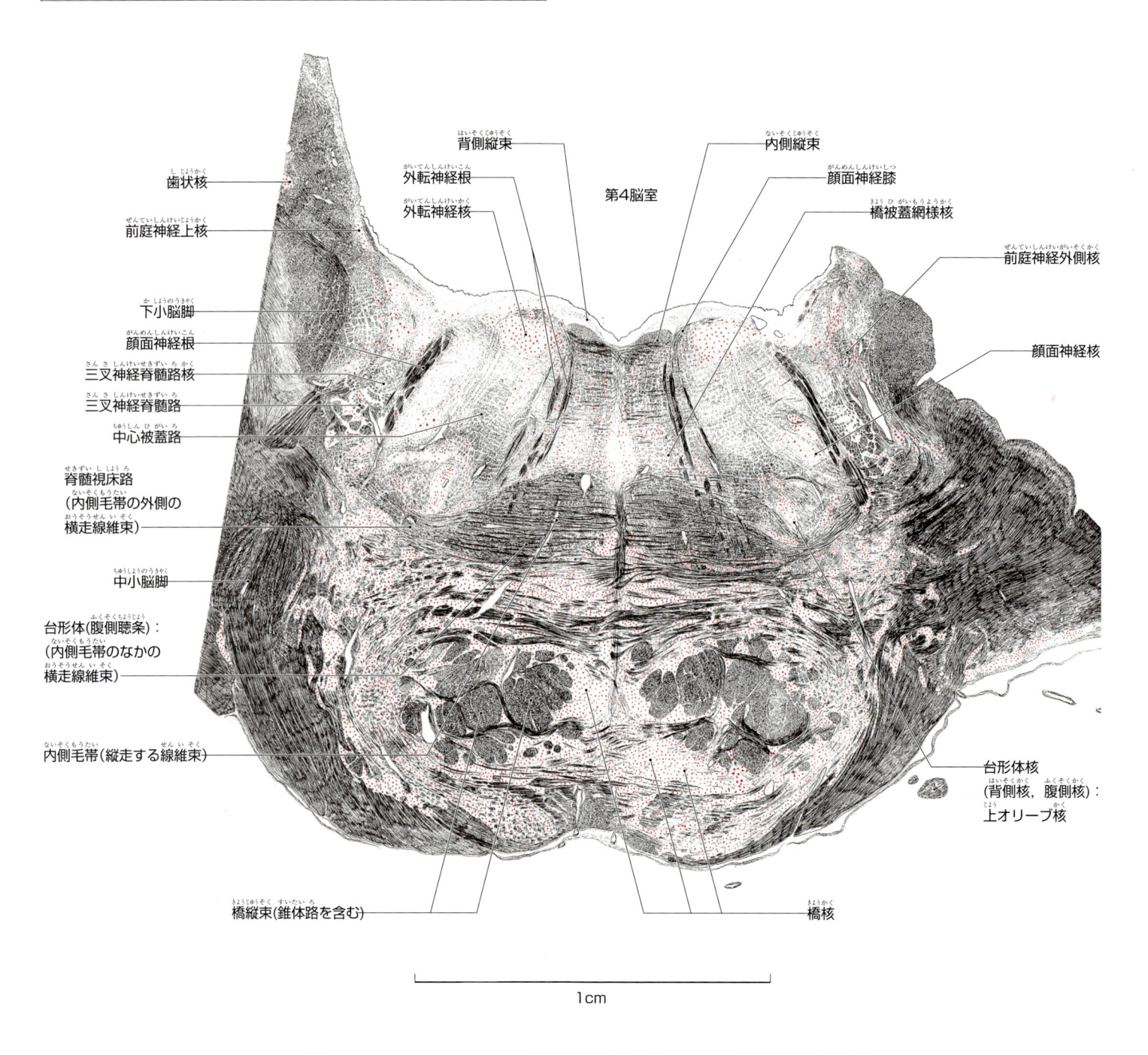

- 歯状核
- 前庭神経上核
- 下小脳脚
- 顔面神経根
- 三叉神経脊髄路核
- 三叉神経脊髄路
- 中心被蓋路
- 脊髄視床路（内側毛帯の外側の横走線維束）
- 中小脳脚
- 台形体（腹側聴条）：（内側毛帯のなかの横走線維束）
- 内側毛帯（縦走する線維束）
- 背側縦束
- 外転神経根
- 外転神経核
- 第4脳室
- 内側縦束
- 顔面神経膝
- 橋被蓋網様核
- 前庭神経外側核
- 顔面神経核
- 台形体核（背側核，腹側核）：上オリーブ核
- 橋縦束（錐体路を含む）
- 橋核

1cm

まさに橋下端で，八の字に並ぶ内側の外転神経根（線維束）と外側の顔面神経根（線維束）が特徴的である．線維を黒で，細胞を赤で表現した．

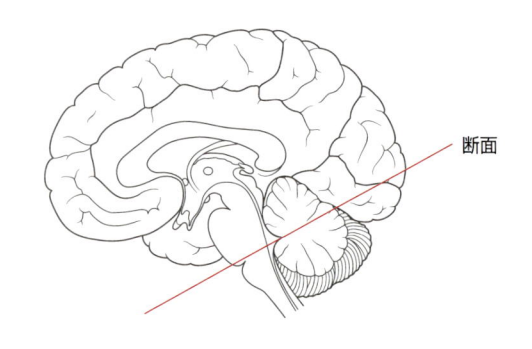

断面

橋上部やや上の横断面

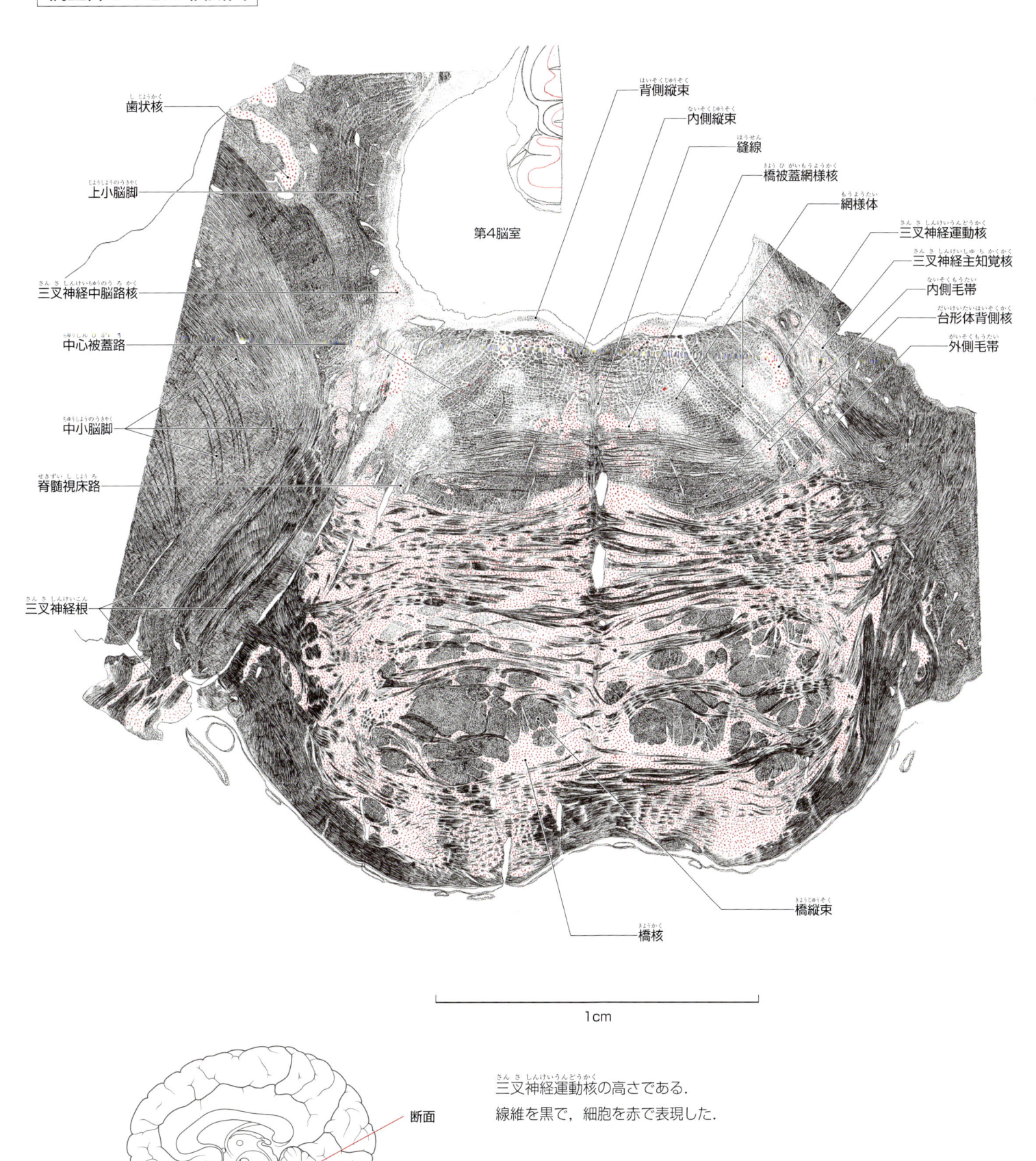

- 歯状核
- 上小脳脚
- 三叉神経中脳路核
- 中心被蓋路
- 中小脳脚
- 脊髄視床路
- 三叉神経根
- 第4脳室
- 背側縦束
- 内側縦束
- 縫線
- 橋被蓋網様核
- 網様体
- 三叉神経運動核
- 三叉神経主知覚核
- 内側毛帯
- 台形体背側核
- 外側毛帯
- 橋縦束
- 橋核

1cm

断面

三叉神経運動核の高さである．
線維を黒で，細胞を赤で表現した．

菱脳峡の横断面

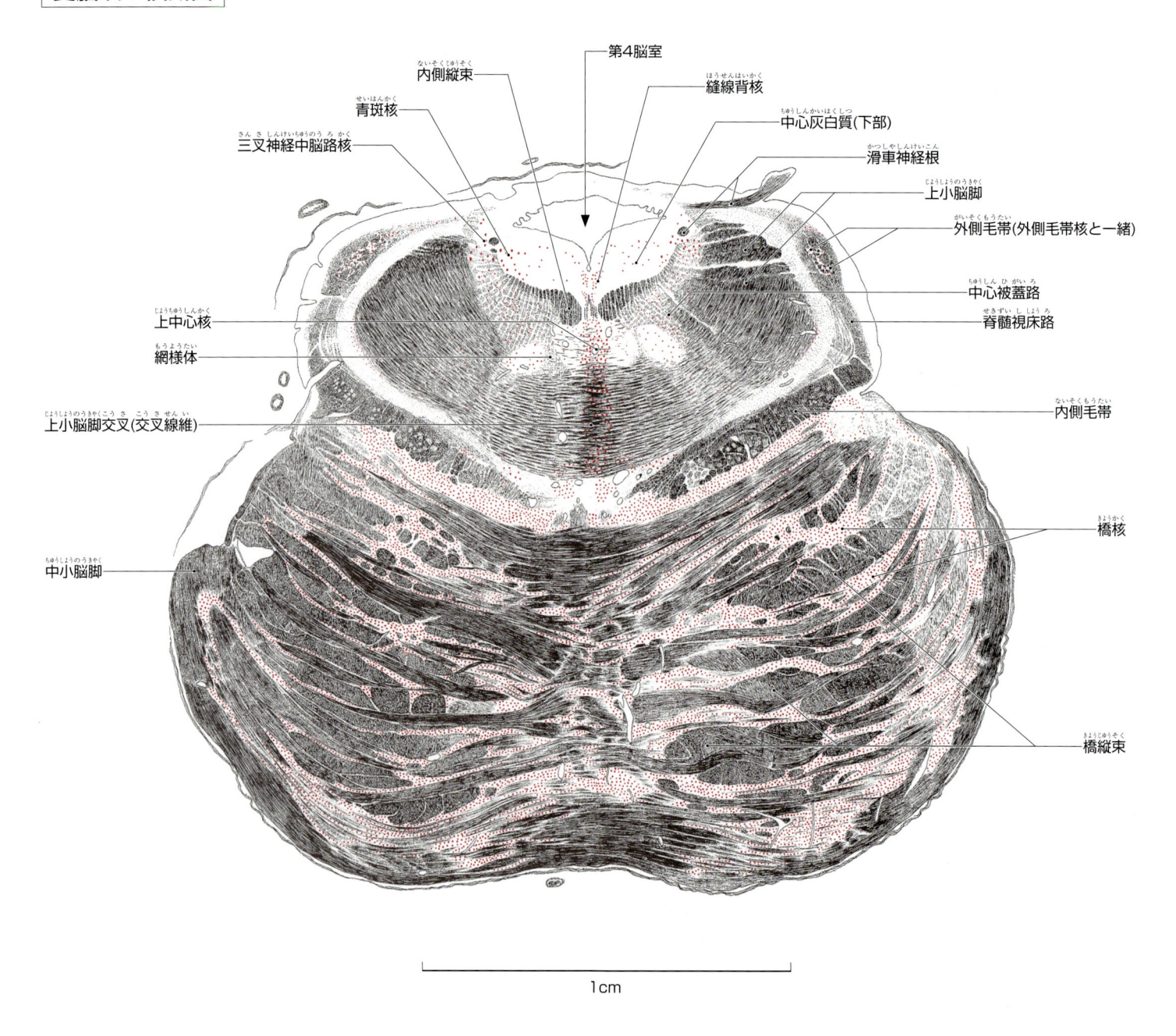

(ラベル)
- 内側縦束
- 青斑核
- 三叉神経中脳路核
- 第4脳室
- 縫線背核
- 中心灰白質(下部)
- 滑車神経根
- 上小脳脚
- 外側毛帯(外側毛帯核と一緒)
- 中心被蓋路
- 上中心核
- 脊髄視床路
- 網様体
- 内側毛帯
- 上小脳脚交叉(交叉線維)
- 中小脳脚
- 橋核
- 橋縦束

1cm

橋から中枢へと移行するレベルを菱脳峡という．上小脳脚交叉，滑車神経根がみられるのが特徴的である．線維を黒で，細胞を赤で表現した．

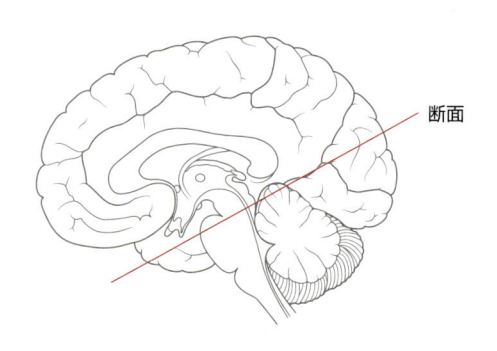

断面

112

下丘の横断面

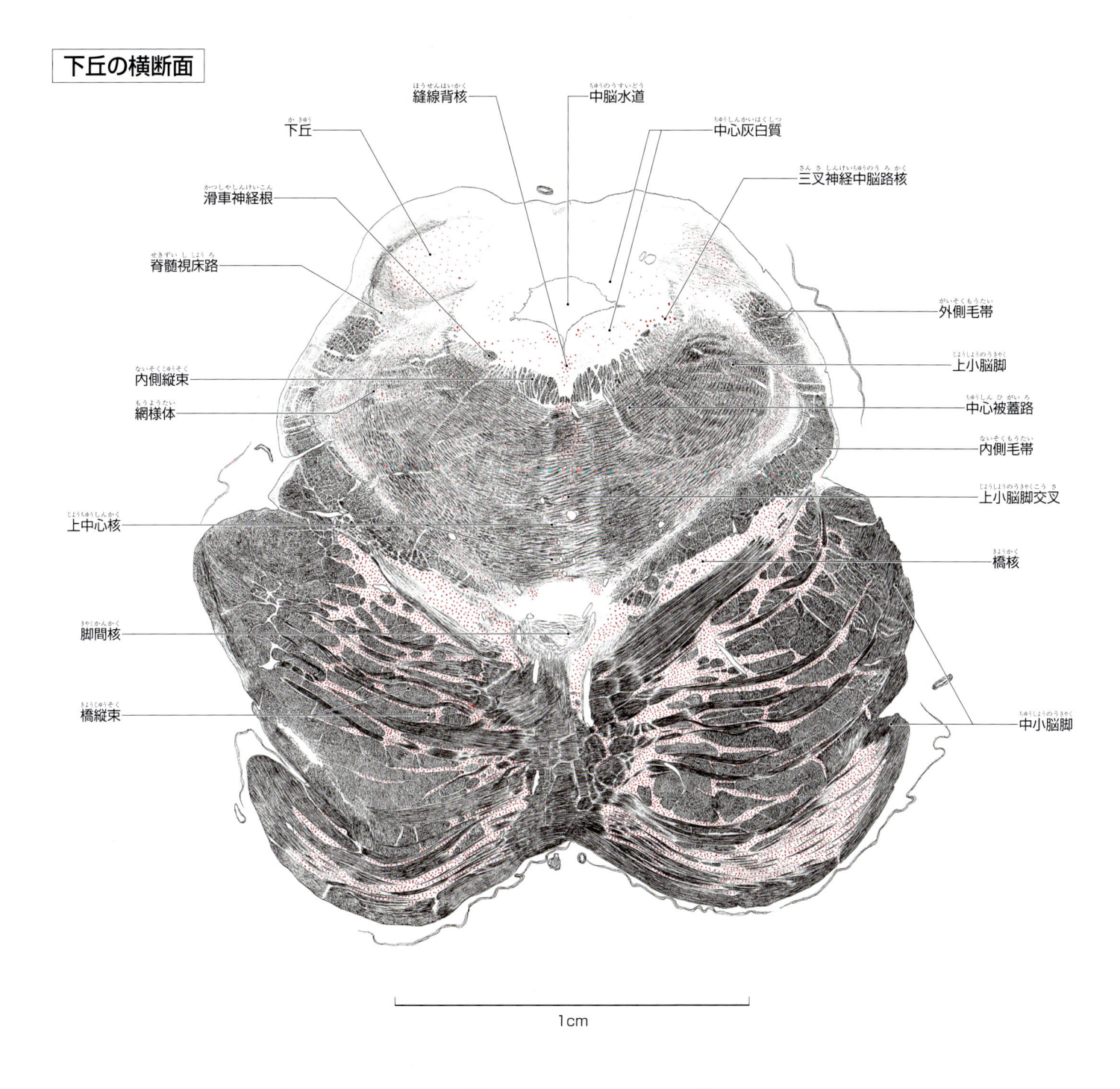

中脳レベルの下端．背側に下丘が認められるが，腹側位には橋核がなお残存している．
線維を黒で，細胞を赤で表現した．

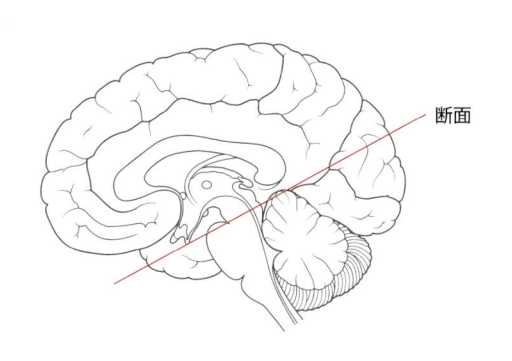

中脳上丘の横断面

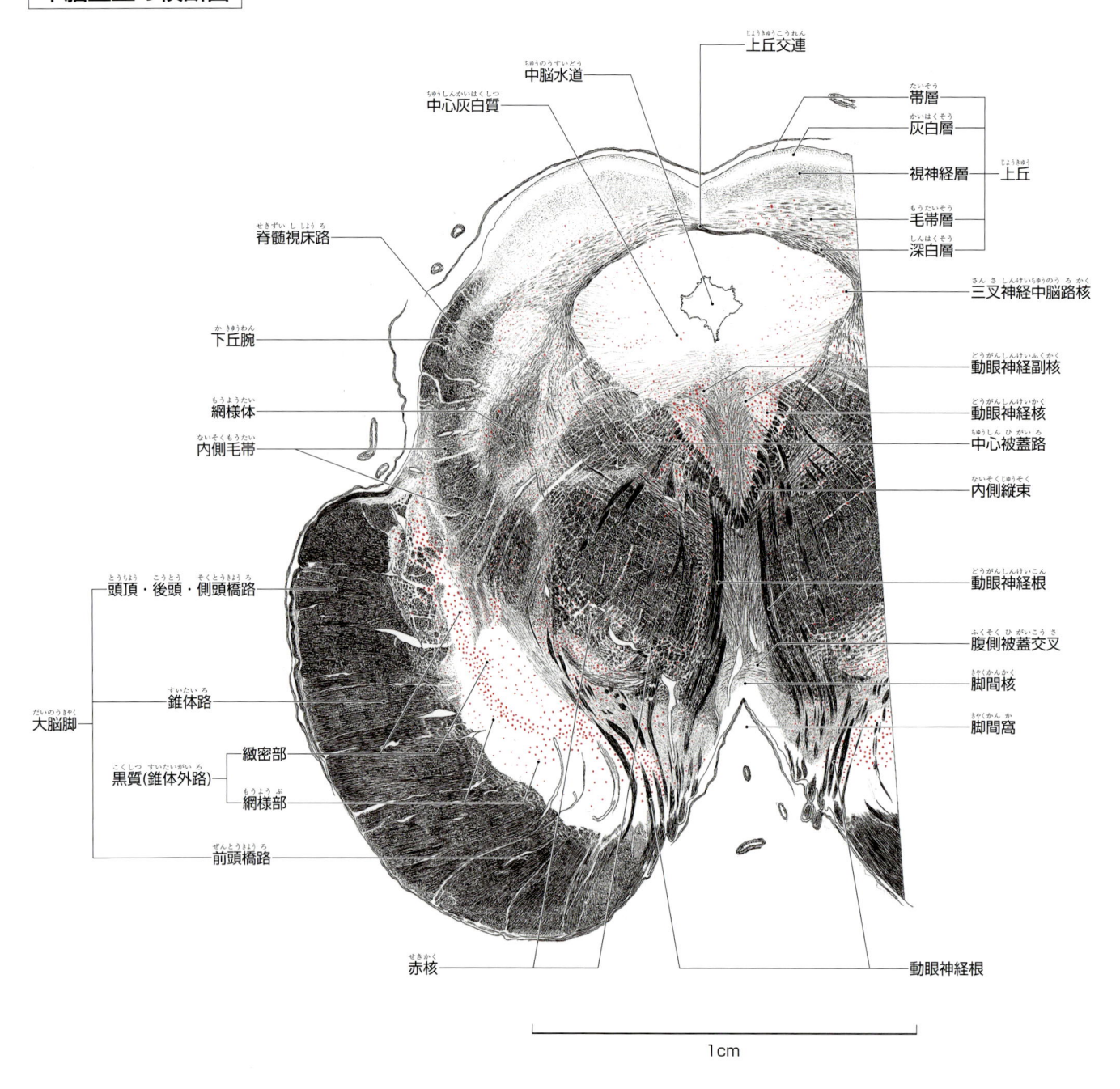

中脳の上丘レベルで，中脳の図として特徴的な図である．大脳脚のふくらみと脚間窩，動眼神経根の線維束などがみられる．線維を黒で，細胞を赤で表現した．

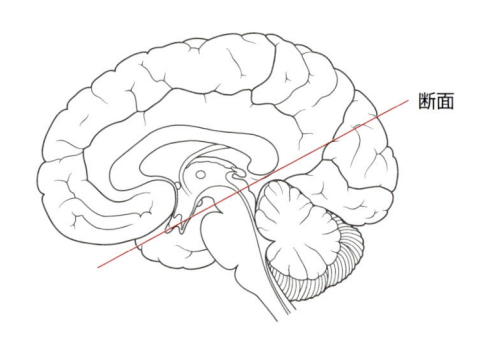

中脳上端の横断面

中脳水道
中心灰白質
上丘交連
帯層
灰白層
視神経層　上丘
毛帯層
深白層
脊髄視床路
下丘腕
三叉神経中脳路核
内側膝状体
内側毛帯
被蓋放線
内側縦束
動眼神経副核
中心被蓋路
Q束(佐野)
赤核
反屈束
腹側被蓋交叉
大脳脚
脚間窩
緻密部
黒質(錐体外路)
網様部
乳頭体

1cm

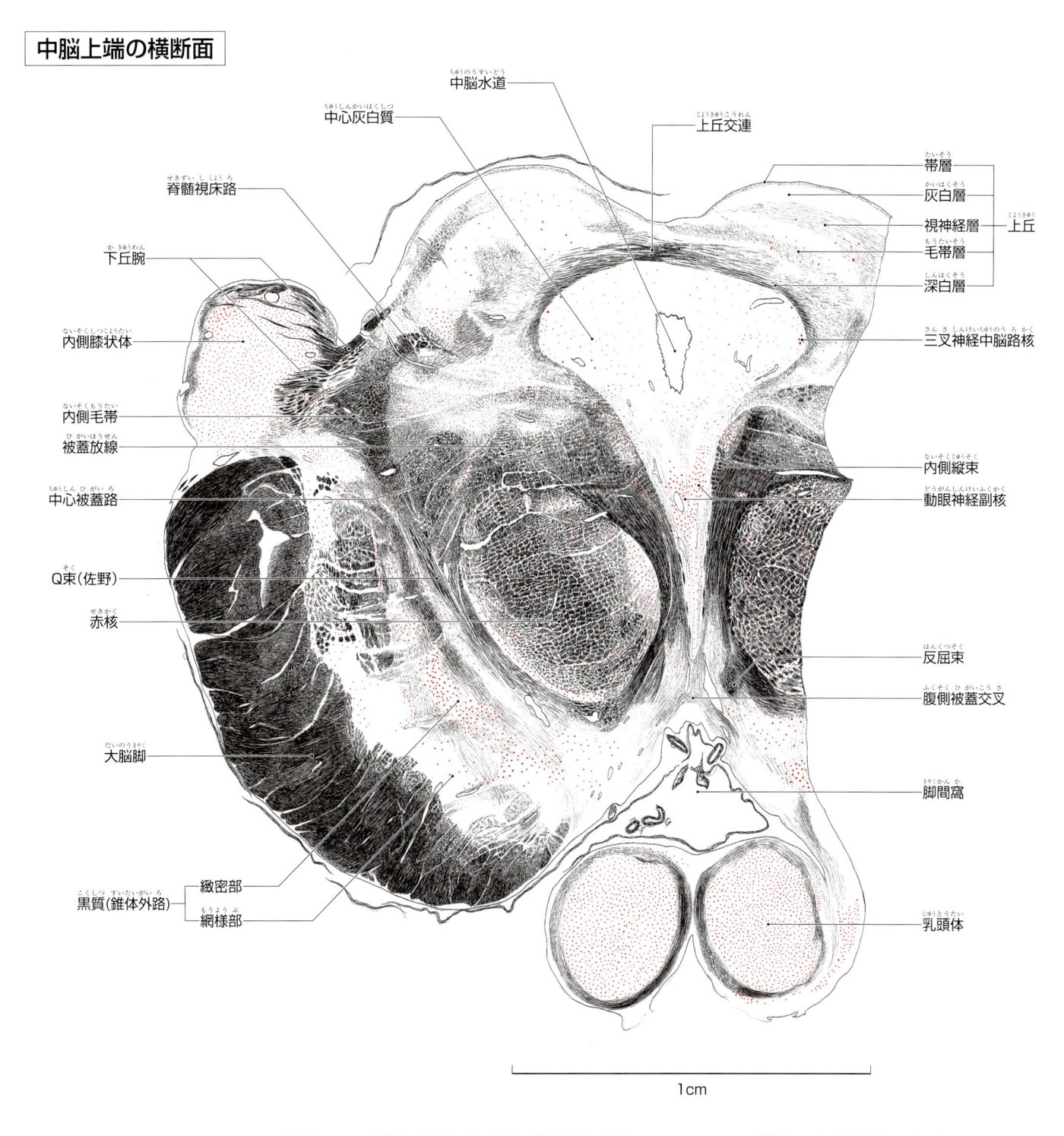

中脳の上端(上丘，赤核，大脳脚，動眼神経副核など)であるが，乳頭体，内側膝状体は間脳に属する構造である．線維を黒で，細胞を赤で表現した．

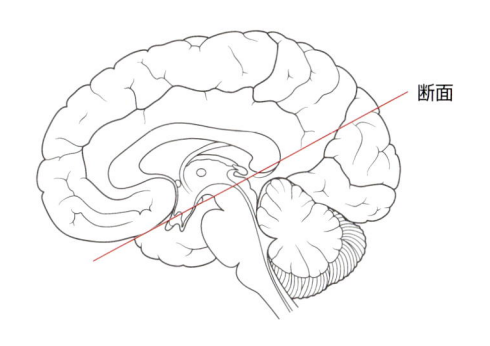

断面

図譜-脳幹——115

間脳と終脳の内部

間脳と終脳の構造

	灰白質	白質	その他
終脳	脳梁灰白層 透明中隔 前障 尾状核 尾状核尾 尾状核頭 レンズ核 被殻 淡蒼球 無名質 扁桃体 〔海馬〕 〔歯状回〕 〔梁下野〕 〔前有孔質〕	脳梁 脳梁膨大 外側縦条 梁下束 脳弓(脚，体，柱) 前交連 外包 最外包 嗅条 外側嗅条 海馬足 海馬白板 海馬采 聴放線 視放線	側脳室(前角，下角，中心部) 側脳室脈絡叢 透明中隔腔 脈絡ヒモ 脳弓ヒモ 脳梁溝 側副溝 外側溝
間脳	室傍核(視床下部) 視索上核 視索前野(本来は終脳) 乳頭体 視床前核 視床内側核 中心正中核 背側外側核 後外側核 前外側腹側核 後内側腹側核 後外側腹側核 〔視床枕〕 外側膝状体 内側膝状体 視床下核 不確帯 視床網様核 手綱核	視神経 視索 視床髄条 内側髄板 外側髄板 視床束 後交連 内包	第3脳室 視床線条体静脈 付着板 視床ヒモ
分類不可		(投射線維として) 分界条 下丘腕	
脳幹	黒質 赤核 動眼神経核 中心灰白質	大脳脚 動眼神経根 内側縦束 内側毛帯 中脳水道	

*この表は，次ページ以降の図譜において，主として名称を示した間脳と終脳の構造を分類したものである．

脳幹の水平断面

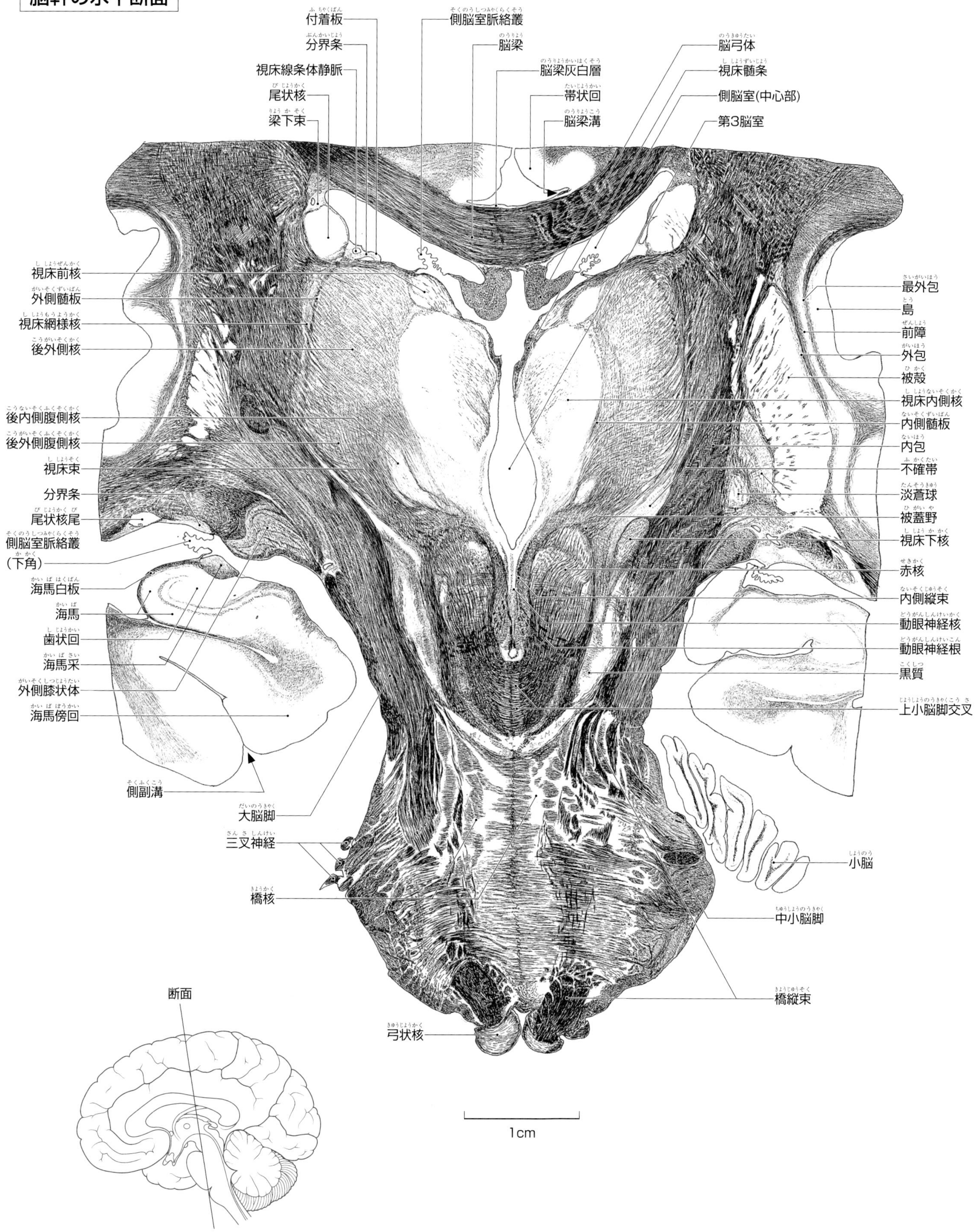
付着板
分界条
視床線条体静脈
尾状核
梁下束
側脳室脈絡叢
脳梁
脳梁灰白層
帯状回
脳梁溝
脳弓体
視床髄条
側脳室(中心部)
第3脳室
視床前核
外側髄板
視床網様核
後外側核
後内側腹側核
後外側腹側核
視床束
分界条
尾状核尾
側脳室脈絡叢
(下角)
海馬白板
海馬
歯状回
海馬采
外側膝状体
海馬傍回
側副溝
大脳脚
三叉神経
橋核
弓状核
最外包
島
前障
外包
被殻
視床内側核
内側髄板
内包
不確帯
淡蒼球
被蓋野
視床下核
赤核
内側縦束
動眼神経核
動眼神経根
黒質
上小脳脚交叉
小脳
中小脳脚
橋縦束
断面
1cm

間脳と終脳の前額断面①

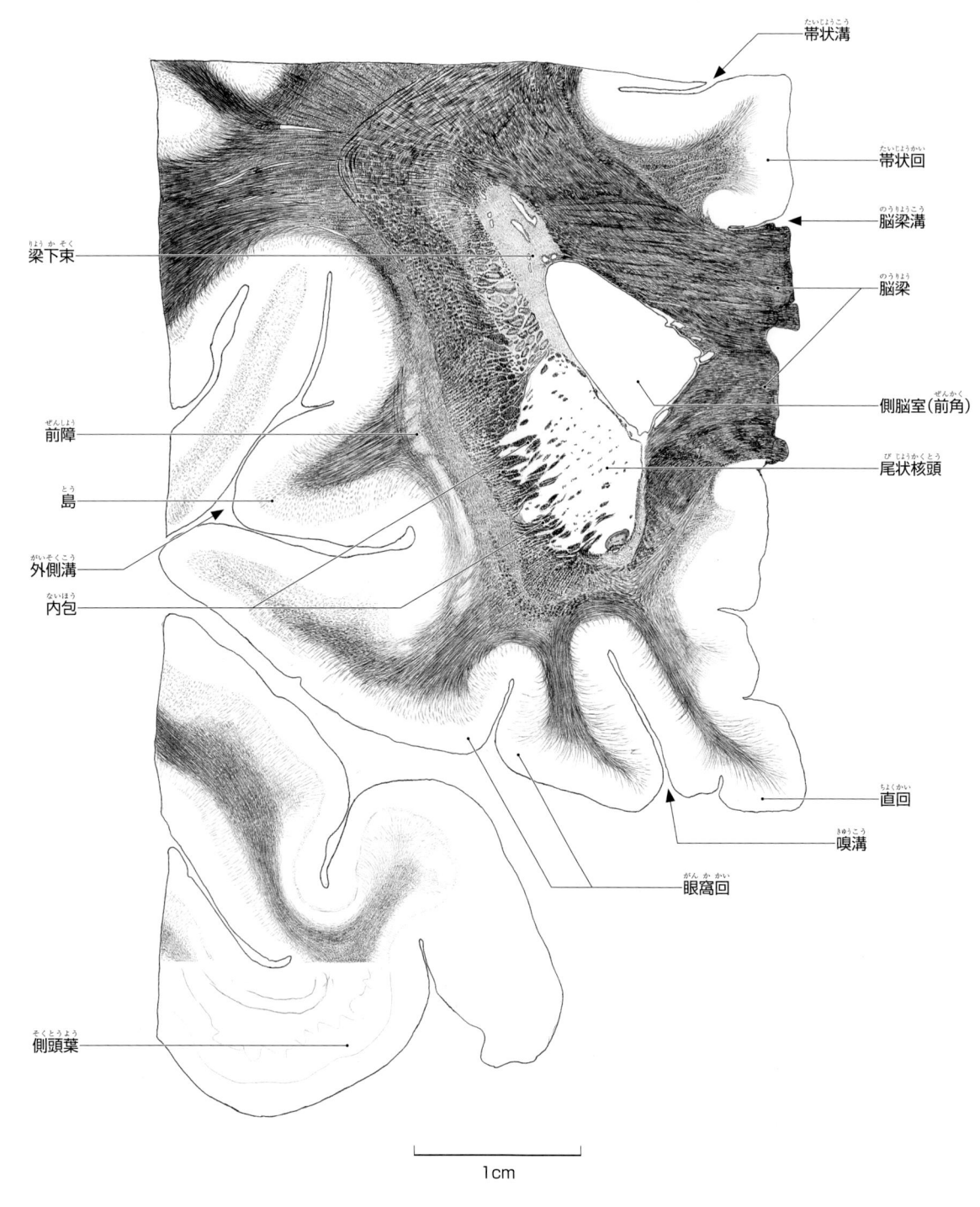

- 帯状溝
- 帯状回
- 脳梁溝
- 梁下束
- 脳梁
- 側脳室（前角）
- 前障
- 尾状核頭
- 島
- 外側溝
- 内包
- 直回
- 嗅溝
- 眼窩回
- 側頭葉

1cm

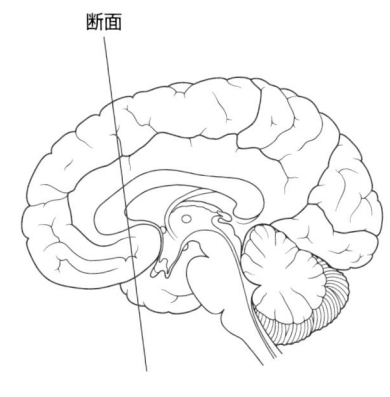

断面

間脳と終脳の前額断面②

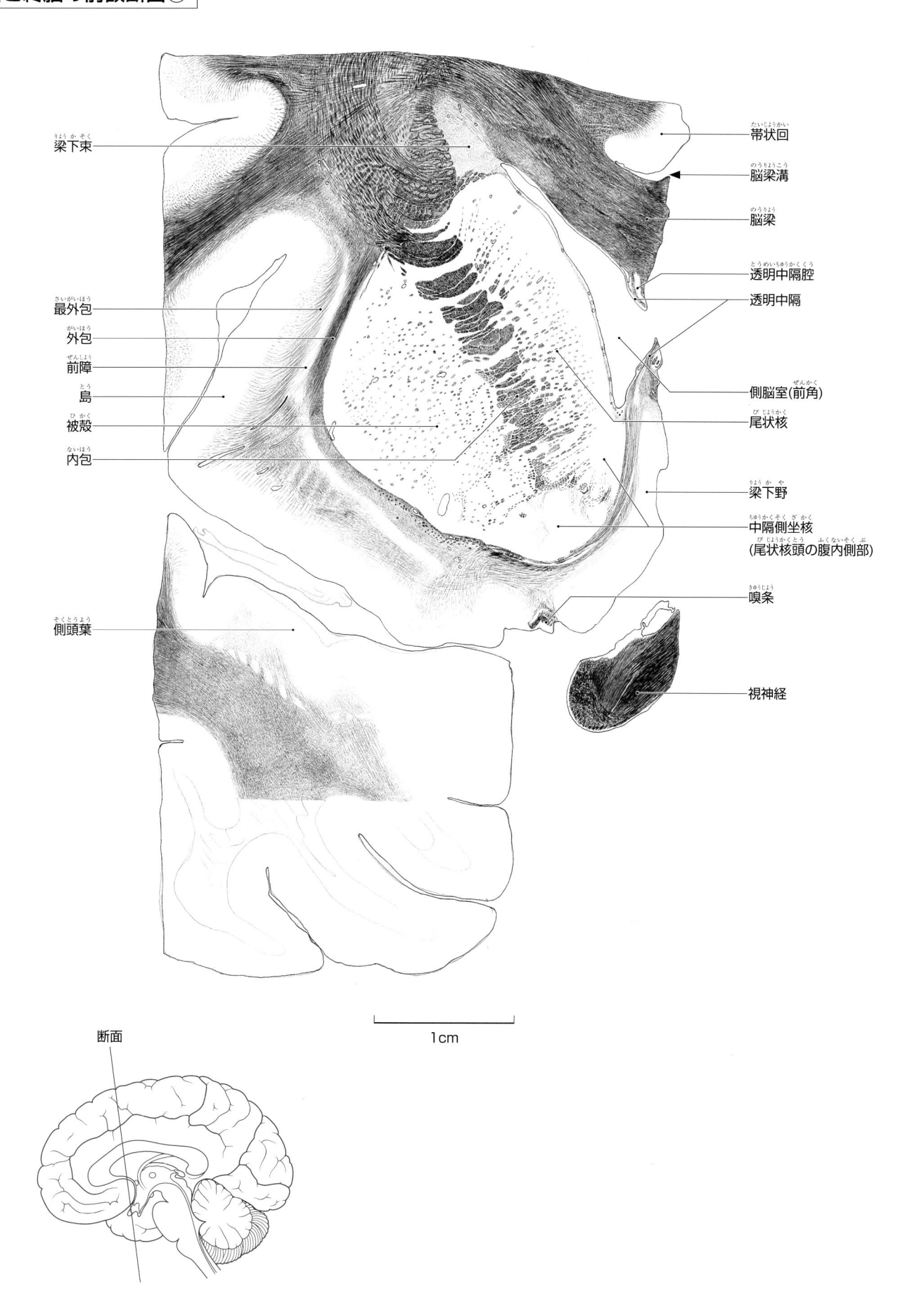

- 梁下束
- 最外包
- 外包
- 前障
- 島
- 被殻
- 内包
- 側頭葉
- 帯状回
- 脳梁溝
- 脳梁
- 透明中隔腔
- 透明中隔
- 側脳室（前角）
- 尾状核
- 梁下野
- 中隔側坐核（尾状核頭の腹内側部）
- 嗅条
- 視神経

1cm

断面

間脳と終脳の前額断面③

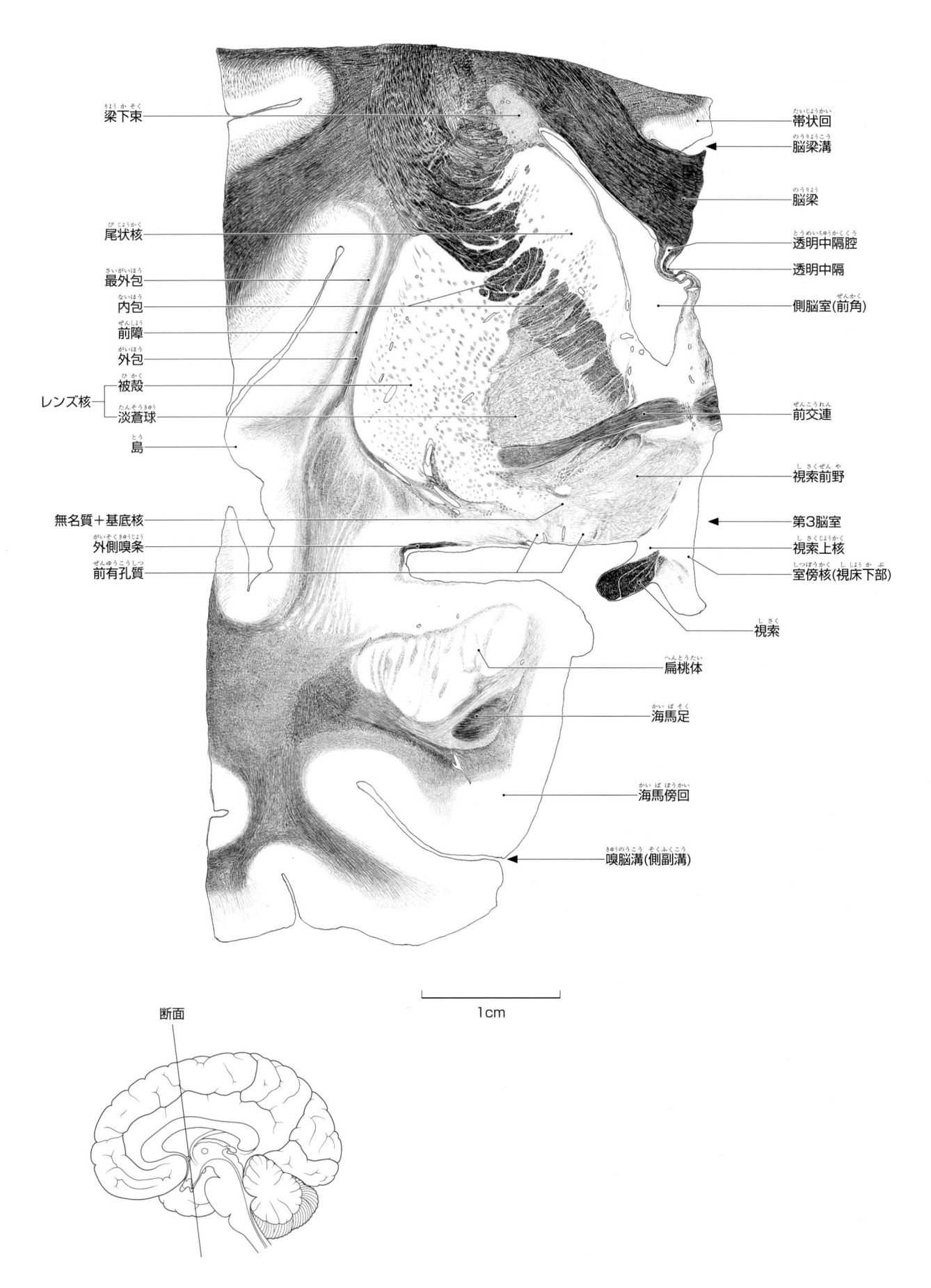

- 梁下束
- 尾状核
- 最外包
- 内包
- 前障
- 外包
- レンズ核
  - 被殻
  - 淡蒼球
- 島
- 無名質＋基底核
- 外側嗅条
- 前有孔質

- 帯状回
- 脳梁溝
- 脳梁
- 透明中隔腔
- 透明中隔
- 側脳室(前角)
- 前交連
- 視索前野
- 第3脳室
- 視索上核
- 室傍核(視床下部)
- 視索
- 扁桃体
- 海馬足
- 海馬傍回
- 嗅脳溝(側副溝)

1cm

断面

間脳と終脳の前額断面④

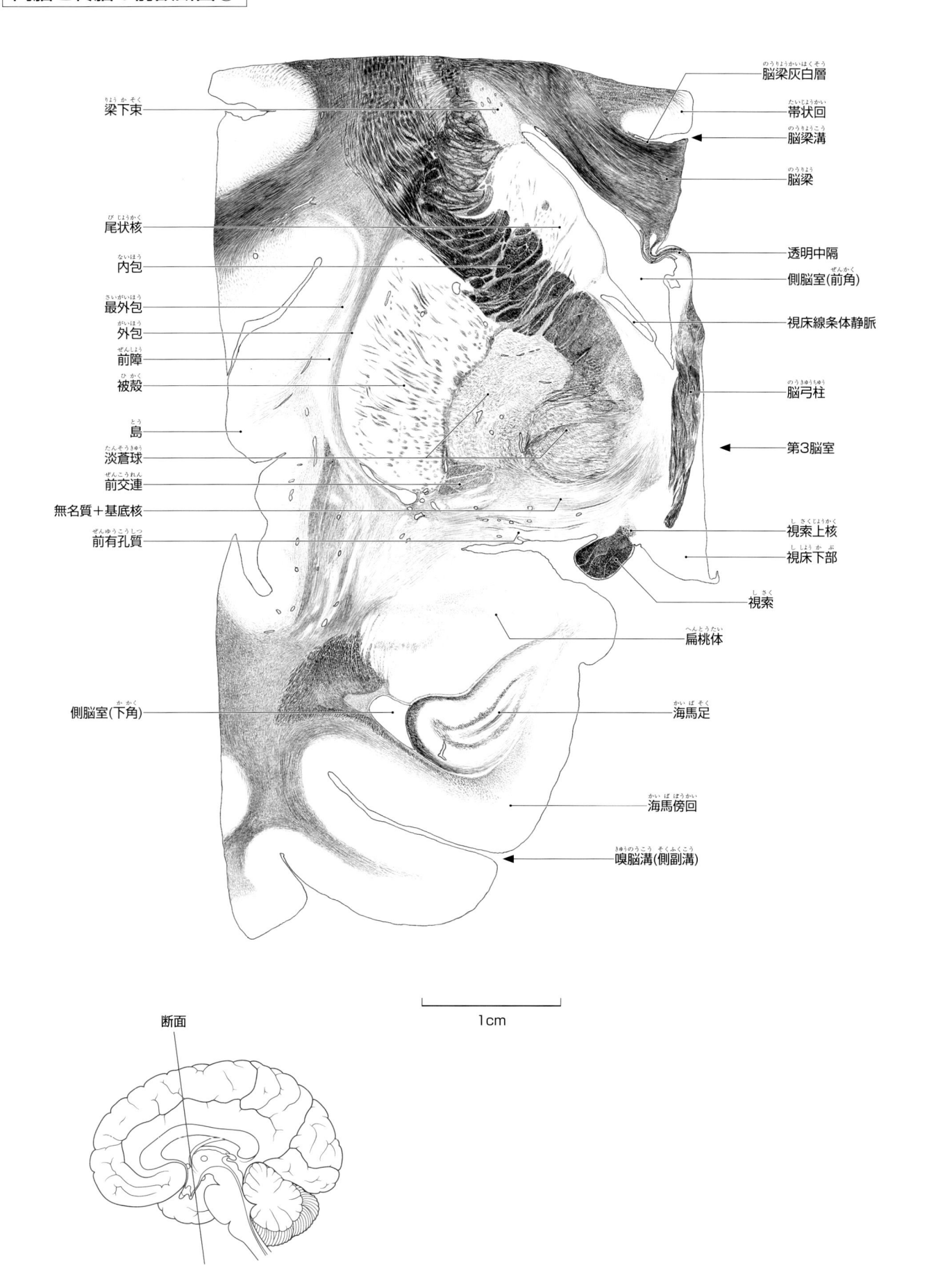

脳梁灰白層
帯状回
脳梁溝
脳梁
梁下束
尾状核
透明中隔
側脳室(前角)
内包
最外包
視床線条体静脈
外包
前障
被殻
脳弓柱
島
第3脳室
淡蒼球
前交連
無名質＋基底核
視索上核
前有孔質
視床下部
視索
扁桃体
側脳室(下角)
海馬足
海馬傍回
嗅脳溝(側副溝)

1cm

断面

間脳と終脳の前額断面⑤

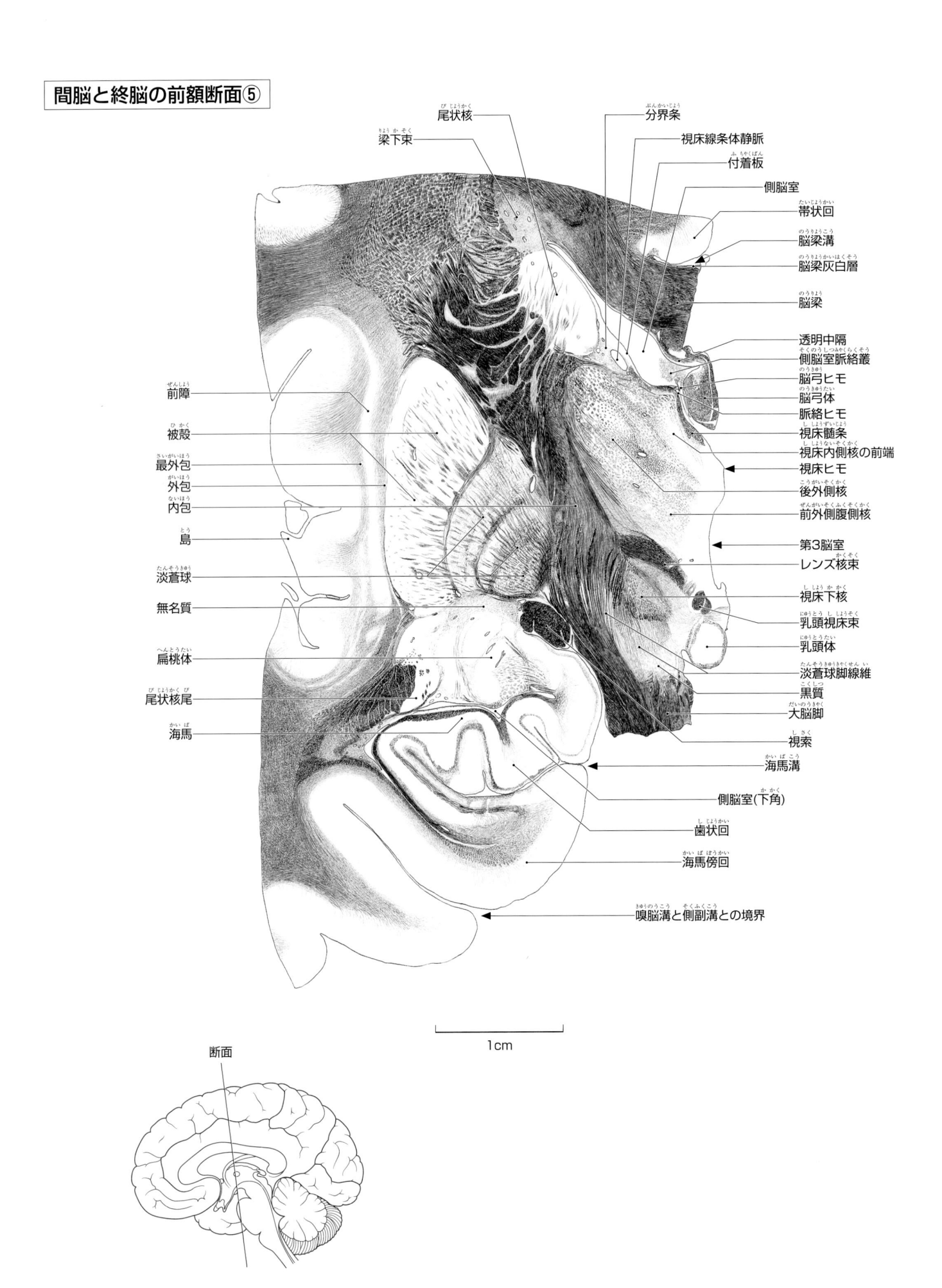

- 尾状核
- 分界条
- 梁下束
- 視床線条体静脈
- 付着板
- 側脳室
- 帯状回
- 脳梁溝
- 脳梁灰白層
- 脳梁
- 透明中隔
- 側脳室脈絡叢
- 前障
- 脳弓ヒモ
- 被殻
- 脳弓体
- 最外包
- 脈絡ヒモ
- 外包
- 視床髄条
- 内包
- 視床内側核の前端
- 視床ヒモ
- 後外側核
- 島
- 前外側腹側核
- 淡蒼球
- 第3脳室
- レンズ核束
- 無名質
- 視床下核
- 乳頭視床束
- 扁桃体
- 乳頭体
- 淡蒼球脚線維
- 尾状核尾
- 黒質
- 大脳脚
- 海馬
- 視索
- 海馬溝
- 側脳室(下角)
- 歯状回
- 海馬傍回
- 嗅脳溝と側副溝との境界

1cm

断面

間脳と終脳の前額断面⑥

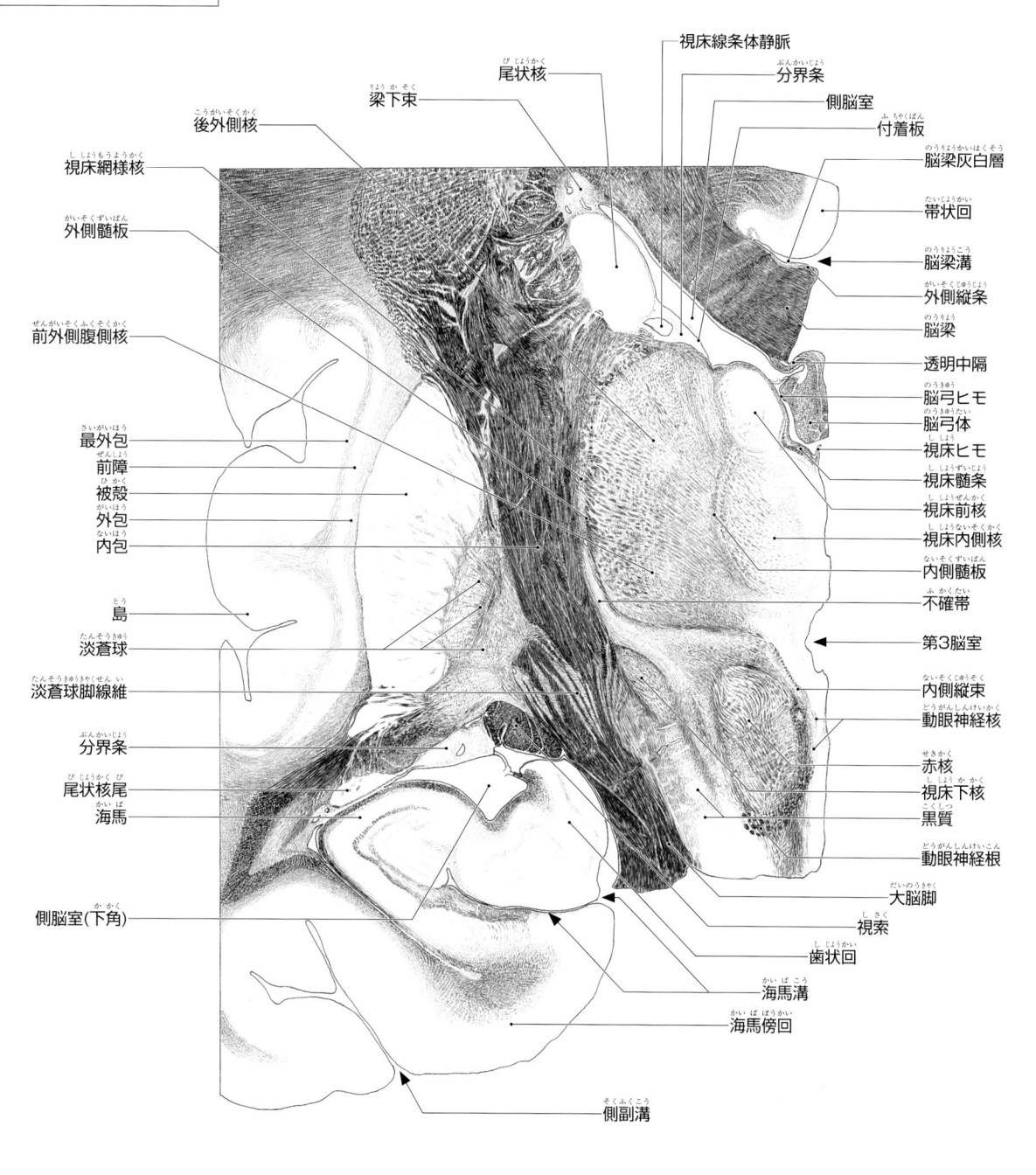

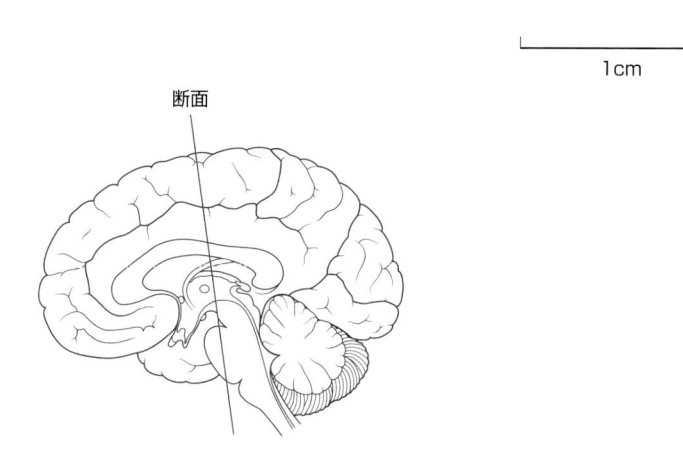

- 視床線条体静脈
- 尾状核
- 梁下束
- 後外側核
- 視床網様核
- 外側髄板
- 前外側腹側核
- 最外包
- 前障
- 被殻
- 外包
- 内包
- 島
- 淡蒼球
- 淡蒼球脚線維
- 分界条
- 尾状核尾
- 海馬
- 側脳室(下角)
- 側副溝
- 分界条
- 側脳室
- 付着板
- 脳梁灰白層
- 帯状回
- 脳梁溝
- 外側縦条
- 脳梁
- 透明中隔
- 脳弓ヒモ
- 脳弓体
- 視床ヒモ
- 視床髄条
- 視床前核
- 視床内側核
- 内側髄板
- 不確帯
- 第3脳室
- 内側縦束
- 動眼神経核
- 赤核
- 視床下核
- 黒質
- 動眼神経根
- 大脳脚
- 視索
- 歯状回
- 海馬溝
- 海馬傍回

1cm

断面

図譜-間脳,終脳——123

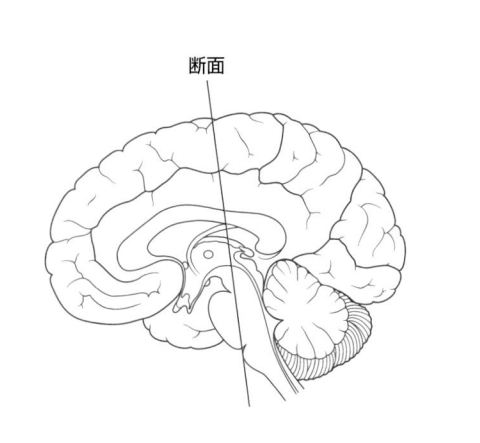

間脳と終脳の前額断面⑦

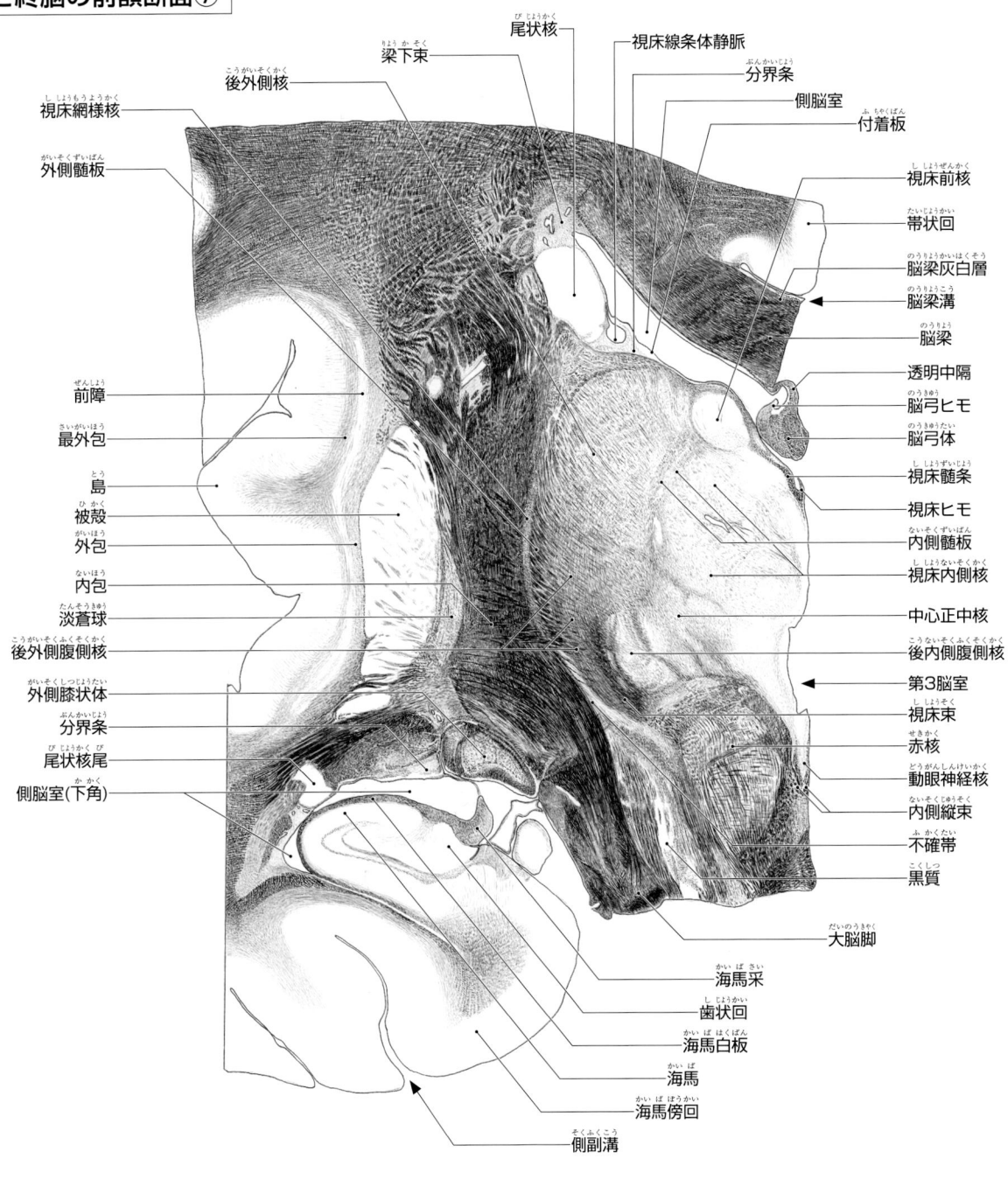

※図中ラベル（位置順）:
- 梁下束
- 尾状核
- 視床線条体静脈
- 分界条
- 側脳室
- 付着板
- 後外側核
- 視床網様核
- 外側髄板
- 視床前核
- 帯状回
- 脳梁灰白層
- 脳梁溝
- 脳梁
- 透明中隔
- 脳弓ヒモ
- 脳弓体
- 前障
- 最外包
- 島
- 被殻
- 外包
- 内包
- 淡蒼球
- 視床髄条
- 視床ヒモ
- 内側髄板
- 視床内側核
- 中心正中核
- 後外側腹側核
- 後内側腹側核
- 第3脳室
- 視床束
- 外側膝状体
- 赤核
- 分界条
- 動眼神経核
- 尾状核尾
- 内側縦束
- 側脳室（下角）
- 不確帯
- 黒質
- 大脳脚
- 海馬采
- 歯状回
- 海馬白板
- 海馬
- 海馬傍回
- 側副溝
- 断面
- 1cm

124

間脳と終脳の前額断面⑧

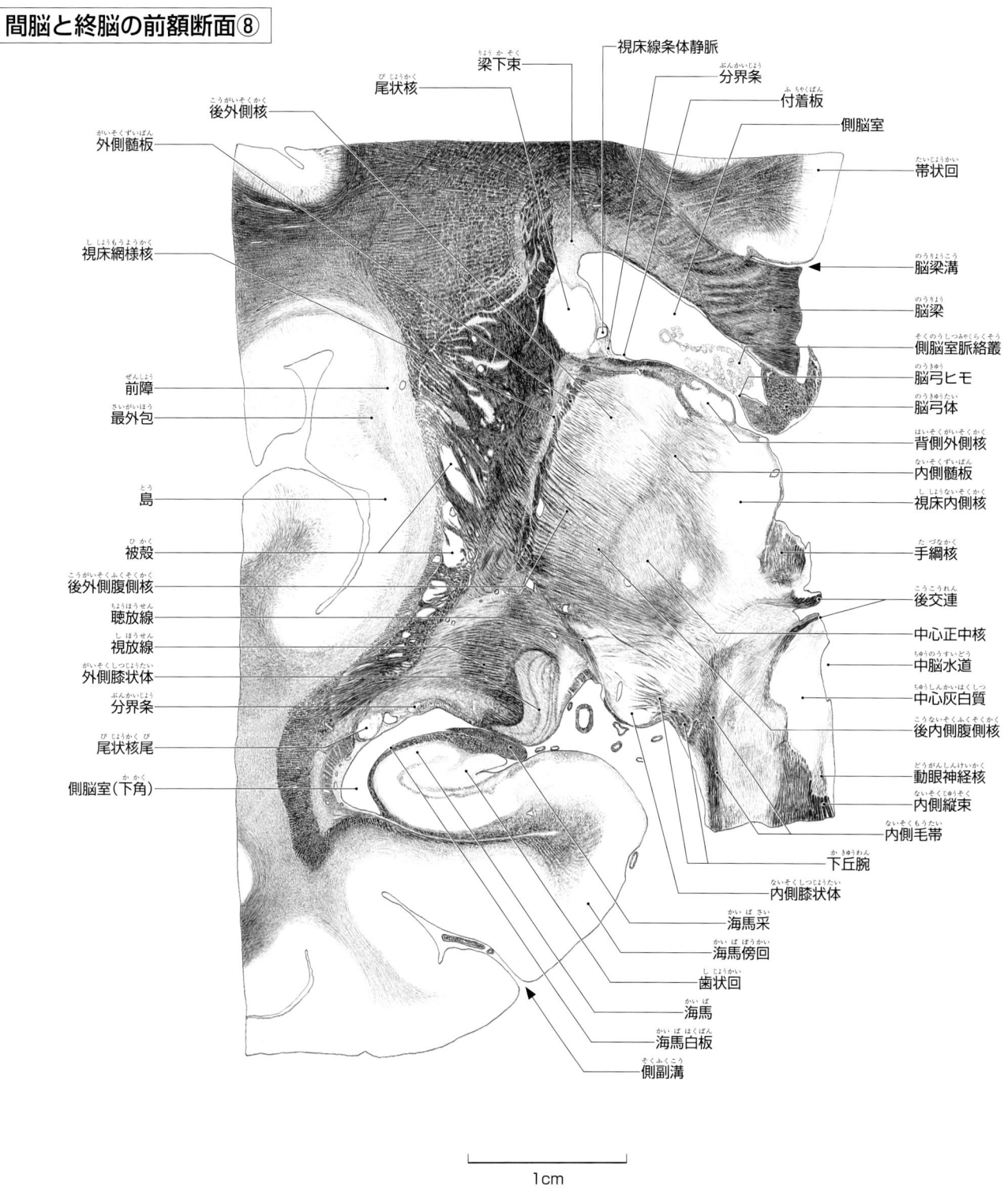

- 梁下束
- 尾状核
- 視床線条体静脈
- 分界条
- 付着板
- 後外側核
- 外側髄板
- 側脳室
- 帯状回
- 視床網様核
- 脳梁溝
- 脳梁
- 側脳室脈絡叢
- 脳弓ヒモ
- 前障
- 脳弓体
- 最外包
- 背側外側核
- 内側髄板
- 島
- 視床内側核
- 被殻
- 手綱核
- 後外側腹側核
- 後交連
- 聴放線
- 中心正中核
- 視放線
- 中脳水道
- 外側膝状体
- 中心灰白質
- 分界条
- 後内側腹側核
- 尾状核尾
- 動眼神経核
- 側脳室(下角)
- 内側縦束
- 内側毛帯
- 下丘腕
- 内側膝状体
- 海馬采
- 海馬傍回
- 歯状回
- 海馬
- 海馬白板
- 側副溝

1cm

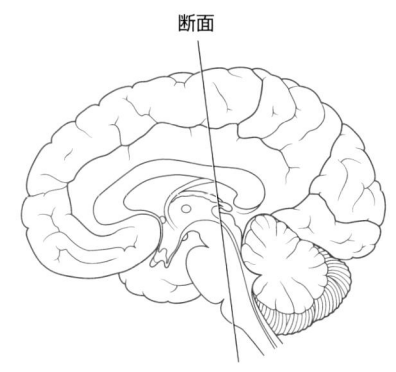

断面

125

間脳と終脳の前額断面⑨

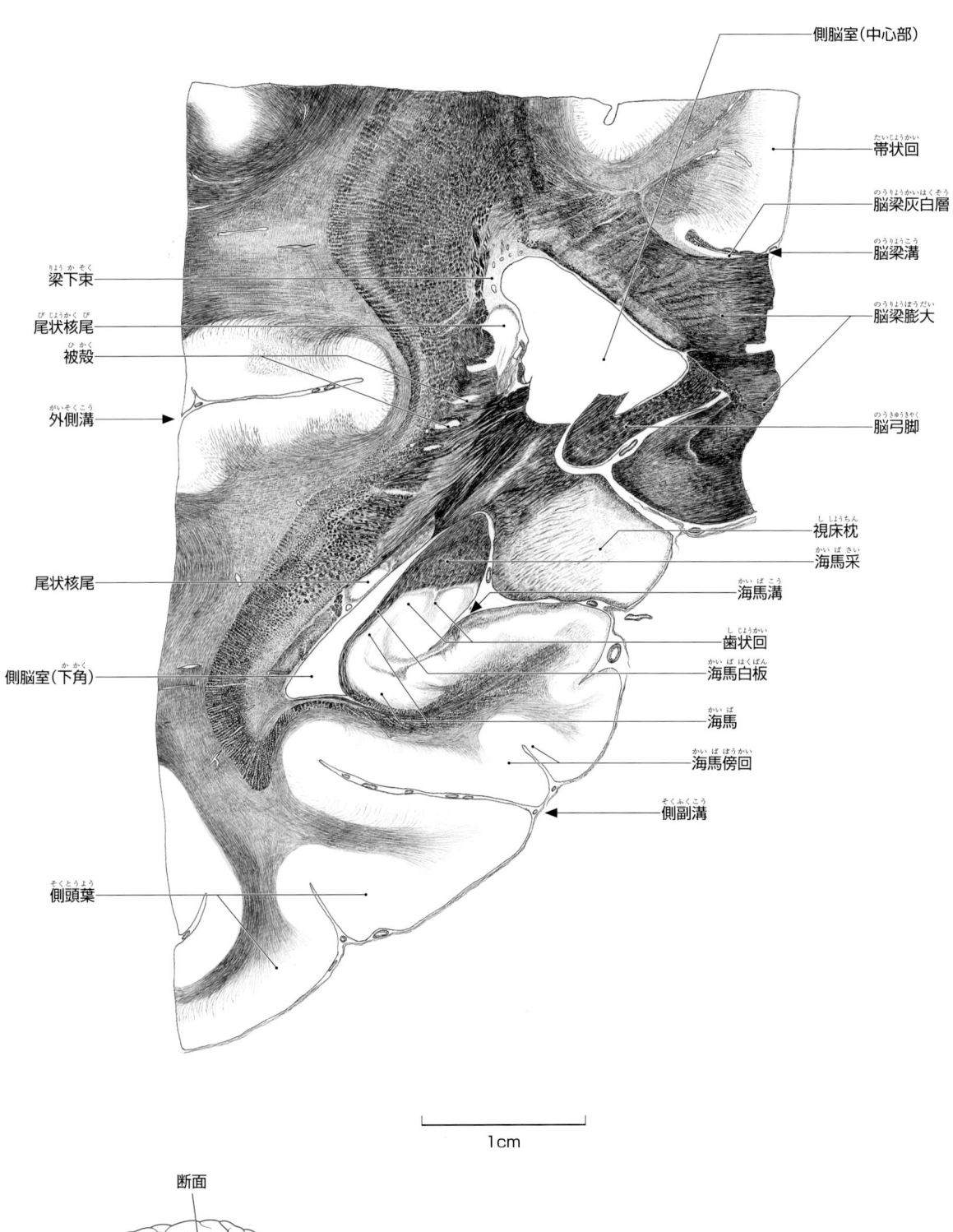

- 側脳室（中心部）
- 帯状回
- 脳梁灰白層
- 脳梁溝
- 梁下束
- 尾状核尾
- 被殻
- 外側溝
- 脳梁膨大
- 脳弓脚
- 視床枕
- 海馬采
- 尾状核尾
- 海馬溝
- 歯状回
- 海馬白板
- 側脳室（下角）
- 海馬
- 海馬傍回
- 側副溝
- 側頭葉

1cm

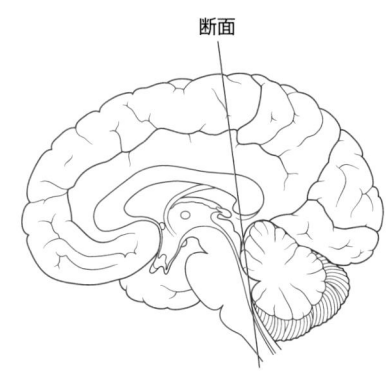

断面

間脳と終脳の前額断面⑩

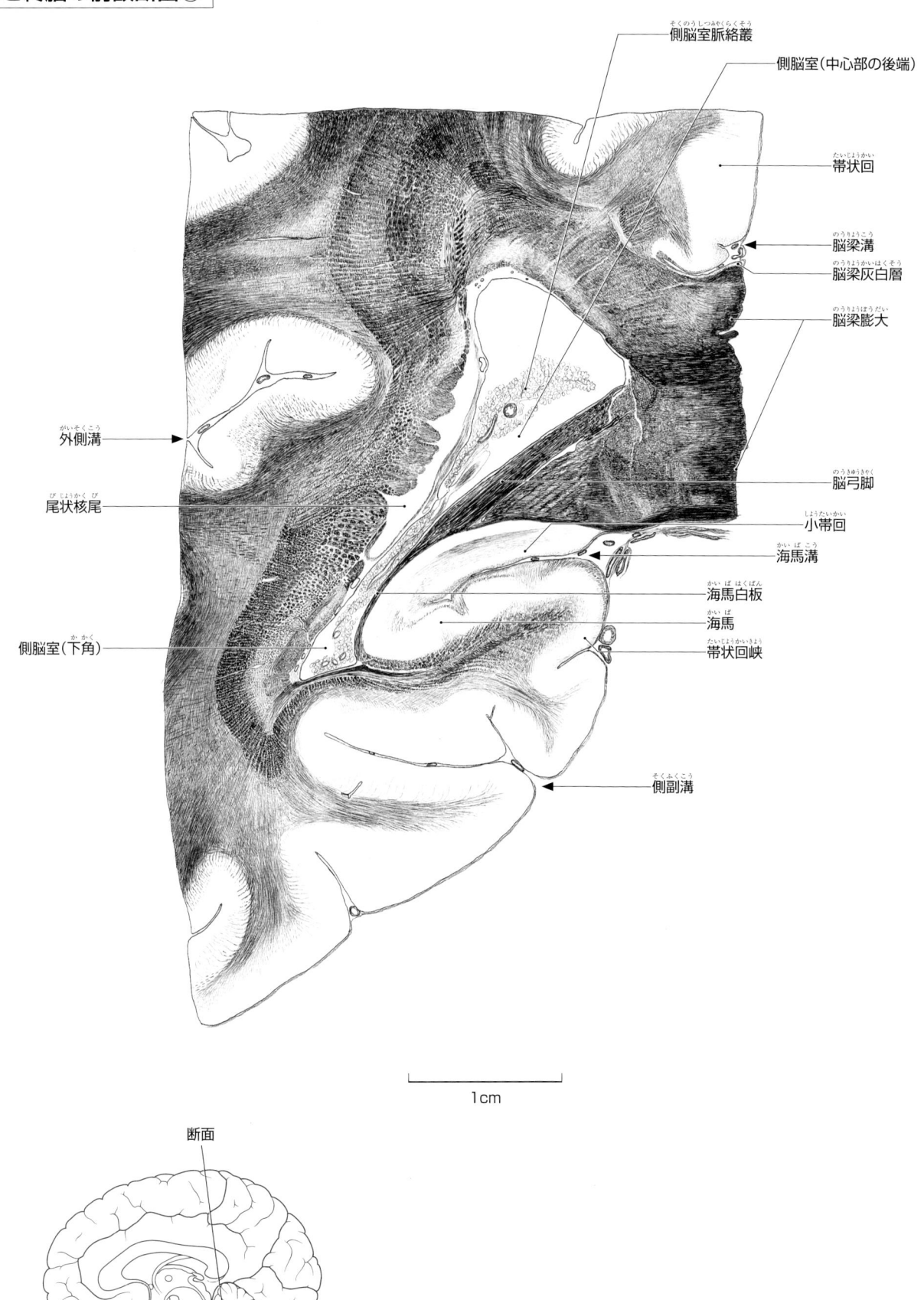

- 側脳室脈絡叢
- 側脳室(中心部の後端)
- 帯状回
- 脳梁溝
- 脳梁灰白層
- 脳梁膨大
- 脳弓脚
- 小帯回
- 海馬溝
- 海馬白板
- 海馬
- 帯状回峡
- 外側溝
- 尾状核尾
- 側脳室(下角)
- 側副溝

1cm

断面

写真提供

P.43 「腹側からみた終脳と小脳」：金光　晟
P.49 「右大脳半球の内側面」：金光　晟

出典

P.44 **1** 視床核の位置／新見嘉兵衛：『神経解剖学』，朝倉書店，1976.
P.46 **3**－**2** 左視床内側面／新見嘉兵衛：『神経解剖学』，朝倉書店，1976.
P.47 **3**－**4** 左視床外側面／新見嘉兵衛：『神経解剖学』，朝倉書店，1976.

おもな参考文献

〈個体発生〉

- Arey, L.：Developmental Anatomy, 7th ed., Saunders Co., Philadelphia, London, 1965.
- Dollander, A., Fenart, B.：Éléments d'Embryologie. Embryologie générale comparée et humaine Ⅰ, 3e éd., Flammarion, Paris, 1975.
- Hamilton, W., Mossman, H.：Human Embryology, Williams & Wilkins, Baltimore, 1972.
- Langman, J.：Medical Embryology, 3rd ed., Williams & Wilkins, Baltimore, 1975.
- Tuchmann-Duplessis, H., Haegel, P.：Embryologie. Travaux pratiques et enseignement dirigé. Fascicule 1～3, Masson, Paris, 1970.
- Patten, B.M.：Human Embryology, 3rd ed., The Blakiston Division, McGraw-Hill Book Co., New York, Toronto, Sydney, London, 1968.

〈比較解剖〉

- Bullock, T., Horridge, G.：Structure and Function in the Nervous Systems of Invertebrates, W. H. Freeman, San Francisco, London, 1965.
- Bütschli, O.：vorlesungen über Vergleichenden Anatomie, Band I, Verlag von Julius Springer, Berlin, 1921.
- Kappers, C., Huber, G., Crosby, E.：The Comparative Anatomy of the Nervous System of Vertebrates, Including Man, Hafner, New York, 1967.
- Kuhlenbeck, H.：The Central Nervous System of Vertebrates, Karger, Basel, München, Paris, London, New York, Sydney, Vol. 1 (1967)～5 (1978).
- Papez, J.：Comparative Neurology, Crowell, New York, 1929.

〈全般〉

- Bossy, J.：Atlas of Neuroanatomy and Special Sense Organs, Saunders, Philadelphia, London, Toronto, 1970.
- Bourne, G.：The Structure and Function of Nervous System, Vol. 1, Academic Press, New York, London, 1968.
- Brodal, A.：Neurological Anatomy, 3rd ed., Oxford Univ. Press, New York, London, 1981.
- Brodmann, K.：Vergleichende Lokalisationslehre der Grosshirnrinde, 2te Aufl., Verlag von Johann Amorosius Barth, Leipzig, 1925.
- Carpenter, M., Sutin, J.：Human Neuroanatomy, 8th ed., Williams & Wilkins, Baltimore, London, 1983.
- Chusid, J., McDonald, J.：Correlative Neuroanatomy and Functional Neurology, 16th ed., Lange Medical Publications, Los Altos, 1976.
- Dejerine, J. J.：Anatomie des Centres Nerveux, Tome I, Rueff, Paris, 1890.
- Delmas, A.：Voies et Centres Nerveux, 9e éd., Masson & Cie, Paris, 1970.

- Economo, D.：L'Architecture Cellulaire Normale de l'Écorce Cérébrale, Masson, Paris, 1927.
- Edinger, L.：Vorlesungen über den Bau der Nervöse Zentralorgane, 8te Aufl., Verlag von Vogel, Leipzig, 1911.
- Elliott, H.：Textbook of Neuroanatomy, 2nd ed., Lippincott, Philadelphia, Toronto, 1969.
- Elze, C.：Anatomie des Menschen（Hermann Braus）, 2te Aufl., Band Ⅲ, Springer–Verlag, Berlin, Göttingen, Heidelberg, 1960.
- van Gehuchten, A.：Anatomie du Système Nerveux de l'Homme, A. Uystpruyst–Dieudonné, Louvain, 1906.
- 平沢　興：脳と脊髄，永井書店，大阪，1950.
- 平沢　興，岡本道雄：分担解剖学，11 版，2 巻，金原出版，東京，1981.
- 川北幸男，山上　栄：機能的神経解剖学，医歯薬出版，東京，1975（訳本）．
- Kahle, V. W., Leonhardt, H., Platzer, W.：Taschenatlas der Anatomie, George Thieme Verlag, Stuttgart, 1975〜1976.
- 小池上春芳：大脳辺縁系，中外医学社，東京，1978.
- 小島徳造：中枢神経系の解剖，第 6 版，医歯薬出版，東京，1983.
- Krieg, W.：Functional Neuroanatomy, 3rd ed., Brain Books, Bloomington, Illinois, 1966.
- 黒川正則，佐竹　明，宮本英七：神経生化学（上および下）．蛋白質核酸酵素，臨時増刊 35（4 と 7），共立出版，東京，1990.
- Lazorthes, G.：Le Système Nerveux Central, Masson, Paris, 1973.
- Ludwig, E., Klingler, J.：Atlas Cerebri Humani, S. Karger, Basel, New York, 1956.
- 萬年　甫，原　一之：脳解剖学，第 4 刷，南江堂，東京，2004.
- 萬年　甫：神経学の源流 1，ババンスキー，東京大学出版会，東京，1992.
- 萬年　甫：神経学の源流 2，ラモニ・カハール，東京大学出版会，東京，1992.
- 萬年　甫，岩田　誠：神経学の源流 3，ブロカ，東京大学出版会，東京，1992.
- 水野　昇，岩堀修明，小西　昭：神経解剖学，南江堂，東京，1982（訳本）．
- Nakai, J.：Morphology of Neuroglia, 医学書院，東京，1963.
- Nieuwenhuys, R.：Chemoarchitecture of the Brain, Springer–Verlag, Berlin, Heidelberg, New York, Tokyo, 1985.
- Nieuwenhuys, R., Voogd, J., Huijin, Chr.：The Human Central Nervous System, Springer–Verlag, Berlin, Heidelberg, New York, 1978.
- 新見嘉兵衛：神経解剖学，朝倉書店，東京，1976.
- 新見嘉兵衛：視床脳，九州大学出版会，福岡，1983.
- 西　成甫：小解剖学，22 版，金原出版，東京，1956.
- Obersteiner, H.：Anleitung beim Studium des Baues der Nervösen Centralorgane im Gesunden und Kranken Zustande, 5te Aufl., Toeplitzu.Deuticke, Leipzig, Wien, 1912.
- 小川鼎三：脳の解剖学，南山堂，東京，1956.
- 小川鼎三，細川　宏：日本人の脳，金原出版，東京，1953.
- Oksche, A.（Ed.）：Neuroglia I, Springer–Verlag, Berlin, Heidelberg, New York, 1980.
- Olszewski, J., Baxter, D.：Cytoarchitecture of the Human Brain Stem, S.Karger, Basel, München, Paris, London, New York, Sydney, 1982.
- Paturet,G.：Traité d'Anatomie Humaine, Tome Ⅳ, Système Nerveux, Masson, Paris, 1964.
- Paxinos, G.（Ed.）：The Human Nervous System, Academic Press, San Diego, New York, Boston, London, Sydney, Tokyo, Toronto, 1990.
- Perlemuter, L., Waligora, J.：Cahiers d'Anatomie, Système Nerveux Central, Masson & Cie, Paris, 1968.
- Pick, J.：The Anatomic Nervous System, J. B. Lippincott, Philadelphia, Toronto, 1970.
- R.y Cajal, S.：Histologie du Système Nerveux, Tome I et Ⅱ, Instituto Ramón y Cajal, Madrid, 1952.
- Ranson, S., Clark, S.：The Anatomy of the Nervous System, 10th ed., Saunders, Philadelphia, London, 1959.
- 佐野　豊：神経解剖学，南山堂，東京，1976.
- 陶　　烈：陶烈論文集，同仁会，東京，1933.
- 山田致知，萬年　甫：実習解剖学，南江堂，東京，1985.

〈血管系〉

- Duvernoy, H.：Human Brainstem Vessels, Springer–Verlag, Berlin, Heidelberg, New York, 1978.
- Hofmann, M.：Zur Vergleichenden Anatomie der Gehirn–und Rückenmarksarterien der Vertebraten, Zeitschrift für Morphologie und Anthropologie 2：247–322, 1900.
- Kaplan, H., Ford, D.：The Brain Vascular System, Elsevier, Amsterdam, London, New York, 1966.
- Krayenbühl, H., Yasargil, M.：Die Vaskulären Erkrankungen im Gebiet der Arteria Vertebralis und Arteria Basilaris, Georg Thieme Verlag, Stuttgart, 1957.
- Lazorthes, G., Gouazé, A., Djindjian, R.：Vascularisation et Circulation de la Moelle Épinière, Masson, Paris, 1973.
- Lazorthes, G., Gouazé A., Salamon, G.：Vascularisation et Circulation de l'Encéphale, Masson, Paris, 1976.
- Padget, D.H.：The development of the cranial arteries in the human embryo. Contribution to Embryology 32：207–261, 1948.
- Seeger, W.：Atlas of Topographical Anatomy of the Brain and Sorrounding Structures, Springer–Verlag, Wien, New York, 1978.

さくいん

さくいんは，本文と図および図説明文のなかに出てくる語を五十音順に並べた．

図説明文中の語は図のなかに出てくる語として示した．

太数字は，その語が集中的に解説されているページであることを示す．

あ

アンモン角──63図

い

IAK──34, 34図, 35図, 70図
異型皮質──62, 64, 65
移行皮質──61図
1次溝──53, 54, 54図, 56図, 58図, 60図
一般臓性運動線維──25図
一般臓性感覚線維──25図
一般体性感覚線維──25図

う

ヴィックダアジール線条──64
ウィリス動脈輪──92
ウィルヒョウーロバン腔──87図, 88
ウェルニッケの感覚性言語中枢──67図
迂回槽──84図, 88
運動根──26図, 27, 27図
運動細胞（群）──14, 20
運動神経（系）──10, 10図, 11図, 15図, 20図
運動性言語野──67図
運動前野──46, 67図
運動脳──8
運動野──21図, 47, 67図, 72
運動領皮質──46図
運動路──18, 21図, 53, 73, 73図

え

エコノモ──64図, 65
S状静脈洞──86, 101図
エディンガー──62
縁上回──55, 55図
延髄──11図, **22～29**, 79図, 106図～109図
延髄開放部──28, 28図
延髄閉鎖部──22図, 28, 28図
猿裂──55

お

横後頭溝──54図, 55, 55図
横静脈洞──86, 86図, 100, 100図, 101図
横側頭回──57図

横側頭溝──57図
横尾状核静脈──100図
オリーブ──26図, 27図
オリーブ核──23図, 30, 30図, 104図, 107図, 109図
オリーブ核門──104図, 108図, 109図
オリーブ小脳路──30図, 104図, 108図, 109図
オリーブ脊髄路──18, 19図, 73図

か

外顆粒層──64, 64図
外弓状線維──104図, 107図～109図
外後頭隆起──100
介在細胞──10, 20図, 21図
外錐体細胞層──64, 64図
外側核──19図, 45, 50
外側核群──44, 45図, 49図, 50, 50図
外側基礎層──65
外側嗅条──57図, 58, 59図, 116図, 120図
外側溝──54, 54図, 58図, 91図, 97図, 100図, 116図, 118図, 126図, 127図
外側後頭溝──54図, 55, 55図
外側後頭側頭回──59, 59図, 60
外側視索前野──49図, 50, 50図
外側矢状層──70
外側膝状体──38, 43, 45, 46図, 47図, 75図, 104図, 116図, 117図, 124図, 125図
外側膝状体核──44図, 45図, 46図
外側縦条──116図, 123図
外側髄板──45, 116図, 117図, 123図～125図
外側脊髄視床路──18, 19図, 21図
外側皮質脊髄路──18, 19図, 21図, 104図～106図
外側手綱核──44図
外側中心核──45図
外側枕核──44図, 45図
外側毛帯──23図, 104図, 111図～113図
外側毛帯核──112図
外側網様核──104図, 107図～109図
外転神経──25図, 26, 26図, 27, 27図, 29図, 99図
外転神経核──19図, 21図, 104図, 110図
外転神経根──104図, 110図
下位脳──38, 40
海馬──40図, 43, 50図, 53図,

63, 63図, 68, 68図, 72, 97図, 116図, 117図, 122図～127図
外胚葉──14, 14図, 79
灰白結節──28, 28図
灰白質──11, 14, 15図, 18, 18図, 23図, 35, 48, 48図, 52, 75図, 87図, 104図, 116図
灰白隆起──43, 43図, 50, 81
海馬溝──60図, 61図, 63図, 122図, 123図, 126図
海馬采──63図, 68, 68図, 116図, 117図, 124図～126図
海馬静脈──100
海馬足──63図, 68図, 116図, 120図, 121図
海馬体──50, 61図, 63図, 80
海馬台──63
海馬白板──116図, 117図, 124図～127図
海馬傍回──59, 59図, 61図, 63図, 70, 96, 97図, 116図, 117図, 120図～126図
海馬傍回鈎──60, 74
蓋板──11図, 14, 15図, 22, 22図, 23図, 25図, 30
外ベラージュ線条──64, 64図
外包──74, 116図, 117図, 119図, ～124図
海綿間静脈洞──100, 101図
海綿静脈洞──84, 100, 100図, 101図
カエスーベヒテレフ線条──64, 64図
下オリーブ核──34, 35, 104図, 108図
下窩──28, 28図
化学受容体──29
下丘──25図, 27, 27図, 28図, 29, 42図, 43, 49図, 104図, 113図
下丘腕──27図, 42図, 43, 46図, 104図, 114図～116図, 125図
角回──55, 55図
角回動脈──91図
下行性線維──18
下視床核──46図
下視床脚──46図, 72図
下矢状静脈洞──84図, 86, 86図, 101図
下縦束──70, 70図, 71図
下小脳脚──25図, 27図, 28図, 32図, 34, 34図, 35図, 104図, 108図～110図
下小脳動脈──99
下垂体──43, 48, 48図, 51図
下垂体後葉──43, 48, 49図, 49

図, 50, 50図, 51図
下錐体静脈洞──100, 101図
下垂体前葉──43, 49図, 50図, 51図
下垂体前葉ホルモン──48, 51図
下垂体投射核──48～50
下垂体非投射核──49
下垂体ホルモン──51図
下垂体門脈系──48, 51図
下垂体漏斗──81
下髄帆──32, 32図, 81
下前頭回──55図
下前頭溝──54図, 55図
下前頭後頭束──70, 70図, 71図
下側頭回──55図, 59, 59図, 60
下側頭溝──54図, 55図, 58図, 59, 59図, 96図, 97図
下大脳静脈──100, 100図
滑車神経──25図, 26図, 27図, 28図, 29, 29図, 99図
滑車神経核──19図
滑車神経根──104図, 112図, 113図
下頭頂小葉──55, 55図
蓋板──
カハールの水平細胞──64
下半月小葉──31図, 32図, 32図, 33図
下吻合静脈──100, 100図
下枕核──45図
顆粒型──64図, 65
顆粒層──62図, 63, 63図
ガレンの静脈──84図, 88, 100, 100図, 101図
眼窩回──59, 59図, 118図
感覚根──26図, 27, 27図
感覚細胞群──14
感覚神経（系）──10, 10図, 15図, 20図
感覚性連合野──67図
感覚脳──8
感覚野──21図, 47, 47図, 67図
感覚路──73
眼窩溝──58図, 59, 59図
間質核──19図, 43
間脳──8, 11図, **38～51**, 79図, 116図～127図
がめん神経──24図, 25図, 26, 26図, 27, 27図, 29図, 99図
顔面神経核──104図, 110図
顔面神経丘──28, 28図
顔面神経根──104図, 110図
顔面神経膝──104図, 110図

き

疑核──104図, 107図～109図
基底核──74, 120図, 121図

希突起膠細胞──10
稀突起細胞──10
基板──11図, 14, 15図, 22, 22図, 23図, 30図, 38図, 39
脚間窩──26図, 27, 35図, 43図, 104図, 114図, 115図
脚間核──42, 104図, 113図, 114図
脚間槽──84図, 88
脚内核──45, 104図
嗅覚中枢──58, 60
嗅覚野──67図
嗅球──38図, 57図, 58, 58図, 59図, 62図, 63, 68, 74
嗅結節──58, 59図
嗅溝──58, 59図, 118図
嗅索──57図, 58, 58図, 59図, 62図, 63
嗅三角──57図, 58, 58図, 59図, 62図, 63
嗅条──116図, 119図
弓状核──34, 48, 49図, 50図, 51図, 117図
球状核──35, 35図
弓状線維──70, 70図, 71図
嗅神経──24, 29図, 99図
嗅神経線維層──62図, 63
嗅内野──58, 59図, 60, 74, 96, 97
嗅脳──50, 57図, 58, 58図, 59図, 61図, 62, 62図, 63, 68図
嗅脳溝──53, 58図, 59, 60, 60図, 120図～122図
嗅脳後部──59図
嗅脳前部──58図, 59図
嗅葉──58, 58図, 59, 59図, 63
橋──11図, **22～29**, 79, 79図, 110図～112図
境界核──44図, 45図
境界溝──11, 11図, 14, 15図, 22図, 28, 28図, 38, 38図, 39
橋核──23図, 26, 30, 104図, 110図～113図, 117図
橋後溝──26, 26図, 27
橋縦束──21図, 104図, 110図, 111図～113図, 117図
橋小脳路──73
橋静脈──86, 100, 100図
胸神経──16図
胸髄──16図, 17, 17図
胸髄核──34, 34図
橋前溝──26, 26図
橋槽──84図, 88
橋背部──23図
橋被蓋──27
橋被蓋網様核──104図, 110図, 111図
極型──64図, 65

く

クモ膜——15図,84図,85図,86,86図,88,88図,89図
クモ膜下腔——81,84,84図,85図,86図,88,88図,89図
クモ膜下槽——84図,88
クモ膜顆粒——84,84図,85図,87図
クモ膜顆粒小窩——84
クモ膜小柱——86図,88,88図
グリア細胞——64

け

鶏冠——86
頸神経——16図
頸髄——16図,17,17図,105図
頸膨大——11図,16図,17,17,18,79図
血管周囲腔——87図,88
結合核——45図
月状溝——54図,55,55図
楔状束——18,19図,28図,104図〜108図
楔状束核——28,104図,106図〜108図
楔状束結節——28,28図
楔前部——60,61図,96
楔部——60,61図
原小脳——30,30図,34,35図,63
原線条体——34,53,53図,63,74
原皮質——53,53図,58,59図,61,61図,62,63,63図,68,68図,72

こ

鉤——58,59図,61,61図,63図,96,97,97図
後外側核——44図,45,45図,46図,47,47図,116図,117図,122図〜125図
後外側溝——15図,19図,24,25図,26,27図,28,28図
後外側腹側核——44図,45,45図,46図,47,47図,116図,117図,124図,125図
後外側裂——30,30図,31図,32,32図
後角——14,15図,18,18図,20図,21図,104図,105図
後核——43,44図,45,45図,46図,47図,48,49図,50図
後角球——80
後角細胞——10図
後下溝——33図
後下小脳動脈——93図,98,98図,99,99図
交感神経系——18,49,50図
後嗅傍溝——60図,61図
後交通動脈——83図,92,92

図,93,93図,95図,99図
後交通動脈内頸動脈部——93図
後交連——42,42図,43,44,116図,125図
後根——15図,17,18,19図,88,105図
後根神経節——14,14図,15,17,20図,21図,88図,89図
後根神経節細胞——20
後根動脈——90図
後索——15図,18,18図,19図,47図,104図,105図
後索核——34,104図,106図,107図
後索固有束——19図
交叉線維——20,43,68
交叉槽——84図,88
後視床脚——46図,72図
後上溝——31,33図
鉤状束(小脳)——35,35図
鉤状束(終脳)——70,70図,71図
後床突起——86
後正中溝——15図,25図,28,28図,29,104図〜107図
後脊髄小脳路——18,19図,105図,106図,108図
後脊髄動脈——90,90図
後側頭枝——91図
後大脳動脈——83図,92,92図,93,93図,95図,95図,96,96図,97,97図,98,99図
後柱——15図,18
後中間溝——27,28,28図,104図〜106図
後頭回——55図
後頭蓋窩——54,86
後頭橋路——72,72図
後頭極——54図,60,60図
後頭静脈——100図,101図
後頭静脈洞——101図
後頭前切痕——54,54図,55図,60,60図,61図
後頭側頭溝——58図,59,59図,60
後頭頂動脈——91図
後動脈——90図
後頭葉——54,55,55図,59,59図,60,61図,69図
後頭連合野皮質——46図
後内側腹側核——44図,45,45図,46図,47,47図,116図,117図,124図,125図
後脳——11,30,30図,38,52図,78図,79,79図
硬膜——15図,84図,85図,86,88図,89図
硬膜下腔——86,88図
硬膜上腔——85図,86,88,88図,100,101図
硬膜静脈洞——86,87図,88

後脈絡叢動脈——83図
後有孔質——43,43図
後葉——30,30図,31,31図,32,32図,33図,63
交連線維——68
黒質——23図,42,73図,74,104図,114図〜117図,122図〜124図
古小脳——30図,31,32,34,34図,35図,63
コスキナス——64図,65
古線条体——53,53図,63,74
弧束——104図,107図〜109図
弧束核——104図,108図,109図
骨膜——88,88図,89図
骨膜層——86,87図
古脳——58,62
古皮質——53,53図,58,59図,62,62図,63,68,68図
ゴルジ鍍銀法——64,64図
根静脈——90,90図
根動脈——90,90図

さ

最外包——74,116図,117図,119図〜125図
鰓弓神経(系)——24,24図,25図,26,27
鰓弓性器官——24,91
鰓弓動脈——91
最後野——28図,29,104図,108図
鰓腸——24
索状傍体——34,34図,35図,70図
三叉神経——24,25図,26図,27,27図,29,34,99図,117図
三叉神経運動核——104図,111図
三叉神経核——34図,104図
三叉神経根——104図,111図
三叉神経根動脈——98図,99図
三叉神経主知覚核——111図
三叉神経脊髄路——104図,105図,107図〜110図
三叉神経脊髄路核——28,106図〜110図
三叉神経中脳路核——111図〜115図
山頂——31図,32,32図,33図,34図
山腹——31図,32,33図,34図

し

視蓋——29,38図,52図,98
視蓋脊髄路——18,19図,73図
視蓋前部——43
四角小葉——31図,32,33図
視覚性連合野——67図
視覚伝導路——43

視覚脳——29,73図
視覚野——60,67図,72図
視覚領皮質——46図
糸球層——62,63
四丘体——25図,27図,28図,29,42,42図,49図,50図
四丘体動脈——98,98図,99,99図
軸索——10,10図,35,64,65
視交叉——43,43図,49図
視交叉陥凹——81,80図
視交叉上核——48,49図,50,50図
視索——43,43図,46図,116図,120図〜123図
視索上核——48,49,49図,50図,51図,116図,120図,121図
視索前野——43,49,50,116図,120図
視床——11,21図,38,38図,41図,42図,**44〜47**,48,49図,75図,97図,100図
歯状回——61,61図,63,63図,68,116図,117図,122図〜126図
視床外側核——44図,45,45図
視床下核——44図,45,73図,116図,117図,122図,123図
視床核——44図,45,46,46図,81
歯状核——35,35図,104図,110図,111図
歯状核門——35,35図
視床下溝——38,38図,39,48,49図,50図,52図,81
視床下部——11,38,38図,39,41図,43,43図,**48〜51**,79図,81,82図,97図,121図
視床下部外側野——48,48図,49図,50,51
視床下部-下垂体路——48
視床下部求心性線維——50
視床下部投射線維——50
視床下部内側核群——49
視床下部内側野——48,48図,49図,50,51
視床下部脳室周囲層——48,48図,49図,51
視床下部ホルモン——51図
視床間橋——42図,49図,80図,81
視床脚——46,46図,72
視床後部——38,43,44図,45図
視床上部——38,38図,42,42図,43,45,54,81
視床上部静脈——100,100図
歯状髄帯——15図,88,88図,89図
視床髄条——42,42図,116図,117図,122図〜124図
視床前核——43,44図,45,45

図,116図,117図,123図,124図
視床線条体静脈——40,40図,41,100,100図,116図,117図,121図〜125図
視床束——45,46図,116図,117図,124
視床枕——42,43,116図,126図
視床内側核——44,45,45図,116図,117図,122図〜125図
視床脳——38,38図,39,45,81
視床ヒモ——116図,122図〜124図
視床放線——46
視床網様核——44,45,116図,117図,123図〜125図
視神経——24,29,43,43図,99図,116図,119図
室間孔——41図,49図,50図,79,80,80図,83図,100
膝上核——44図,45
室頂——31図,35,80図,81
室頂核——19図,31,34,35,35図
室傍核(視床)——45図
室傍核(視床下部)——48,49,49図,50,51図,116図,120図
視放線——70,72図,116図,125図
斜台——88,100
終糸——16図,17
縦走神経管動脈——93,93図
終脳——38図,**52〜75**,78図,79図,116図〜127図
終板——38,40,43,52図,54,59図,68,81
終板傍回——58,59図,61,61図,63,63図
終末輪——87図,88
主オリーブ核——30図
樹状突起——10,10図,64
上衣細胞層——82,82図
上位脳——38,39,40
上オリーブ核——110図
上窩——28,28図
松果陥凹——42,80図,81
松果上陥凹——42,80図,81
松果体——42,42図,49図,50図,54,81,88,100図
小鉗子——69図
上丘——25図,27,27図,28図,29,42図,43,49図,104図,114図,115図
上丘交連——104図,114図,115図
上丘腕——27,27図,43,104図
小膠細胞——10
上行性線維——18,19図
上視床脚——46図,72図

さくいん——131

上矢状静脈洞——84, 84図, 85図, 86, 87図, 100, 100図, 101図
上縦束——70, 70図, 71図
上小脳脚——25図, 28図, 32図, 34, 34図, 35, 35図, 104図, 111図〜113図
上小脳脚交叉——35, 35図, 104, 112図, 113図, 117図
上小脳動脈——83図, 92図, 93図, 98, 98図, 99, 99図
上錐体静脈洞——86, 100, 101図
上錐体洞——86
上髄帆——32, 32図, 81
上髄帆小帯——28図
小節（小脳）——30, 31図, 32, 32図, 33図
上前頭回——55図
上前頭溝——54, 55図
上前頭後頭束——70, 70図
上側頭回——55図, 57図, 67図
上側頭溝——54, 55, 55図
小帯回——61, 61図, 63, 63図, 127図
上大脳静脈——100, 100図, 101図
上中心核——104図, 112図, 113図
上頭頂小葉——55, 55図
小脳——11図, 30〜35図, 38図, 98図, 99図
小脳遠心性線維——35
小脳延髄槽——84図, 85, 85図, 88
小脳オリーブ——35
小脳核——19図, 31, 34, 34図, 35, 35図, 73図
小脳活樹——31, 31図
小脳鎌——86
小脳脚——27, 31, 31図, 32, 34, 34図
小脳求心性線維——35
小脳溝——88
小脳後葉——30, 33図
小脳谷——32, 32図
小脳小舌——31図, 32, 32図
小脳髄体——31, 31図, 35
小脳錐体外路系——73, 73図
小脳水平裂——31図, 32, 32図, 33図
小脳赤核路——35図
小脳前葉——30, 33図
小脳体——30, 30図, 31
小脳テント——54, 85図, 86, 86図, 87図, 88, 101図
小脳動脈——98, 99, 99図
小脳板——30
小脳扁桃——31図, 32, 32図, 33図
上半月小葉——31図, 32, 32図, 33図
上皮板——82

上吻合静脈——100, 100図
静脈洞——84, 100, 101図
静脈洞交会——86, 86図, 101図
植物神経系——11, 11図, 39, 51
自律神経系——11, 18, 39, 48, 49, 50図, 51
自律神経中枢——67図
シルヴィウス溝——54, 80図
神経管——14, 14図, 15図, 52, 79
神経溝——14, 14図, 79
神経膠細胞——10, 14
神経細胞柱——22, 22図
神経性下垂体——43
神経中皮——88
神経堤——14, 14図
神経板——14, 14図
神経ヒダ——14図, 79
新小脳——30図, 31, 34図, 63
新線条体——53図, 63, 74
深大脳静脈系——100, 100図
深中大脳静脈——100
新脳——58, 62, 63
新皮質——53, 53図, 54, 58, 60, 61, 61図, 62, 64, 64図, 65, 68, 68図, 69, 69図, 74
深部知覚系線維——34

す
髄構築——62
髄質——8, 52, 64図
髄鞘——10, 10図, 64図, 65
錐体——104図, 107図〜109図
錐体外路——18, 19図, 21, 42, 45, 53, 72図, 73図, 74, 104図, 114図, 115図
錐体交叉——17, 25図, 26図, 104図〜106図
錐体細胞層——63, 63図
錐体上縁——86, 100
錐体静脈洞——100, 100図
錐体前裂——31
錐体路——18, 21図, 72, 72図, 73, 73図, 106図, 110図, 114図
髄脳——11図, 30, 30図, 38図, 52図, 78図, 79図
髄板内核群——45図, 46図
水平裂——31
髄放線——64
髄膜——15図, 86〜89
髄膜層——86, 87図

せ
星状膠細胞——10
正中核群——45図, 46図
正中溝——28, 28図
正中隆起——48
青斑——28, 28図
青斑核——104図, 112図
赤核——21図, 23図, 34図, 35, 35図, 73, 73図, 74, 104図, 114図〜117図, 123図, 124図
赤核脊髄路——18, 19図, 73図
脊髄——9図, **14〜21**, 22図, 26, 30図, 72, 78図, 79, 79図, 86, 88図, 89, 90
脊髄円錐——16図, 17, 17図
脊髄オリーブ路——18, 19図
脊髄後根——20図
脊髄硬膜——86, 88, 88図, 101図
脊髄視床路——104図, 108図〜115図
脊髄小脳路——104図
脊髄静脈——90
脊髄神経——15図, 29図, 88図
脊髄神経節——14, 14図, 15, 17図, 20図, 21図, 34図, 88図, 89図
脊髄前角——19図
脊髄前角細胞——73図
脊髄前根——20図
脊髄前根動脈——98
脊髄動脈——90, 90図, 93図
脊髄軟膜——88
脊髄反射弓——20図
脊髄網様体路——18, 19図
舌咽神経——24図, 25図, 26, 26図, 27, 27図, 29図, 99図
舌下神経——17, 24図, 25図, 26, 26図, 27, 27図, 29図, 99図
舌下神経核——29, 104図, 107図, 108図, 109図
舌下神経根——104図, 107図, 109図
舌下神経三角——28図, 29
舌状回——59, 59図, 60, 61図
前外側溝——15図, 19図, 24, 25図, 26, 26図, 27, 27図, 29
前外側動脈——90図
前外側腹側核——35, 44図, 45, 45図, 46図, 47図, 116図, 122図, 123図
前核——44図, 46図, 47図, 48, 49図, 50図, 63
前核群——46図
前角細胞——10図, 18, 20, 20図, 21図, 72, 73
前下小脳動脈——93図, 98, 98図, 99, 99図
前嗅核——58, 59図, 63
前交通動脈——83図, 92, 92図, 93図, 94, 94図, 95, 95図, 99図
前交連——38図, 53, 54, 59図, 68, 68図, 116図, 120図, 121図
仙骨神経——16
前根——15図, 17, 18, 26, 88, 88図

104図, 105図
前根動脈——90, 90図
前索——15図, 18, 18図, 19図, 104図, 105図
前索固有束——19図
前視床脚——46図, 72図
前障——40, 74, 97図, 116図〜125図
栓状核——35, 35図
線条体——11図, 41図, 50図, 53, 53図, 73図, 74, 82図
線条体淡蒼球錐体外路系——73, 73図, 74
線条体動脈——91図, 100
仙髄——16図, 17, 17図
腺性下垂体——43
前正中裂——15図, 25図, 26, 26図, 104図〜107図
前脊髄視床路——18, 19図
前脊髄小脳路——18, 19図, 35図
前脊髄動脈——90, 90図, 99図, 105図
前大脳静脈——100
浅大脳静脈系——100, 100図
前大脳動脈——83図, 91図, 92, 92図, 93図, 94, 94図, 95, 96, 96図, 97, 97図, 99図
前柱——15図, 18
前中心核——45図
浅中大脳静脈——100, 100図
前庭室頂路——35図
前庭神経——25図, 26
前庭神経外側核——110図
前庭神経下核——109図
前庭神経核——19図, 23図, 34, 34図, 35図, 104図
前庭神経上核——110図
前庭神経内側核——108図, 109図
前庭脊髄路——18, 19図, 73図
前頭回——55
前頭蓋窩——54
前頭型——64図, 65
前頭眼野——67図
前頭橋路——72, 72図, 114図
前頭極——54図, 60
前頭極動脈——91図
前頭後頭束——70
浅頭静脈——101図
前頭前野——67図
前頭頂弁蓋——56, 56図, 57
前頭弁蓋——56, 56図, 57図
前頭葉——54, 55, 55図, 59, 59図, 60, 61図, 69図
前頭葉眼窩面皮質——46図
前頭連合野——67図
前内側核——45図
前脳——11図, 30, 52, 79図
前背側核——45図
前皮質脊髄路——18, 19図
前腹側核——45図, 46図

前分界条静脈——100図
前脈絡叢動脈——83図, 92図, 93, 95, 95図, 96図, 97, 97図, 99図
前有孔質——43図, 57図, 58, 59図, 116図, 120図, 121図
前葉——30, 30図, 31, 31図, 32, 32図, 33図, 63

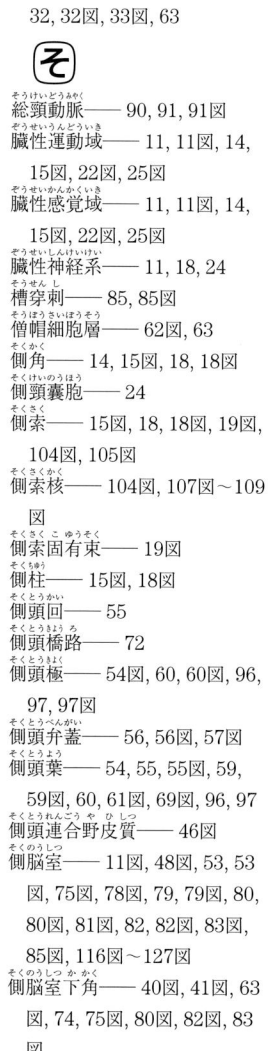

そ
総頚動脈——90, 91図, 91図
臓性運動域——11, 11図, 14, 15図, 22図, 25図
臓性感覚域——11, 11図, 14, 15図, 22図, 25図
臓性神経系——11, 18, 24
槽穿刺——85図, 85図
僧帽細胞層——62図, 63
側角——14, 15図, 18, 18図
側頭嚢胞——24
側索——15図, 18, 18図, 19図, 104図, 105図
側索核——104図, 107図〜109図
側索固有束——19図
側柱——15図, 18
側頭回——55
側頭橋路——72
側頭極——54図, 60, 60図, 96, 97, 97図
側頭弁蓋——56, 56図, 57図
側頭葉——54, 55, 55図, 59, 59図, 60, 61図, 69図, 96図, 97
側頭連合野皮質——46図
側脳室——11図, 48図, 53, 53図, 75図, 78図, 79, 79図, 80, 80図, 81図, 82, 82図, 83図, 85図, 116図〜127図
側脳室下角——40図, 41図, 63図, 74, 75図, 80図, 82図, 83図
側脳室後角——63図, 70, 80図, 82図
側脳室静脈——100図
側脳室前角——61, 80図, 82図
側脳室中心部——40図, 41図, 80図, 82図
側脳室脈絡叢——41図, 80, 82図, 83図, 85図, 116図, 117図, 122図, 125図, 127図
側脳室脈絡組織——80
側副溝——58図, 59, 59図, 60, 60図, 116図, 117図, 120図〜127図
側副三角——81
側副隆起——81
束傍核——45図

た
第1頚神経根動脈——93, 98, 99図
第1前根動脈——90
第1脳室——80

第1裂 —— 30, 30図, 31, 31図, 32, 32図, 33図
対角回 —— 57図, 59図
対角帯 —— 50, 57図, 59図
大鉗子 —— 69図, 72図, 80
台形体 —— 104図, 110図
台形体核 —— 104図, 110図
台形体背側核 —— 111図
大後頭孔 —— 85, 86図, 87図, 88
第3鰓弓動脈 —— 91図
第3前大脳動脈 —— 94, 94図
第3脳室 —— 11図, 38, 40図, 41図, 48, 48図, 79, 79図, 80, 80図, 81, 82, 82図, 85, 116図, 117図, 120図〜124図
第3脳室脈絡叢 —— 41図, 42, 82図, 83図, 84図, 85
第3脳室脈絡組織 —— 81
帯状回 —— 43, 60, 61, 61図, 70, 116図〜127図
帯状回峡 —— 61, 61図, 127図
帯状回皮質 —— 46図
帯状溝 —— 60, 60図, 61図
帯状束 —— 70, 70図, 71図
大錐体交叉細胞 —— 10図, 21図
体性運動域 —— 11, 11図, 14, 15図, 22図, 25図
体性運動線維 —— 24, 25図
体性運動路 —— 18, 19図, 21図, 73, 73図
体性感覚域 —— 11, 11図, 14, 15図, 22図, 25図
体性感覚線維 —— 24
体性感覚領皮質 —— 46図
体性感覚路 —— 18, 19図, 21図
体性神経系 —— 11, 11図, 18
大前根動脈 —— 85, 90, 90図
大槽 —— 84図, 85, 85図, 88
大大脳静脈 —— 84図, 88, 100, 100図, 101図
大大脳静脈槽 —— 84図, 88
第二脳室 —— 80
第2裂 —— 31, 31図, 32, 32図, 33図
大脳横裂 —— 42図, 54, 88
大脳回 —— 53, 54
大脳外側窩槽 —— 88
大脳核 —— 34, 41図, 52, 53図, 58, 74, 74図, 75図
大脳鎌 —— 85図, 86, 86図, 87図, 88
大脳基底核 —— 74
大脳脚 —— 27, 28図, 40図, 88, 104図, 114図〜117図, 122図〜124図
大脳溝 —— 52, 54, 88
大脳縦裂 —— 54, 86, 88
大脳新皮質 —— 21図, 34, 64図, 65図, 73
大脳髄質 —— 68, 87図
大脳動脈輪 —— 90, 92, 92図, 93, 93図, 94, 94図, 95図

大脳皮質 —— 8, 10図, 11図, 46, 46図, 53図, 56図, 61図, 62, 87図, 96, 97図
大脳皮質の機能地図 —— 54, 57図, 65, 66図
大脳辺縁系 —— 42, 48, 50図
大脳辺縁葉 —— 70
体部位局在 —— 47, 47図
第4脳室 —— 11図, 28, 31図, 79, 79図, 80図, 81, 82, 82図, 84図, 85図, 104図, 108図〜112図
第4脳室蓋 —— 81
第4脳室外側口 —— 32図, 81, 82図
第4脳室髄条 —— 28, 28図
第4脳室正中口 —— 22図, 32, 32図, 81, 82図, 84図, 88
第4脳室ヒモ —— 28図, 29
第4脳室脈絡叢 —— 29, 31図, 82図, 84図, 85図
第4脳室脈絡組織 —— 32図, 81
多形細胞層 —— 63, 63図, 64, 64図
手綱 —— 42, 42図
手綱核 —— 42, 116図, 125図
手綱脚間路 —— 42
手綱交連 —— 42, 42図
手綱三角 —— 42, 42図
短回 —— 57, 57図
単小葉 —— 31図, 32, 33図
淡蒼球 —— 11図, 40図, 53図, 63, 72, 74, 75図, 97図, 116図, 117図, 120図〜124図
淡蒼球脚線維 —— 122図, 123図

ち

知覚神経系 —— 10
中隔側坐核 —— 119図
中隔野 —— 48, 49図, 50, 50図, 61
中間溝 —— 38, 38図
中間質 —— 14, 15図, 18
中間皮質 —— 58, 59図, 61, 61図, 62
中間腹側核 —— 45図
中小脳脚 —— 25図, 27図, 28図, 32図, 34, 34図, 104図, 110図〜113図, 117図
中心灰白質 —— 18, 48, 50図, 104図, 108図, 112図〜116図, 125図
中心管 —— 11図, 14, 15図, 52, 78図, 79, 104図〜107図
中心溝 —— 21図, 54, 54図, 60, 60図, 61図
中心後回 —— 21図, 47, 47図, 55, 55図, 97
中心後溝 —— 54, 55, 55図
中心小葉 —— 31図, 32, 32図, 33図

中心小葉後溝 —— 33図
中心小葉翼 —— 31図, 32, 32図, 33図
中心正中核 —— 44図, 45, 45図, 46, 47図, 116図, 124図, 125図
中心前回 —— 21図, 47図, 55, 55図, 72図, 97
中心前溝 —— 54, 55, 55図
中心動脈 —— 90
中心内側核 —— 44図, 45, 45図, 46, 47図
中心被蓋路 —— 73図, 104図, 110図〜115図
中心傍核 —— 45図
中心傍小葉 —— 60, 61図
中枢神経系 —— 8, 10, 10図, 11, 18, 43, 85
中前頭回 —— 55, 55図
中前頭溝 —— 55
中側頭回 —— 55図
中大脳動脈 —— 83図, 91図, 92図, 93図, 94図, 95図, 96, 96図, 97, 97図
中頭蓋窩 —— 54, 68, 86
中脳 —— 11図, 22〜29, 30, 30図, 38図, 49図, 78図, 79図, 113図〜115図
中脳水道 —— 11図, 79, 79図, 80図, 82図, 85図, 104図, 113図〜116図, 125図
中脳被蓋 —— 23図, 27図, 42, 49, 50, 51
中脳網様体 —— 42, 45図, 50
虫部 —— 30, 30図, 31, 32図
虫部垂 —— 31図, 32, 32図, 33図, 34
虫部錐体 —— 31図, 32, 33図
虫部葉 —— 31図, 32, 33図
虫部隆起 —— 31図, 33図
紐傍核 —— 45図
長回 —— 57, 57図
聴覚性言語野 —— 67図
聴覚性連合野 —— 67図
聴覚中枢 —— 57
聴覚野 —— 67図, 72図
聴覚領皮質 —— 46図
鳥距溝 —— 54図, 55, 55図, 58図, 59, 59図, 60, 60図, 97図
鳥距静脈 —— 100
蝶形骨 —— 86, 100
蝶形骨頭頂静脈洞 —— 101図
聴放線 —— 46図, 72図, 116図, 125図
直回 —— 59, 59図, 118
直静脈洞 —— 84, 84図, 86, 100, 101図

つ

椎骨動脈 —— 90, 90図, 91, 91図, 92, 92図, 93図, 97図, 98, 99図
椎骨動脈-脳底動脈(系) ——

91, 92, 92図, 93, 93図, 100

て

底板 —— 11図, 14, 15図, 22図, 25図, 28
伝導路 —— 20, 20図, 21図, 34図
テント切痕 —— 86, 86図

と

島 —— 39図, 40図, 53図, 56, 56図, 57図, 97図, 117図〜125図
頭化 —— 8, 11, 52
島回 —— 72図, 74
動眼神経 —— 25図, 26図, 27, 27図, 29図, 43図, 99図
動眼神経核 —— 19図, 104図, 114図, 116図, 117図, 123図〜125図
動眼神経根 —— 116図, 123図
動眼神経副核 —— 114図, 115図
同型皮質 —— 62, 64, 65
島限 —— 57, 57図, 74図
投射線維 —— 72, 116図
投射路 —— 20
頭側神経孔 —— 14, 14図
島中心溝 —— 56図, 57, 57図
頭中下溝 —— 60, 60図, 61図
頭頂型 —— 64図, 65
頭頂眼 —— 42
頭頂間溝 —— 54図, 55, 55図, 96図
頭頂橋路 —— 72
頭頂後頭溝 —— 51図, 54, 54図, 55, 55図, 60, 60図, 96, 96図
頭頂葉 —— 54, 55, 55図, 60, 61図, 69図, 96
頭頂連合野 —— 67図
頭頂連合皮質 —— 46図
等皮質 —— 62, 64
動物神経系 —— 11, 11図
動脈管 —— 91
透明中隔 —— 41図, 42図, 49図, 60, 61, 116図, 119図〜124図
透明中隔腔 —— 40図, 41図, 61, 61図, 119図, 120図
透明中隔静脈 —— 100, 100図
透明中隔板 —— 61
特殊核群 —— 46, 46図
特殊臓性運動線維 —— 25図
特殊臓性感覚線維 —— 25図
特殊体性感覚線維 —— 25図
ドーパミン —— 51図, 73図, 74
トルコ鞍 —— 43, 43図, 100

な

内顆粒層 —— 64, 64図
内弓状線維 —— 104図, 107図〜109図

内頸静脈 —— 100, 101図
内頸動脈(系) —— 83図, 90, 91図, 92, 92図, 93, 93図, 94, 94図, 95図, 99図
内後頭隆起 —— 86
内耳神経 —— 25図, 26, 26図, 27, 27図, 29図, 99図
内錐体細胞層 —— 64, 64図
内臓神経系 —— 11図
内側核 —— 19図, 44図, 46図, 47図
内側基礎層 —— 65
内側嗅条 —— 57図, 58, 59図
内側後側頭回 —— 59, 59図, 60, 61図
内側視索前野 —— 48, 49図, 50図
内側矢状層 —— 70
内側膝状体 —— 27, 27図, 28図, 38, 42図, 43, 45, 46図, 75図, 104図, 115図, 116図, 125図
内側膝状体核 —— 44図, 45図, 46図
内側縦束 —— 18, 19図, 73, 73図, 104図, 106図〜117図, 123図〜125図
内側縦束核 —— 73図
内側髄板 —— 116図, 117図, 123図〜125図
内側前頭回 —— 60, 61図
内側前脳束 —— 50, 51
内側手綱核 —— 44図
内側中心核 —— 45図
内側副オリーブ核 —— 104図, 107図〜109図
内側枕核 —— 44図, 45図
内側毛帯 —— 21図, 46図, 104図, 107図〜116図, 125図
内側隆起 —— 28図, 28図
内大脳静脈 —— 100, 100図, 101図
内椎骨静脈叢 —— 88, 88図, 100, 101図
内ベラージュ線条 —— 64, 64図
内包 —— 40, 40図, 42図, 53図, 68図, 72, 72図, 75図, 82図, 97図, 116図〜124図
内包膝 —— 72図
軟膜 —— 15図, 85図, 86, 86図, 88, 88図, 89図, 104図〜107図
軟膜漏斗 —— 87図

に

二丘体 —— 29
二丘体動脈 —— 98
2次溝 —— 53, 54, 54図
ニッスルの細胞染色 —— 62図, 64図, 65
二腹小葉 —— 31図, 32, 32図, 33図

に

乳頭視床束 —— 44図, 46図, 122図
乳頭体 —— 26図, 27, 40図, 43, 43図, 68, 68図, 104図, 115図, 116図, 122図
乳頭体核 —— 43, 48, 49図, 50
乳頭漏斗核 —— 50
ニューログリア —— 10, 14, 29, 82
ニューロン —— 10, 10図, 14, 21図, 29, 82

の

脳幹 —— 8, 22〜29, 30, 31図, 32, 32図, 39図, 79図, 91, 104図〜115図, 116図, 117図
脳幹脊髄錐体外路系 —— 73, 73図
脳幹被蓋 —— 35図, 50
脳幹網様体 —— 73
脳弓 —— 40図, 41図, 42図, 48, 48図, 49図, 68, 72, 72図, 116図
脳弓脚 —— 68図, 69, 126図, 127図
脳弓交連 —— 42図, 54, 68, 68図, 69
脳弓体 —— 68図, 69, 80, 117図, 122図〜125図
脳弓柱 —— 68図, 69, 121図
脳弓ヒモ —— 116図, 122図〜125図
脳溝 —— 116図
脳硬膜 —— 86, 86図, 87図, 88, 100
脳室 —— 38図, 78〜81, 82図, 83図, 85図
脳室上衣細胞層 —— 48
脳室穿刺 —— 85
脳神経 —— 24, 25図, 26, 27, 29図, 98, 99図
脳神経運動核 —— 72, 73
脳神経根 —— 98図
脳神経根動脈 —— 98
脳脊髄液 —— 82, 84〜85, 88
脳底溝 —— 26図, 27
脳底静脈 —— 100, 100図, 101図
脳底静脈叢 —— 100, 101図
脳底動脈（系）—— 27, 90図, 91, 91図, 92図, 93, 93図, 95図, 97図, 98, 98図
脳軟膜 —— 88
脳梁 —— 40, 40図, 49図, 53図, 54, 60, 61, 61図, 68, 68図, 69, 69図, 116図〜125図
脳梁灰白層 —— 53図, 61, 61図, 63, 63図, 116図, 117図, 121図〜24図, 126図, 127図
脳梁幹 —— 68図, 69, 69図, 80
脳梁溝 —— 60図, 61図, 117図〜127図
脳梁膝 —— 68図, 69, 69図
脳梁動脈 —— 91図, 94, 94図, 95
脳梁吻 —— 68図, 69
脳梁辺縁動脈 —— 91図
脳梁膨大 —— 68図, 69, 69図, 116図, 126図, 127図

は

胚芽層 —— 10, 11図, 14, 15図
背側外側核 —— 44図, 45, 45図, 46図, 47図, 116図, 125図
背側溝 —— 38図
背側視床 —— 38, 38図, 42, 42図, 43, 44図, 45, 54
背側縦束 —— 49, 104図, 107図〜111図
背側中心核 —— 45図
背側内側核 —— 45図, 46図, 49
背側被蓋核 —— 42図, 49, 50図
背側副オリーブ核 —— 104図, 109図
背内側核 —— 45図, 48, 49, 49図, 50図
白交連 —— 105図
白質 —— 14, 15図, 18, 18図, 34, 52, 87図, 104図, 116図
白質板 —— 31, 31図, 32, 74, 81
薄束 —— 18, 19図, 28図, 104図〜108図
薄束核 —— 28, 104図, 106図〜108図
薄束結節 —— 28, 28図
馬尾 —— 16図, 17図
バレル構築 —— 65
反屈束 —— 42, 104図, 115図
反射弓 —— 20, 20図, 21図, 73
半卵円中心 —— 68

ひ

被蓋 —— 22, 24, 26, 27, 29, 30, 104図
被蓋放線 —— 104図, 115図
被蓋野 —— 117図
被殻 —— 11, 40図, 53, 53図, 75図, 116図, 117図, 119図〜126図
尾骨神経 —— 16図, 17図
皮質核 —— 74
皮質核路 —— 18, 21図, 72, 72図
皮質橋小脳路 —— 34, 73
皮質視蓋路 —— 35図
皮質錐体外路系 —— 73, 73図
皮質赤核路 —— 72図, 73
皮質脊髄路 —— 72, 72図
皮質網様体路 —— 21図, 72図, 73
尾状核 —— 11図, 42図, 53図, 63, 74, 74図, 75図, 116図, 117図, 119図〜125図
尾状核体 —— 74, 74図

び

尾状核頭 —— 40, 41図, 74, 74図, 80, 116図, 118図, 119図
尾状核尾 —— 40, 41図, 74, 74図, 116図, 117図, 122図〜127図
尾髄 —— 16図, 17, 17図
尾側神経孔 —— 14, 14図
筆尖 —— 28図, 29
非特殊核群 —— 46, 46図
表在層 —— 64

ふ

不確帯 —— 44図, 45, 116図, 117図, 123図, 124図
副オリーブ核 —— 30
副楔状束核 —— 34, 104図, 107図〜109図
副交感神経系 —— 18, 50図, 51
副神経 —— 24, 25図, 26, 26図, 27, 27図, 29図, 99図
腹側核群 —— 44図, 45
腹側溝 —— 38, 38図
腹側視床 —— 38, 38図, 44図, 45, 74
腹側聴条 —— 104図, 110図
腹側被蓋核 —— 42, 49, 50図
腹内側核 —— 48, 49, 49図, 50図
付着板 —— 40, 40図, 41図, 42図, 116図, 117図, 122図〜125図
不等皮質 —— 62, 64
プルキンエ細胞 —— 35
ブロカ —— 60
ブロカの運動性言語中枢 —— 67図
ブロードマン —— 46, 57図, 65, 66図
分界条 —— 40図, 42図, 116図, 117図, 122図〜125図
分子層 —— 63, 63図, 64, 64図
分離索 —— 28図, 29

へ

平衡脳 —— 8, 29図, 30, 34, 35, 35図, 73図
ベッツの巨大錐体細胞 —— 10図, 21図
ペーペッツの情動回路 —— 43, 49
辺縁静脈洞 —— 101図
辺縁層 —— 11図, 14, 15図
辺縁動脈 —— 90図
辺縁葉 —— 58, 59図, 60, 60図, 61, 61図, 63, 63図, 74
弁蓋部 —— 56図, 57, 67図
扁桃体 —— 34, 40図, 53図, 58, 63, 74, 74図, 75図, 116図, 120図〜122図
片葉 —— 30図, 31図, 32, 32図, 33図, 35図
片葉脚 —— 35図

ほ

片葉小節葉 —— 30, 30図, 31図, 32図, 33図, 34, 34図, 63
宝角 —— 32図
縫線 —— 104図, 108図, 109図, 111図
放線冠 —— 68図, 70, 72, 72図
縫線背核 —— 104図, 112図, 113図
乏突起膠細胞 —— 10
ボタロー管 —— 91図

ま

枕核 —— 43, 45
枕核群 —— 44図, 46図
マジャンディー孔 —— 32, 32図, 81, 82図, 84, 84図, 88
末梢神経（系）—— 10, 10図, 11, 24, 43

み

ミエリン鞘 —— 65
味覚野 —— 67図
脈絡叢 —— 82〜83, 84, 84図, 100
脈絡叢上皮 —— 82
脈絡叢静脈 —— 100, 100図
脈絡叢動脈 —— 82
脈絡ヒモ —— 42図, 116図, 122図

む

無顆粒型 —— 64, 65
無名質 —— 116図, 120図〜122図

め

瞑想神経 —— 24, 25図, 26, 26図, 27, 27図, 29図, 99図
迷走神経三角 —— 28図, 29
迷走神経背側核 —— 104図, 107図〜109図

も

毛帯交叉 —— 104図, 107図
毛帯三角 —— 27, 27図, 28図
網様体 —— 19図, 21図, 25図, 34, 50図, 73図, 104図〜109図, 111図〜114図
網様体脊髄路 —— 18, 19図, 21図, 73図
モンロー孔 —— 79図, 80, 80図

よ

翼状神経 —— 16図
腰髄 —— 16図, 17, 17図
腰膨大 —— 11図, 16図, 17図, 18, 79図
腰椎穿刺 —— 85, 85図, 90
翼突筋静脈叢 —— 101図
翼板 —— 11図, 14, 15図, 22, 22図, 23図, 30, 30図, 38図, 39

ら

卵円中心 —— 68

り

梨状葉 —— 58, 59図, 74
隆起核 —— 43, 49図, 50, 50図
梁下束 —— 116図〜126図
梁下野 —— 58, 59図, 61, 61図, 116図, 119図
菱形窩 —— 22, 22図, 23図, 28, 30, 32, 32図, 81
菱形核 —— 45図
菱脳 —— 11, 30, 79図
菱脳峡 —— 112
菱脳唇 —— 23, 30, 30図
輪状溝 —— 56図, 57, 57図

る

ルイ体 —— 73図
ルシュカ孔 —— 32, 32図, 82図, 84, 88

れ

連合核群 —— 46, 46図
連合線維 —— 29, 70
連合野皮質 —— 46
レンズ核 —— 11図, 40図, 42図, 74, 74図, 116図, 120図
レンズ核束 —— 45, 122図
レンズ下部 —— 72図
レンズ後部 —— 72図

ろ

漏斗 —— 43, 43図
漏斗核 —— 48, 49図, 50図, 51図
漏斗陥凹 —— 48, 80図, 81
肋間動脈 —— 91図

わ

ワイゲルトの髄鞘染色 —— 64図, 65

● イラストレーション
今﨑和広
千田和幸
本庄和範
● カバーイラストレーション
本庄和範
● 装幀・本文レイアウト
杉浦幸治
● データオペレーション
（有）銀河
● 編集協力
（有）耕人舎

著者紹介

原　一之（はら　かずゆき）

1940年生まれ．東京医科歯科大学医学部卒業．1969年同大学医学部第3解剖専攻生，関東逓信病院（現NTT東日本関東病院）第3内科（神経内科）勤務を経て，1972年より東京医科歯科大学医学部第3解剖文部教官助手，関東逓信病院神経内科研究員．1974年埼玉医科大学第2解剖非常勤講師，1975年医学博士（東京医科歯科大学），埼玉医科大学第2解剖助教授．1987年東京証券業健康保険組合診療所嘱託，1993年同診療所所長，1996年名誉所長．
専門は神経解剖学，比較解剖学．
著書に『脳解剖学』（萬年　甫との共著）などがある．

N. D. C. 491　134p　30cm

地図帳・ナース
The Atlas of Brain
人体スペシャル　脳の地図帳

発行日──2005年1月20日　　第1刷発行
　　　　　2015年7月13日　　第5刷発行

定価はカバーに表示してあります．

著者────原　一之
発行者───鈴木　哲
発行所───株式会社　講談社
　　　　　〒112-8001　東京都文京区音羽2-12-21
　　　　　電話　編集　03-5395-3560
　　　　　　　　販売　03-5395-4415
　　　　　　　　業務　03-5395-3615

印刷所───凸版印刷株式会社
製本所───株式会社　若林製本工場

本書のコピー，スキャン，デジタル化等の無断複製は著作権法上での例外を除き禁じられています．本書を代行業者等の第三者に依頼してスキャンやデジタル化することはたとえ個人や家庭内の利用でも著作権法違反です．

Ⓡ〈日本複製権センター委託出版物〉
複写される場合は，事前に日本複製権センター（電話　03-3401-2382）の許諾を得てください．

落丁本・乱丁本は購入書店名を明記のうえ，小社業務宛にお送りください．送料小社負担にてお取り替えいたします．なお，この本についてのお問い合わせは，第一事業局企画部からだとこころ編集宛にお願いいたします．

©KODANSHA 2005, Printed in Japan

ISBN4-06-261022-1

● **好評発売中** 生徒・学生の教材として，家庭・職場の常備図書として最適！

新版 からだの地図帳

監修／佐藤達夫（東京有明医療大学学長，東京医科歯科大学名誉教授）

造本・体裁／A4変型，ソフトカバー，総214頁，オールカラー
定価：本体4000円（税別）

[本書の特色]
- 正確さを追求した700点におよぶイラストで，からだの構造を図解．特に，主要な臓器については精緻で迫力のある実物大イラストを掲載．からだの〈つくり〉が実感をもってイメージできる．
- からだの機能をわかりやすく解説．多数の図表・写真で，複雑な〈はたらき〉がスムーズに理解できる．
- 「おもな病気」や「組織学の基礎知識」も掲載した圧倒的な情報量．

新版 病気の地図帳

監修／山口和克（元杏林大学教授）

造本・体裁／A4変型，ソフトカバー，総182頁，オールカラー
定価：本体4000円（税別）

[本書の特色]
- 脳梗塞，花粉症，バセドウ病，心筋梗塞，乳がん，胃・十二指腸潰瘍，大腸がん，肝硬変，前立腺肥大症，子宮がん，骨粗鬆症，動脈硬化症，エイズ，湿疹（アトピー性皮膚炎），脱毛症，糖尿病，脂質異常症，痛風などの生活習慣病や現代病を数多く収録．
- 患部の精緻なカラーイラストを中心に，検査・診断のための内視鏡写真やレントゲン写真，走査電子顕微鏡写真なども多数掲載．

こどもの病気の地図帳

監修／鴨下重彦（元国立国際医療研究センター名誉総長）
　　　柳澤正義（日本子ども家庭総合研究所名誉所長）

造本・体裁／A4変型，ソフトカバー，総182頁，オールカラー
定価：本体4000円（税別）

[本書の特色]
- 発熱，けいれん，発疹など，こどもに多い主要症状の見方・考え方．
- 髄膜炎，頭部外傷，中耳炎，扁桃肥大，アデノイド，気管支喘息，小児下痢症，腸重積症，夜尿症，麻疹，風疹，アトピー性皮膚炎，起立性調節障害，熱中症，脱水症，スポーツ障害など，日常よくみられる代表的な病気の全体像を徹底図解．
- やけど，誤飲・誤嚥，頭のけがなど，こどもに多い事故とその対応．

健康の地図帳

監修／大久保昭行（元東京大学教授）

造本・体裁／A4変型，ソフトカバー，総182頁，オールカラー
定価：本体4200円（税別）

[本書の特色]
- 体温，血圧，脈拍，呼吸など，からだの基本的なはたらきが一目でわかる．
- 微熱がつづく，動悸・息切れがする，全身がだるい・疲れやすい，太りはじめた，物忘れがひどい，などの身近な症状をどのようにとらえればよいかを，病気との関連でわかりやすく解説．
- 病院で受ける検査の種類，目的，内容，基準値（正常値）を詳しく紹介．

くすりの地図帳

監修／伊賀立二（東京大学名誉教授）　小瀧　一（前国際医療福祉大学教授）
　　　澤田康文（東京大学大学院教授）

造本・体裁／A4変型，ソフトカバー，総170頁，オールカラー
定価：本体4000円（税別）

[本書の特色]
- 〈くすり〉〈からだ〉〈病気〉のすべてが一目でわかる．
- からだの構造や機能，病気の状態がわかれば，くすりの体内での動き，働き，効くしくみ，副作用が納得して理解できる．
- 催眠・鎮静薬，抗うつ薬，抗てんかん薬，眼科用薬，耳鼻科用薬，抗狭心症薬，抗不整脈薬，血圧降下薬，喘息治療薬，抗潰瘍薬，脂質異常症用薬，糖尿病用薬，ステロイド剤など主要薬剤を網羅．

細胞と組織の地図帳

著者／和氣健二郎（東京医科歯科大学名誉教授）

造本・体裁／A4変型，ソフトカバー，総158頁，オールカラー
定価：本体4000円（税別）

[本書の特色]
- ミクロの視点からみた人体器官のしくみと働き．
- 71枚の精緻なイラストレーションで，虫めがねのレベルから電子顕微鏡のレベルまで，人体器官の複雑で美しい微細構造が一目でわかる．
- Ⅰ章 器官を構成する細胞と組織／細胞，上皮，結合組織，軟骨など．Ⅱ章 器官の構造と機能／血管，扁桃，胸腺，リンパ管など．

感覚の地図帳

著者／山内昭雄（元東京大学名誉教授）
　　　鮎川武二（元日本歯科大学教授）

造本・体裁／A4変型，ソフトカバー，総102頁，オールカラー
定価：本体3800円（税別）

[本書の特色]
- 視覚，聴覚，平衡感覚，味覚，嗅覚，痛覚，触覚，圧覚，固有感覚，冷温覚，血液成分感覚をひきおこすしくみを，精密なカラーイラスト，図版，写真でビジュアルに図解．
- どのような刺激がどのような感覚をひきおこすのか？ その物理的・化学的刺激の特徴を詳説．
- 脳へ刺激が到達する道筋，感覚器の発生も解説．

人体スペシャル 胸部の地図帳

著者／佐藤達夫（東京有明医療大学学長，東京医科歯科大学名誉教授）

造本・体裁／A4変型，ソフトカバー，総142頁，オールカラー
定価：本体4000円（税別）

[本書の特色]
- 「心臓や肺はどこにあるのか？」から「心臓や肺はなぜ胸部にあるのか？」までが納得してわかる．
- 心臓，肺，食道，横隔膜，乳腺，胸腺，胸壁の筋・骨の成り立ちや構造をビジュアルに提示．
- 医学専門書にも劣らない臓器・血管・神経・リンパの精緻なカラーイラスト・写真・図版を多数掲載．

定価は変更することがあります．

講談社